中医歌诀白话解丛书

长沙方歌括白话解

第 3 版

北京中医药大学

聂惠民　王庆国　傅延龄　徐　苓　编　著

人民卫生出版社

图书在版编目（CIP）数据

长沙方歌括白话解 / 聂惠民等编著．—3版．—北京：
人民卫生出版社，2013
（中医歌诀白话解丛书）
ISBN 978-7-117-17023-9

Ⅰ．①长…　Ⅱ．①聂…　Ⅲ．①《伤寒论》- 方歌 - 译文
Ⅳ．①R222.27

中国版本图书馆 CIP 数据核字（2013）第 040905 号

人卫社官网　**www.pmph.com**	出版物查询，在线购书
人卫医学网　**www.ipmph.com**	医学考试辅导，医学数据库服务，医学教育资源，大众健康资讯

中医歌诀白话解丛书
长沙方歌括白话解
第 3 版

编　著：聂惠民　王庆国　傅延龄　徐　苓
出版发行：人民卫生出版社（中继线 010-59780011）
地　　址：北京市朝阳区潘家园南里 19 号
邮　　编：100021
E - mail：pmph @ pmph.com
购书热线：010-59787592　010-59787584　010-65264830
印　　刷：三河市宏达印刷有限公司
经　　销：新华书店
开　　本：850×1168　1/32　**印张**：9.5
字　　数：311 千字
版　　次：1999 年 12 月第 1 版　　2013 年 6 月第 3 版
　　　　　2023 年 5 月第 3 版第 10 次印刷（总第 16 次印刷）
标准书号：ISBN 978-7-117-17023-9/R·17024
定　　价：25.00 元

打击盗版举报电话：010-59787491　E-mail：WQ @ pmph.com
（凡属印装质量问题请与本社市场营销中心联系退换）

第3版前言

《长沙方歌括》系清代陈修园所著，他将仲景《伤寒论》中113方的方剂组成、功能主治、药物剂量及煎服方法等主要内容，用诗歌形式撰写出来，重点突出，简明扼要，并阐发了《伤寒论》有关辨证论治的主要宗旨，甚为实用，便于记诵。

回顾《长沙方歌括》的成书，初刊于清，传承于今，弘扬仲景学术，突出《伤寒论》理、法、方、药运用规律，用方之法术，并将《伤寒论》六经辨证论治的特长，总括为"有此病必用此方，用此方必用此药，其义精，其法严，毫厘千里之判，无一不了然于心，而后从心变化而不穷"的法则，出示于卷首，倡导于后世。又将仲景经方撰写成歌赋，囊括精华，突出特色，写出作者之创见，以达到"俾读《伤寒论》者，于人略我详处，得一捷便之法"。故陈氏之佳作，精义代代相传，学术影响久远。

历年来《长沙方歌括》深受中医界学者及广大读者的重视与关爱，然而由于原书限于诗歌韵语，文词过简，读之难以深悟，因此，为了方便现代读者学习《伤寒论》，掌握应用经方技术，特此编辑了《长沙方歌括白话解》一书，以飨读者。

《长沙方歌括白话解》自1999年问世以来，历时14年，经过数次印刷，深受广大读者的厚爱，读者看重《长沙方歌括》的实用意义，如有的作为学习《伤寒论》的补充，铺垫扎实的中医基础；有的作为熟读经方的门径，掌握方、药相关的技能；有的作为临床辨证论治的法则，提高诊疗技术水平。更有以此作为授课的参考资料，丰富讲堂的学术内容。这是读者对我们的最大支持和鼓励，也是推动做好编写著作的极大动力。因此在广大读者盼望读此书的意愿下决定修订再版《长沙方歌括白话解》。

在2006年本书进行了二版修订，以突出实用性为宗旨，重点增订两方面内容。一者增补了近几年临床应用经方的特色佳验；一者重点深化论述陈修园"劝读十则"的古今意义,升华了学习《伤寒论》、掌握仲景学术精华的意义及方法,以便更好地适应广大读者的需求。

今对本书进行第三次修订工作,重点放在突出中医学特长与优势,增强临床实用价值,注重深化陈修园的仲景学术思想,突出中医学临床应用经验,明示了学习《伤寒论》经方理、法、方、药诊技精华的实用方法与学术价值,以便更好地适应广大中医工作者的需求。

本书编写体例有以下几点特予说明:

一、本书依据清·陈修园著《长沙方歌括》(上海科学技术出版社,1963年5月第1版)为蓝本,将书中的方歌以白话文进行译释,并严格遵循陈氏原作之旨,保持原貌,阐发其义,故编写顺序依据原作卷次从卷一至卷六形成编目,方剂排列顺序亦依原著不变。

二、为了便利读者学习、应用与研究,在编写体例上特设如下项目:【方歌】【白话解】【药物组成】【临证用法】【方药分析】【方剂功效】【适应证候】【禁忌证候】【临床应用】,以达到层次清晰,释义精明,辨证论治与方证对应,切合实用。

三、为了便于读者记诵方歌,特将原著方歌集中于卷首,原文刊出,一目了然,方便朗读诵记。

四、为了突出经方实用价值,特设【临床应用】一项,取古今中外临床应用经验、临证创研成果,以供读者参阅与应用。

五、本书为简体横排,故原著煎服法中之"右×味",改为"上×味",在此说明。

如在编辑过程中有错漏之处,敬请指正。

编者

2013年2月

目　录

《长沙方歌括》方歌辑录

卷 一

太 阳 方

桂枝汤

歌曰： 项强头痛汗憎风，桂芍生姜三两同，
枣十二枚甘二两，解肌还藉粥之功。

桂枝加葛根汤

歌曰： 葛根四两走经输，项背几几反汗濡，
只取桂枝汤一料，加来此味妙相须。

桂枝加附子汤

歌曰： 汗因过发漏漫漫，肢急常愁伸屈难，
尚有尿难风又恶，桂枝加附一枚安。

桂枝去芍药汤、桂枝去芍药加附子汤

歌曰： 桂枝去芍义何居，胸满阴弥要急除，
若见恶寒阳不振，更加附子一枚俱。

桂枝麻黄各半汤

歌曰： 桂枝一两十六铢，甘芍姜麻一两符，
杏廿四枚枣四粒，面呈热色痒均驱。

桂枝二麻黄一汤

歌曰： 一两六铢芍与姜，麻铢十六杏同行，
桂枝一两铢十七，草两二铢五枣匡。

白虎加人参汤

歌曰： 服桂渴烦大汗倾，液亡肌腠涸阳明，
膏斤知六参三两，二草六粳米熟成。

桂枝二越婢一汤

歌曰： 桂芍麻甘十八铢，生姜一两二铢俱，

膏铢廿四四枚枣，要识无阳旨各殊。

桂枝去桂加茯苓白术汤

歌曰： 术芍苓姜三两均，枣须十二效堪珍，

炙甘二两中输化，水利邪除立法新。

甘草干姜汤

歌曰： 心烦脚急理须明，攻表误行厥便成，

二两炮姜甘草四，热因寒用奏功宏。

芍药甘草汤

歌曰： 芍甘四两各相均，两脚拘挛病在筋，

阳旦误投热气烁，苦甘相济即时伸。

调胃承气汤

歌曰： 调和胃气炙甘功，硝用半升地道通，

草二大黄四两足，法中之法妙无穷。

四逆汤

歌曰： 生附一枚两半姜，草须二两少阴方，

建功姜附如良将，将将从容藉草匡。

卷 二

太 阳 方

葛根汤

歌曰： 四两葛根三两麻，枣枚十二效堪嘉，

桂甘芍二姜三两，无汗憎风下利夸。

葛根加半夏汤

歌曰： 二阳下利葛根夸，不利旋看呕逆嗟，

须取原方照分两，半升半夏洗来加。

葛根黄芩黄连汤

歌曰： 二两芩连二两甘，葛根八两论中谈，

喘而汗出脉兼促，误下风邪利不堪。

麻黄汤

歌曰： 七十杏仁三两麻，一甘二桂效堪夸，

喘而无汗头身痛，温覆休教粥到牙。

大青龙汤

歌曰： 二两桂甘三两姜，膏如鸡子六麻黄，

枣枚十二五十杏，无汗烦而且躁方。

小青龙汤

歌曰： 桂麻姜芍草辛三，夏味半升记要谙，

表不解兮心下水，咳而发热句中探。

加减歌曰： 若渴去夏取蒌根，三两加来功亦壮；微利去麻加荛花，熬赤取如鸡子样；若噎去麻炮附加，只用一枚功莫上；麻去再加四两苓，能除尿短小腹胀；若喘除麻加杏仁，须去皮尖半升量。

桂枝加厚朴杏仁汤

歌曰： 下后喘生及喘家，桂枝汤外更须加，

朴加二两五十杏，此法微茫未有涯。

干姜附子汤

歌曰： 生附一枚一两姜，昼间烦躁夜安常，

脉微无表身无热，幸藉残阳未尽亡。

桂枝加芍药生姜人参新加汤

歌曰： 汗后身疼脉反沉，新加方法轶医林，

方中姜芍还增一，三两人参义蕴深。

麻黄杏仁甘草石膏汤

歌曰： 四两麻黄八两膏，二甘五十杏同熬，

须知禁桂为阳盛，喘汗全凭热势操。

桂枝甘草汤

歌曰： 桂枝炙草取甘温，四桂二甘药不烦，

叉手冒心虚已极，汗多亡液究根源。

茯苓桂枝甘草大枣汤

歌曰： 八两茯苓四桂枝，炙甘四两悸堪治，

枣推十五扶中土，煮取甘澜两度施。

厚朴生姜甘草半夏人参汤

歌曰： 厚朴半斤姜半斤，一参二草亦须分，
半升夏最除虚满，汗后调和法出群。

茯苓桂枝白术甘草汤

歌曰： 病因吐下气冲胸，起则头眩身振从，
茯四桂三术草二，温中降逆效从容。

芍药甘草附子汤

歌曰： 一枚附子胜灵丹，甘芍平行三两看，
汗后恶寒虚故也，经方秘旨孰能攒。

茯苓四逆汤

歌曰： 生附一枚两半姜，二甘六茯一参当，
汗伤心液下伤肾，肾躁心烦得媾昌。

五苓散

歌曰： 猪术茯苓十八铢，泽宜一两六铢符，
桂枝半两磨调服，暖水频吞汗出苏。

茯苓甘草汤

歌曰： 汗多不渴此方求，又治伤寒厥悸忧，
二桂一甘三姜茯，须知水汗共源流。

卷　三

太　阳　方

栀子豉汤

歌曰： 山栀香豉治何为，烦恼难眠胸窒宜，
十四枚栀四合豉，先栀后豉法煎奇。

栀子甘草豉汤、栀子生姜豉汤

歌曰： 栀豉原方效可夸，气羸二两炙甘加，
若加五两生姜入，专取生姜治呕家。

栀子厚朴汤

歌曰： 朴须四两枳四枚，十四山栀亦妙哉，
下后心烦还腹满，止烦泄满效兼该。

栀子干姜汤

歌曰： 十四山栀二两姜，以丸误下救偏方，

微烦身热君须记，辛苦相需尽所长。

真武汤

歌曰： 生姜芍茯数皆三，二两白术一附探，

便短咳频兼腹痛，驱寒镇水与君谈。

加减歌曰： 咳加五味要半升，干姜细辛一两具，小便若利恐耗津，须去茯苓肾始固。下利去芍加干姜，二两温中能守住。若呕去附加生姜，足前须到半斤数。

小柴胡汤

歌曰： 柴胡八两少阳凭，枣十二枚夏半升，

三两姜参芩与草，去渣重煎有奇能。

加减歌曰： 胸烦不呕除夏参，蒌实一枚应加煮。若渴除夏加人参，合前四两五钱与，蒌根清热且生津，再加四两功更钜。腹中痛者除黄芩，芍加三两对君语。胁下痞硬大枣除，牡蛎四两应生杵。心下若悸尿不长，除芩加茯四两侣；外有微热除人参，加桂三两汗休阻。咳除参枣并生姜，加入干姜二两许，五味半升法宜加，温肺散寒力莫御。

小建中汤

歌曰： 建中即是桂枝汤，倍芍加饴绝妙方，

饴取一升六两芍，悸烦腹痛有奇长。

大柴胡汤

歌曰： 八柴四枳五生姜，芩芍三分二大黄，

半夏半升十二枣，少阳实证下之良。

柴胡加芒硝汤

歌曰： 小柴分两照原方，二两芒硝后入良，

误下热来日晡所，补兼荡涤有奇长。

桃仁承气汤

歌曰： 五十桃仁四两黄，桂硝二两草同行，

膀胱热结如狂证，外解方攻用此汤。

柴胡加龙骨牡蛎汤

歌曰： 参芩龙牡桂丹铅，芩夏柴黄姜枣全，

枣六余皆一两半，大黄二两后同煎。

桂枝去芍药加蜀漆牡蛎龙骨救逆汤

歌曰： 桂枝去芍已名汤，蜀漆还加龙牡藏，

五牡四龙三两漆，能疗火劫病惊狂。

桂枝加桂汤

歌曰： 气从脐逆号奔豚，汗为烧针启病源，

只取桂枝汤本味，再加二两桂枝论。

桂枝甘草龙骨牡蛎汤

歌曰： 二甘一桂不雷同，龙牡均行二两通，

火逆下之烦躁起，交通上下取诸中。

抵当汤

歌曰： 大黄三两抵当汤，里指任冲不指胱，

虻蛭桃仁各三十，攻下其血定其狂。

抵当丸

歌曰： 卅五桃仁三两黄，虻虫水蛭廿枚详，

捣丸四个煎宜一，有热尿长腹满尝。

大陷胸丸

歌曰： 大陷胸丸法最超，半升葶苈杏硝调，

项强如痉君须记，八两大黄取急消。

大陷胸汤

歌曰： 一钱甘遂一升硝，六两大黄力颇饶，

日晡热潮腹满痛，胸前结聚此方消。

小陷胸汤

歌曰： 按而始痛病犹轻，脉络凝邪心下成，

夏取半升连一两，栝蒌整个要先烹。

文蛤散

歌曰： 水原逾汗法门，肉中粟起更增烦，

意中思水还无渴，文蛤磨调药不繁。

白散

歌曰： 巴豆熬来研似脂，只须一分守成规，

更加桔贝均三分，寒实结胸细辨医。

卷　四

太　阳　方

柴胡桂枝汤

歌曰： 小柴原方取半煎，桂枝汤入复方全，
　　　　阳中太少相因病，偏重柴胡作仔肩。

柴胡桂枝干姜汤

歌曰： 八柴二草蛎干姜，芩桂宜三栝四尝，
　　　　不呕渴烦头汗出，少阳枢病要精详。

半夏泻心汤

歌曰： 三两姜参炙草芩，一连痞证呕多寻，
　　　　半升半夏枣十二，去滓重煎守古箴。

十枣汤

歌曰： 大戟芫花甘遂平，妙将十枣煮汤行，
　　　　中风表证全除尽，里气未和此法程。

大黄黄连泻心汤

歌曰： 痞证分歧辨向趋，关浮心痞按之濡，
　　　　大黄二两黄连一，麻沸汤调病缓驱。

附子泻心汤

歌曰： 一枚附子泻心汤，一两连芩二大黄，
　　　　汗出恶寒心下痞，专煎轻渍要参详。

生姜泻心汤

歌曰： 汗余痞证四生姜，芩草人参三两行，
　　　　一两干姜枣十二，一连半夏半升量。

甘草泻心汤

歌曰： 下余痞作腹雷鸣，甘四姜芩三两平，
　　　　一两黄连半升夏，枣枚十二擘同烹。

赤石脂禹余粮汤

歌曰： 赤石禹余各一斤，下焦下利此汤欣，
　　　　理中不应宜斯法，炉底填来得所闻。

旋覆代赭汤

歌曰：五两生姜夏半升，草旋三两噫堪凭，

人参二两赭石一，枣十二枚力始胜。

桂枝人参汤

歌曰：人参汤即理中汤，加桂后煎痞利尝，

桂草方中皆四两，同行三两术参姜。

瓜蒂散

歌曰：病在胸中气分乖，咽喉息碍痞难排，

平行瓜豆还调豉，寸脉微浮涌吐佳。

黄芩汤、黄芩加半夏生姜汤

歌曰：枣枚十二守成箴，二两芍甘三两芩，

利用本方呕加味，姜三夏取半升斟。

黄连汤

歌曰：腹疼呕吐藉枢能，二两参甘夏半升，

连桂干姜各三两，枣枚十二妙层层。

桂枝附子汤

歌曰：三姜二草附枚三，四桂同投是指南，

大枣方中十二粒，痛难转侧此方探。

桂枝附子去桂加白术汤

歌曰：大便若硬小便通，脉涩虚浮湿胜风，

即用前方须去桂，术加四两有神功。

甘草附子汤

歌曰：术附甘兮二两平，桂枝四两亦须明，

方中主药推甘草，风湿同驱要缓行。

白虎汤

歌曰：阳明白虎辨非难，难在阳邪背恶寒，

知六膏斤甘二两，米加六合服之安。

炙甘草汤

歌曰：结代脉须四两甘，枣枚三十桂姜三，

半升麻麦一斤地，二两参胶酒水涵。

卷 五

阳 明 方

大承气汤

歌曰：大黄四两朴半斤，枳五硝三急下云，
朴枳先熬黄后入，去渣硝入火微熏。

小承气汤

歌曰：朴二枳三四两黄，小承微结好商量，
长沙下法分轻重，妙在同煎切勿忘。

猪苓汤

歌曰：泽胶猪茯滑相连，咳呕心烦渴不眠，
煮好去渣胶后入，育阴利水法兼全。

蜜煎导方、猪胆汁方

歌曰：蜜煎熟后样如饴，温纳肛门法本奇，
更有醋调胆汁灌，外通二法审谁宜。

茵陈蒿汤

歌曰：二两大黄十四栀，茵陈六两早煎宜，
身黄尿短腹微满，解自前阴法最奇。

麻仁丸

歌曰：一升杏子二升麻，枳芍半斤效可夸，
黄朴一斤丸饮下，缓通脾约是专家。

栀子柏皮汤

歌曰：里郁业经向外驱，身黄发热四言规，
草须一两二黄柏，十五枚栀不去皮。

麻黄连翘赤小豆汤

歌曰：黄病姜翘二两麻，一升赤豆梓皮夸，
枣须十二能通窍，四十杏仁二草嘉。

少 阳 方

小柴胡汤（见卷三）

太 阴 方

桂枝加芍药汤、桂枝加大黄汤

歌曰：桂枝倍芍转输脾，泄满升邪止痛宜，

大实痛因反下误，黄加二两下无疑。

少 阴 方

麻黄附子细辛汤

歌曰：麻黄二两细辛同，附子一枚力最雄，

始得少阴反发热，脉沉的证奏奇功。

麻黄附子甘草汤

歌曰：甘草麻黄二两佳，一枚附子固根荄，

少阴得病二三日，里证全无汗岂乖。

黄连阿胶汤

歌曰：四两黄连三两胶，二枚鸡子取黄敲，

一芩二芍心烦治，更治难眠睫不交。

附子汤

歌曰：生附二枚附子汤，术宜四两主斯方，

芍苓三两人参二，背冷脉沉身痛祥。

桃花汤

歌曰：一升粳米一斤脂，脂半磨研法亦奇，

一两干姜同煮服，少阴脓血是良规。

吴茱萸汤

歌曰：升许吴黄三两参，生姜六两救寒侵，

枣投十二中宫主，吐利头疼烦躁寻。

猪肤汤

歌曰：斤许猪肤斗水煎，水煎减半滓须捐，

再投粉蜜熬香服，烦利咽痛胸满痊。

甘草汤

歌曰： 甘草名汤咽痛求，方教二两不多收，

后人只认中焦药，谁识少阴主治优。

桔梗汤

歌曰： 甘草汤投痛未瘥，桔加一两莫轻过，

奇而不效须知偶，好把经文仔细哦。

苦酒汤

歌曰： 生夏一枚十四开，鸡清苦酒搅几回，

刀环捧壳煎三沸，咽痛频吞绝妙哉。

半夏散及汤

歌曰： 半夏桂甘等分施，散须寸匕饮调宜，

若煎少与当微冷，咽痛求枢法亦奇。

白通汤、白通加猪胆汁汤

歌曰： 葱白四茎一两姜，全枚生附白通汤，

脉微下利肢兼厥，干呕心烦胆尿襄。

通脉四逆汤

歌曰： 一枚生附草姜三，招纳亡阳此指南，

外热里寒面赤厥，脉微通脉法中探。

加减歌曰： 面赤加葱茎用九，腹痛去葱真好手，葱去换芍二两加，呕者生姜二两偶，咽痛去芍桔须加，桔梗一两循经走，脉若不出二两参，桔梗丢开莫掣肘。

四逆散

歌曰： 枳甘柴芍数相均，热厥能回察所因，

白饮和匀方寸匕，阴阳顺接用斯神。

加减歌曰： 咳加五味与干姜，五分平行为正路，下利之病照此加，辛温酸收两相顾，悸者桂枝五分加，补养心虚为独步。小便不利加茯苓，五分此方为法度，腹中痛者里气寒，炮附一枚加勿误。泄利下重阳郁求，薤白三升水煮具，水用五升取三升，去薤纳散寸匕数，再煮一升有半成，分温两服法可悟。

卷 六

厥 阴 方

乌梅丸

歌曰： 六两柏参桂附辛，黄连十六厥阴遵，

归椒四两梅三百，十两干姜记要真。

当归四逆汤、当归四逆加吴茱萸生姜汤

歌曰： 三两辛归桂芍行，枣须廿五脉重生，

甘通二两能回厥，寒入吴黄姜酒烹。

麻黄升麻汤

歌曰： 两半麻升一两归，六铢苓术芍冬依，

膏姜桂草同分两，十八铢兮芩母萎。

干姜黄连黄芩人参汤

歌曰： 芩连苦降藉姜开，济以人参绝妙哉，

四物平行各三两，诸凡拒格此方该。

白头翁汤

歌曰： 三两黄连柏与秦，白头二两妙通神，

病缘热利时思水，下重难通此方珍。

霍 乱 方

四逆加人参汤

歌曰： 四逆原方主救阳，加参一两救阴方，

利虽已止知亡血，须取中焦变化乡。

理中丸

歌曰： 吐利腹疼用理中，丸汤分量各三同，

术姜参草刚柔济，服后还余啜粥功。

加减歌曰： 脐上筑者白术忌，去术加桂四两治，吐多白术亦须除，再加生姜三两试，若还下多术仍留，输转之功君须记，悸者心下水气凌，茯苓二两堪为使，渴欲饮水术多加，共投四两五钱饵，腹中痛者加人参，四两半兮足前备；寒者方内加干姜，其数亦与加参类，腹满应将白术删，加附一枚无剩义，服如食顷热粥尝，

戒勿贪凉衣被实。

通脉四逆加猪胆汁汤

歌曰：生附一枚三两姜，炙甘二两玉函方，

脉微内竭资真汁，猪胆还加四合襄。

阴阳易差后劳复方

烧裈散

歌曰：近阴裆裤剪来烧，研末还须用水调，

同气相求疗二易，长沙无法不翘翘。

枳实栀子豉汤

歌曰：一升香豉枳三枚，十四山栀复病该，

浆水法煎微取汗，食停还藉大黄开。

牡蛎泽泻散

歌曰：病瘥腰下水偏停，泽泻蒌根蜀漆葶，

牡蛎商陆同海藻，捣称等分饮调灵。

竹叶石膏汤

歌曰：三参二草一斤膏，病后虚羸呕逆叨，

粳夏半升叶二把，麦门还配一升熬。

《长沙方歌括白话解》

卷 一

太 阳 方

本卷论述14首方剂，是赵本《伤寒论·辨太阳病脉证并治上》所载之方。有太阳中风证的主方桂枝汤及桂枝汤加减方；表郁轻证之麻桂合方，即桂麻各半汤、桂二麻一汤、桂二越一汤；服桂枝汤变证之救逆诸方，即辛甘理阳之甘草干姜汤，酸甘理阴之芍药甘草汤，清泄邪热之白虎加人参汤、调胃承气汤，回阳救逆之四逆汤，以及利水通阳之桂枝去桂加茯苓白术汤。

桂枝汤

【方歌】 项强头痛汗憎风，桂芍生姜三两同，
　　　　枣十二枚甘二两，解肌还藉粥之功。

【白话解】 桂枝汤主治头项强痛、自汗出、恶风寒、发热等为主要表现的太阳中风证。本方组成桂枝、芍药、生姜剂量相同，各用三两，大枣十二枚、炙甘草二两。其方药解肌祛风之功用，还须借用药后喝热稀粥以助药发汗的效力。

【药物组成】 桂枝三两, 去皮　芍药三两　甘草二两, 炙　生姜三两, 切　大枣十二枚, 擘

上五味，㕮咀三味，以水七升，微火煮取三升，去滓，适寒温，服一升。服已须臾，啜热稀粥一升余，以助药力。温覆令一时许，遍身微似有汗者益佳，不可令如水流漓，病必不除。若一服汗出病差，停后服，不必尽剂。若不汗，更服依前法。又不汗，后服小促其间，半日许令三服尽。若病重者，一日一夜服，周时观之。服一剂尽，病证犹在者，更作服，若汗不出，乃服至二三剂。禁生冷、

黏滑、肉面、五辛、酒酪、臭恶等物。

【临证用法】

1. 药物用量　桂枝9g　芍药9g　炙甘草6g　生姜9g　大枣6枚

2. 煎服方法　上5味，以水1400ml，用微火煮取600ml，去滓，分3次温服。

3. 药后啜粥　服药后过10分钟左右，喝热稀粥一碗，一则借谷气，以充汗源；一则借热气，鼓舞卫气，使汗出表和，祛邪而不伤正。

4. 温覆微汗　服药喝粥之后，盖被保温，取遍身微汗为佳，切禁大汗淋漓。因汗多伤正，邪反不去，病必不除。

5. 见效停药　如一服汗出病愈，即应停服，此乃中病即止，以免多服伤正。

6. 不效继进　如一服无汗，继进二服，又不汗出，可缩短给药间隔，半日内可将三次药服完。病重者昼夜给药，可连服第二剂。

7. 药后禁忌　服药期间，忌食生冷，黏滑肉食等不易消化及有刺激性食物，以防恋邪伤正。

【方药分析】 桂枝汤为治疗太阳中风证的主方。太阳中风，乃因风寒侵袭，肌表营卫受损，以致卫外不固，营阴外泄，营卫失调的病理表现，故见发热汗出，恶风恶寒，头项强痛，脉浮缓等太阳表证。又因本证以汗出、脉缓为主要脉证特征，所以太阳中风又称为表虚证。此与太阳伤寒证，表闭营郁之表实证相对而称。

桂枝汤方中，桂枝辛温，解肌祛风，温通卫阳，以散卫分之邪。芍药酸寒，滋阴和营，以固护营阴。桂枝配芍药，于发汗之中寓有敛汗之意，于和营之中又有调卫之功。二者等量配伍，既用桂枝发汗，又用芍药止汗，一散一收，一开一合，而达到调和营卫之功。生姜辛散，佐桂枝发散风寒以解肌；大枣甘平补中，佐芍药补中益阴以护营。桂芍相配，姜枣相得，表里阴阳，卫气营血，并行不悖，是刚柔相济，以为和之。甘草甘平，调和诸药，甘草与桂枝相配，乃桂枝甘草汤之意，辛甘理阳，以助卫气；甘草与芍药相配，乃芍药甘草汤之意，酸甘化阴，以滋营阴，二者相合，安内攘外。五药合之，为解肌祛风，调和营卫，滋阴和阳之剂，其义妙在发汗而不伤正，止汗而不贻患。本方解表之精义，更在于服药后啜粥以助药力。

方中之桂枝、草、枣，又具有开胃、增食、健脾之功，因此，桂枝汤又有调和脾胃的功效。通过调和脾胃，而达到滋化源、充气血、和阴阳、调营卫的作用，所以桂枝汤具有调和营卫、调和气血、调和脾胃、调和阴阳的功用。故柯琴云：桂枝汤"为仲景群方之魁，乃滋阴和阳，调和营卫，解肌发汗之总方也"。

【方剂功效】 解肌祛风，调和营卫。

【适应证候】

1. 太阳中风证，发热，恶风寒，汗出，头项强痛，鼻鸣干呕，苔白，脉浮缓或浮弱。（12）

2. 非外感风寒，营卫不和，常自汗出，或时发热自汗出。（53、54）

3. 阳明经表证，脉迟，汗出多，微恶寒。（234）

4. 太阴兼表证，脉浮，恶风寒，四肢烦痛。（276）

5. 吐利止后，身痛不休，表邪未尽者。（387）

【禁忌证候】

1. 脉浮紧，发热汗不出之太阳伤寒证。（16）

2. 酒客中风，内蕴湿热者。（17）

3. 凡服桂枝汤吐，内热壅盛者。（19）

4. 太阳病，下之后，气不上冲者。（15）

5. 太阳病已发汗，若吐，若下，若温针，而致太阳坏病者。（16）

【临床应用】

1. **古代应用**

（1）《类证活人书》：桂枝汤自西北二方居人，四时行之，无不应验。江淮间惟冬及春可行之，自春末及夏至以前，桂枝证可加黄芩一分，谓之阳旦汤，夏至后有桂枝证可加知母半两、石膏一两，或加升麻一分，若病人素虚寒者，正用古方不再加减也。

（2）《伤寒来苏集》：愚常以此汤治自汗、盗汗、虚疟、虚痢，随手而愈。因知仲景方通治百病。

（3）《伤寒大白》：今有汗发热恶风症，立桂枝汤……然治南方热令，亦犯辛温，故立加减法于后：春加石膏、黄芩；热令用防风易桂枝；里有热者，不用此方；恶寒身痛，加羌活；足冷，加独活；时寒时热，加柴胡；阳明有邪，加干葛。

2. 现代应用

（1）感冒、流感：普通感冒、流行性感冒、上呼吸道感染等。如叶氏报道用桂枝汤加黄芪10g、白芥子10g、法夏6g治疗流行性感冒95例。症状是：发热（62%），恶寒（52%），流涕（63%），头痛（52%），并伴有咳嗽、食欲下降、舌淡红、苔白或黄白、脉浮数。经服上方，2～4剂而痊愈者90例，最多5剂，平均3日康复。疗效达100%。［叶治范. 桂枝加黄芪治疗流行性感冒的疗效观察. 江西中医药，1960（1）：2］

（2）风寒外感：因外感风寒，营卫不和，证见发热恶寒，头痛、鼻塞流涕、脉浮、苔薄白者，用桂枝汤可收良效。若外感风寒较重，可加苏叶或荆芥；年老、体虚易感冒者，加黄芪；兼咳嗽者，加杏仁、桔梗。

（3）小儿小叶性肺炎：患儿体质虚弱、面色苍白，虽体温不高，但满肺湿啰音，自汗出，指纹淡者。

（4）自汗症：因卫气失和，营卫不调而致常自汗出，时发热自汗出，多汗症，现代称自主神经功能紊乱而致，以桂枝汤加黄芪、防风、生牡蛎。

（5）荨麻疹、皮肤瘙痒症：皮肤瘙痒症以自汗出、恶风、脉浮作为用药指征；荨麻疹以疹色不红，素体常自汗出、恶风寒、脉浮缓或弱，以风寒束表者均宜桂枝汤。若营血不足者，加当归、党参、丹参；若气虚者，加黄芪；若风邪重者，加防风、蝉衣、芥穗。

（6）过敏性鼻炎：以寒冷过敏而致，鼻塞流涕，用桂枝汤加蝉衣、辛夷花、苍耳子；若头痛甚者，加白芷、川芎、藁本；若兼热邪者，加金银花、菊花。

（7）关节炎：本方治疗风湿性关节炎，主要症状为关节疼痛，无红肿，亦无关节变形，唯下肢关节疼痛，遇冷则重，恶风者，属风寒痹，可用桂枝汤加附子；如属热痹，用桂枝白虎汤。

（以上摘自聂惠民. 伤寒论与临证. 广州：广东科学技术出版社，1993：41～42）

（8）产后虚热：李氏曾用桂枝汤加黄芪、当归、酸枣仁、五味子，治产后失血发热，动则自汗，恶风，服药2剂体温恢复正常。［李兰舫. 桂枝汤加减治疗营卫不和发热1例. 上海中医药杂志，1965（10）：15］

（9）皮肤病：顾氏报道湿疹、皮肤瘙痒症、冬季皮炎、冻疮、蛇皮癣等多种皮肤病，均于冬季或遇冷发作，暖则缓解，舌苔薄白，脉浮滑或濡滑缓者，若属风寒型，均可用桂枝汤随证加减获效。加减法是：若单纯性风寒外束，营卫不和，血脉阻滞可用桂枝汤全方；若夹湿者，加化湿利湿的苍术、羌活、独活、防己、赤小豆、茯苓皮、薏苡仁、车前子之类；若营血不足，加养血活血品，如当归、首乌、鸡血藤、丹参之类。[顾伯康．桂枝汤治疗皮肤病的临床体会．浙江中医杂志，1965（5）：30]

（10）寒冷性多形红斑：寒冷性多形红斑每以遇冷而发生多形红斑状皮损为特点。本病在病理上有血液流变学、免疫学等多方面改变。中医辨证若为寒邪侵袭肌表，营卫不和，血脉阻滞而致，可选用桂枝汤加减治疗，有较好疗效。蒋氏报道用桂枝汤加当归、川乌、羌活、防风、川芎治疗寒冷性多形红斑70例。治疗结果：治愈15例，显效22例，好转25例，无效3例，有效病例平均服药10剂。[蒋诚．加味桂枝汤治疗寒冷性多形红斑．中医杂志，1984（12）：12]

桂枝加葛根汤

【方歌】 葛根四两走经输，项背几几反汗濡，

只取桂枝汤一料，加来此味妙相须。

【白话解】 桂枝加葛根汤中用葛根四两，功效专于宣通太阳之经输，主治邪客经输之项背拘急，汗出恶风等为主要表现的太阳中风兼项背拘急不舒证。本方采取桂枝汤一剂，加入此味葛根组成，解肌祛风，濡养疏经，相须为用，妙意丛生。

【药物组成】 桂枝二两,去皮　芍药二两　生姜三两,切　甘草二两,炙　大枣十二枚,擘　葛根四两

上六味，以水一斗，先煮葛根，减二升，去上沫，内诸药，煮取三升，去滓，温服一升。覆取微似汗，不须啜粥，余如桂枝法将息及禁忌。

【临证用法】

1. 药物用量　葛根12g　桂枝6g　芍药6g　生姜9g　炙甘草6g　大枣6枚

2. 煎服方法　上六味，以水2000ml，先煮葛根，减400ml，去上沫，内入诸药，用微火煮取600ml，去滓，分3次温服。

3. 覆取微汗　药后不须喝粥。只须覆被保暖，取遍身微似汗出，切禁大汗淋漓。

4. 药后护理　药后覆取微汗之外，其余的护理方法，均依据桂

枝汤的调护方法，如"见效停药"、"不效继进"、"药后禁忌"等。

【方药分析】 本方即桂枝汤加葛根而成，主治太阳中风兼经输不利证。太阳病本有头项强痛，今不但项强，而且连及背部，出现项背强几几，即项背牵强，拘急不舒，俯仰不能自如，较之太阳病的头项强痛病变范围为广、症状为重。因太阳经脉循背而行，风寒之邪侵袭，客于经输，以致经气不畅，气血运行不利，故见筋脉肌肉拘急不舒。此即《内经》云邪入于俞，腰脊乃强之意。此证本应无汗，今伴有汗出恶风，故称之为"反"。更知在经之邪，以风为重。外邪在经，经输不利，津液不能濡养经脉，则项背拘急。本证以太阳中风证为主，兼项背拘急，故治疗取桂枝汤加葛根。

桂枝加葛根汤，以桂枝汤，解肌祛风，调和营卫，专于治疗太阳中风表证。葛根，甘辛而平，据药性分析，加葛根的功效有三：①葛根能升阳发表，解肌祛风，故助桂枝汤解肌发表；②宣通经气，解经脉气血之郁滞；③葛根能生津液，起阴气，鼓舞阳明津液布达，滋津润燥，以缓解经脉之拘急。

【方剂功效】 解肌祛风，疏经升津。

【适应证候】 太阳病，发热头痛，汗出恶风，项背拘急不舒。（14）

【临床应用】

1. 古代应用

（1）《圣济总录》：桂心汤（即本方），治四时伤寒初觉。

（2）《伤寒大白》：阳明无汗而恶寒，用前方葛根汤，若有汗恶寒，用此方主治。然此亦冬令治法，南方人里有热，以防风、羌活易桂枝。口渴消水，加石膏、知母；积热重者，加栀、连。

2. 现代应用

（1）感冒：普通感冒、流行性感冒，症见发热，恶风寒，汗出头痛，项背拘急不舒，脉浮数或浮缓，苔薄白；风寒外感，日久不愈，体弱气虚者，加黄芪。

（2）麻疹：麻疹初期，疹出不畅，具有本方证者，酌加桎柳。

（3）荨麻疹：以疹色不红，素体常自汗出，恶风寒，脉浮缓或弱，以风寒束表者，本方酌加防风、蝉衣。

（4）颈椎病：应用本方治疗太阳中风加有葛根证外，亦常用以治疗颈椎病、落枕及着凉引起的项背筋肉疼痛拘急不舒者。（王占玺.伤寒论临床

研究．北京：科学技术文献出版社，1983：30）

（5）落枕、头痛、神经官能症、荨麻疹、高血压等具有本方证者。（聂惠民，等．伤寒论与临证．广州：广东科学技术出版社，1993：57）

（6）本方应用范围：①肩凝症，落枕；②肩周炎；③脊背痛；④半身麻木；⑤目斜视，复视；⑥颜面神经麻痹。（陈亦人．伤寒论译释．上海：上海科学技术出版社，1992：341）

桂枝加附子汤

【方歌】 汗因过发漏漫漫，肢急常愁伸屈难，

尚有尿难风又恶，桂枝加附一枚安。

【白话解】 桂枝加附子汤主治太阳病，因发汗太过，卫阳不固，而致汗液渗漏延绵不止，继则四肢拘急，伸屈难以自如；伴有恶风，小便难少，故采用桂枝汤加附子一枚，疗后诸证皆得安和。

【药物组成】 桂枝三两，去皮　芍药三两　甘草三两，炙　生姜三两，切　大枣十二枚，擘　附子一枚，炮，去皮，破八片

上六味，以水七升，煮取三升，去滓，温服一升。本云，桂枝汤，今加附子。将息如前法。

【临证用法】

1. 药物用量　桂枝9g　芍药9g　炙甘草9g　生姜9g　大枣6枚　炮附子9g

2. 煎服方法　上六味，以水1400ml，用微火煮取600ml，去滓，分3次温服。

3. 药后护理　不须啜粥。药后调护依据桂枝汤法，即前12条方后注明的服药方法及药后禁忌。

【方药分析】 桂枝加附子汤适用于太阳中风兼阳虚漏汗证。本证因发汗之后见漏汗不止，此乃汗之太过，以致卫阳不固，汗出不止。汗为人身之阴液，靠阳气蒸化津液而生成，故前贤称之"阳加于阴谓之汗"。因此汗出越多，卫阳越虚，肌腠不能固密，营阴随之外泄，势必出现伤阳损液之局面，从而变证产生。过汗伤阳，表阳虚弱，腠理不固，不但汗出，同时伴有恶风。原太阳中风证本见恶风，今卫阳虚弱，不耐风邪，其恶风寒的程度较前为重。过汗伤阳损阴，膀胱津液亏少，气化无力，故小便难，少而不畅。阳虚液

伤，四肢筋脉失去阳气的温煦与阴液的濡养，以致手足四肢微有拘急、屈伸活动难以自如。总之，本证的机理为漏汗导致阳虚，阳虚不固而致液损，故病机关键在于阳虚，主要表现为漏汗不止，此乃阳虚脱液，又见表证未尽，故治以桂枝加附子汤。

　　本方为桂枝汤原方加附子而成。用桂枝汤调和营卫，使营卫和调，卫外可固，营阴内守，滋阴和阳，止汗而不留邪。附子，辛而大热，温经助阳，固表止汗。如《本草正义》载："附子，本是辛温大热，其性善走，故为通行十二经纯阳之要药，外则达皮毛而除表寒，里则达下元而温痼冷，彻内彻外，凡三焦经络，诸脏诸腑，果真有寒，无不可治。"桂、附相合，温煦阳气，卫阳振复，则汗漏自止，恶风亦罢。汗止则阴液始复，小便方得自调，四肢亦柔。所以表固汗止，邪去阳回，津液自复，诸证得愈。

　　【方剂功效】　调和营卫，复阳固表。

　　【适应证候】　发热，恶风寒，头痛，汗出不止，四肢拘急疼痛、难于屈伸，小便难。

　　【临床应用】

　　1. 古代应用

　　(1)《备急千金要方》：治产后风虚，汗出不止，小便难，四肢微急，难以屈伸者，即本方，附子用二枚。

　　(2)《叶氏录验方》：救汗汤，治阳虚自汗，即此方，出虚劳门。

　　(3)《类聚方广义》：治桂枝汤证而恶风，或肢节微痛者。

　　2. 现代应用

　　(1)寒痹：症见肢体关节疼痛，遇寒痛重，得暖则减，关节屈伸不利，取桂枝汤温经散寒，调和营卫，附子温经散寒止痛。若以上肢关节疼痛为主，酌加羌活、姜黄；若下肢关节疼痛为主，酌加独活、牛膝；若以腰背关节痛为主，酌加续断、狗脊、桑寄生；若肾气不足，酌加仙灵脾、杜仲、熟地；若气虚，酌加黄芪、党参；若血虚者，酌加当归、白芍；若痹痛迁延日久，关节肿大，甚至强直畸形，酌加桃仁、红花、穿山甲等。

　　(2)漏汗证：此证属表阳虚漏汗不止，已接近亡阳，急当用附子扶阳固表，绝非黄芪、浮小麦、龙骨、牡蛎之类所可止。至于表气虚，肺气不固之自汗，则可使用李东垣补中益气汤、保元汤之类，重用黄芪常可取效，也非本方所宜。后世注家或云本条在表之风邪未去，或云在表之风邪已去。但无论有无表邪，均可使用本方。（刘渡舟，等．伤寒论诠解．天津：天津科学技术出版社，1983：21）

（3）阴冷证：以本方加黄芪治愈一男性患者，因寒涉水和房事不节而诱发睾丸肿硬冷痛之阴冷证。[周连云．桂枝加附子汤治愈阴冷证．新医药学杂志，1978（12）：20]

（4）风寒痹痛：本方治关节痛、风湿性关节炎、类风湿关节炎等，凡属寒痹范围者均可选用。（王占玺，等．伤寒论临床研究．北京：科学技术文献出版社，1983：35）

（5）本方应用范围：①阳虚漏汗证；②妇人阳虚崩漏带下，加阿胶、艾叶；③原发性坐骨神经痛；④心阳虚之视力下降，瞳孔有蓝雾而影响视力；⑤因长期持续在冷气设备的房间中工作而致的"冷房病"，加茯苓、白术。（陈亦人．伤寒论译释．上海：上海科学技术出版社，1992：351）

桂枝去芍药汤

【方歌】 桂枝去芍义何居，胸满阴弥要急除，

若见恶寒阳不振，更加附子一枚俱。

【白话解】 桂枝去芍药汤的组方意义何在？由于误下邪陷，阳伤阴患欲生之胸满证，急须消除；若此证兼见恶寒，是阳伤不振，又兼阳虚之象，更须在桂枝去芍药汤中加附子一枚，以俱全温经复阳之效。

【药物组成】 桂枝三两，去皮 · 甘草二两，炙 生姜三两，切 大枣十二枚，擘

上四味，以水七升，煮取三升，去滓，温服一升。本云，桂枝汤，今去芍药。将息如前法。

【临证用法】

1. 药物用量 桂枝9g 炙甘草6g 生姜9g 大枣6枚

2. 煎服方法 上4味，以水1400ml，用微火煮取600ml，去滓，分3次温服。

3. 药后护理 药后不须啜粥，调护方法依据桂枝汤法，即前12条方后注明的服药方法及药后禁忌。

【方药分析】 桂枝去芍药汤主治太阳病误下后脉促胸满证。太

阳表证误下，挫伤胸阳，邪陷胸中，致胸阳不振，阳郁不伸，气机不利，因而胸满。胸为上气海，乃宗气之所聚，为心肺之宫城，心之气为营，肺之气为卫，上焦开发宣五谷味，故营卫的开发皆在上焦，因此胸部离表最近，邪气由表入里，首先到胸，而出现胸部病证，即所谓"邪气入里必先胸"之意。表邪内陷，胸阳被伤，人体阳气虽能抗邪，与邪相争，但已表现出胸阳不振，抗邪乏力之象，致使脉来急促。表证误下，邪已渐入，表邪未尽，故取桂枝汤为主解肌通阳。

　　本方是桂枝汤去芍药而成。桂枝汤中去除芍药，解表之力不逊，通阳之效尤专。方中桂枝、甘草相伍，乃桂枝甘草汤，即为辛甘理阳之剂，以温通心阳；生姜助桂枝以辛散表邪；大枣佐甘草以补中州，四药相合，辛甘发散为阳，既可解表邪，又可通心阳。去芍药的原因有二：①芍药之性，味酸且敛，为阴柔之品，用之有碍于胸中阳气振奋宣畅，不利于胸满解除。②芍药酸收，有抑制桂枝辛甘发散通阳的弊端，故去之不用。正如《绛雪园古方选注》曰："芍药专益阴气，桂枝汤去芍药者，误下阳虚，浊阴必僭于中焦，故去芍药之酸寒，存一生阳和甘缓之性，得以载还中焦阳气，成清化之功。"

　　【方剂功效】　解肌祛风，通阳散邪。

　　【适应证候】　太阳病，误下后，头痛发热，汗出恶风寒，胸满，脉促。
（21）

　　【临床应用】（见桂枝去芍药加附子汤）。

桂枝去芍药加附子汤

　　【方歌】　见桂枝去芍药汤。

　　【白话解】　见桂枝去芍药汤。

　　【药物组成】　桂枝三两，去皮　甘草二两，炙　生姜三两，切　大枣十二枚，擘　附子一枚，炮，去皮，破八片

　　上五味，以水七升，煮取三升，去滓，温服一升。本云，桂枝汤，今去芍药加附子。将息如前法。

　　【临证用法】

　　1. 药物用量　桂枝9g　炙甘草6g　生姜9g　大枣6枚　炮附

子9g

2. 煎服方法　上5味，以水1400ml，用微火煮取600ml，去滓，分3次温服。

3. 药后护理　药后不须啜粥，调护方法依据桂枝汤法，即前12条方后注明的服药方法及药后禁忌。

【方药分析】　桂枝去芍药加附子汤主治太阳病误下后，胸阳不振，又兼阳气不足而致微恶寒证。此证为阳虚恶寒之象。

本方组成是在桂枝去芍药汤中加附子。桂枝去芍药汤解肌通阳，振奋胸阳。加附子之意，在于温经复阳。附子与桂枝相伍，温补心阳，以防亡阳之变。仲景于桂枝汤中去芍药，外通阳气以解表邪；更加附子，则温经复阳，这一加一减，遂成两方。

【方剂功效】　解肌祛风，补阳消阴。

【适应证候】　头痛发热，汗出，恶寒，胸满，脉沉弱或沉微。（22）

【临床应用】

1. 古代应用

（1）陈恭溥：桂枝去芍药汤，保胸阳，宣卫阳之方也，凡下利虚其胃阳，而致胸满者用之。夫下之则虚其中胃矣，中胃虚不能制下焦浊阴之气，以致浊阴犯上，而胸为之满，太阳之气格于外，而不能入，故脉见促。（录自《伤寒论译释》）

（2）《临证指南医案》：叶氏医案。某，四十四，寒热咳嗽，当以辛温治之，桂枝汤去芍药加杏仁。又某，五十，形寒咳嗽，头痛口渴，桂枝汤去芍加杏仁、花粉。

2. 现代应用

（1）感冒：桂枝去芍药汤可通用于轻微之感冒伴食欲不振者。（姜春华.伤寒论识义.上海：上海科学技术出版社，1985：22）

（2）胸痹心痛：临床上对胸闷、心悸、咳逆等证，凡属阴寒邪盛，胸阳不振者，用桂枝去芍药汤或再加附子颇有疗效。如冠心病患者，心绞痛夜发较重，多属阳虚阴盛。用本方助阳祛阴，每可取效。但桂枝汤去芍药，均辛甘之品，如非阳虚阴盛之证，误用则易劫夺津液，故不可不慎。（刘渡舟.伤寒论诠解.天津：天津科学技术出版社，1983：21）

（3）本方应用范围：①心律不齐心阳虚证，用桂枝去芍药汤；阳虚较甚者，加附子。②疝气（腹股沟疝）。③阳虚外感咳嗽，本方加杏仁。（陈

亦人. 伤寒论译释. 上海: 上海科学技术出版社, 1992: 355）

桂枝麻黄各半汤

【方歌】 桂枝一两十六铢, 甘芍姜麻一两符,

　　　　杏廿四枚枣四粒, 面呈热色痒均驱。

【白话解】 桂枝麻黄各半汤由桂枝一两十六铢, 甘草、芍药、生姜、麻黄各一两相配伍, 以及杏仁二十四枚, 大枣四枚组成。用以治疗面呈红热色, 身痒等表郁轻证不解, 药后外邪均可被驱除。

【药物组成】 桂枝一两十六铢, 去皮　芍药　生姜切　甘草炙　麻黄去节, 各一两　大枣四枚, 擘　杏仁二十四枚, 汤浸, 去皮尖及两仁者

上七味, 以水五升, 先煮麻黄一二沸, 去上沫, 内诸药, 煮取一升八合, 去滓, 温服六合。本云: 桂枝汤三合, 麻黄汤三合, 并为六合, 顿服。将息如上法。

【临证用法】

1. 药物用量　桂枝6g　芍药3g　生姜3g　炙甘草3g　麻黄3g　大枣4枚　杏仁3g

2. 煎服方法　上7味, 以水1000ml, 先煮麻黄一二沸, 去上沫, 再入其他药味, 煮取360ml, 去滓, 温服120ml。

另一种方法是: 桂枝汤、麻黄汤二方药物按原剂量分别煎煮, 各取60ml药液, 合并为120ml, 顿服, 即一次服下。

3. 药后护理　服药护理及禁忌依据桂枝汤法。

【方药分析】 本方为太阳病日久, 表郁轻证的主方, 既用于有麻黄汤证, 又用于有桂枝汤证。太阳病日久不愈, 而见发热恶寒, 热多寒少, 一日二三度发, 类似疟疾之证。然而"其人不呕, 清便欲自可"说明里气尚和, 邪气既未入少阳, 亦未涉及阳明。故知太阳病虽然日久不愈, 而病邪尚未传变, 仍在太阳之表。若见"面色反有热色者, 未欲解也", 即病者呈现发热面红之貌, 由于太阳表邪不解, 阳气怫郁不伸而致。邪郁不解, 阳气郁遏不得宣泄, 又未能得到及时发汗, 身汗不出, 邪无却路, 以致身痒。本证无汗, 也未经发汗, 微邪怫郁不解, 则非桂枝汤所能解除。身痒, 但不痛, 且病迁延已久, 邪气已衰, 也非麻黄汤峻汗所宜。只有二方合用, 变大剂为小剂, 方能切合病情。二方合之, 药力不峻, 解表发汗而不

伤正，调和营卫而不留邪，小汗而病解。

本方为桂枝汤与麻黄汤按1∶1用量合方。方名为桂枝麻黄各半汤，实则是桂枝、麻黄二方剂量的三分之一，为发汗轻剂。取麻黄汤发汗解表，疏达皮毛，以治表实无汗；取桂枝汤，调和营卫。两方合用，又小制其剂，乃有刚柔相济，从容不迫，异道取功之妙，既有小汗解邪之效，又无过汗伤正之弊。正如尤在泾所说："夫既不得汗出，则非桂枝所能解，而邪气又微，亦非麻黄所可发，故合两方为一方，变大制为小制，桂枝所以为汗液之地，麻黄所以为发散之用，且不使药过病，以伤其正也。"

至于药物剂量的用法，或两方各取三分之一量合煎，或二方原量分别煎煮，各取三合（即1/3）药液，合并顿服。"合方"法则论治，具有十分重要的科学价值与实用意义。前贤早有论述，如柯韵伯称："两汤相合……犹水陆之师，各有节制，两军为表里，异道狭攻之义也。"故二方合用，其义深妙。

【方剂功效】 辛温轻剂，小发其汗。

【适应证候】 太阳病日久，发热恶寒，热多寒少，一日二三度发，如疟状，面赤，无汗，身痒，脉略浮紧。（23）

【临床应用】

1. 古代应用

（1）《本事方》：尝记一亲戚病伤寒，身热头痛无汗，大便不通，已四五日。予讯问之，见医者治大黄朴硝等欲下之。予曰：子姑少待，予为观之。脉浮缓，卧密室中，自称甚恶风。予曰：表证如此，虽大便不通数日，腹又不胀，别无所苦，何遽便下？大抵仲景法，须表证罢方可下，不尔，邪乘虚入，不为结胸，必为热利也。予作桂枝麻黄各半汤，继以小柴胡汤，汗出，大便亦通而解。

（2）《兰台轨范》：治伤寒向愈，脉微缓，恶寒身痒。

（3）《类聚方广义》：痘疮热气如灼，表郁难以现点，或见点稠密，风疹交出，或痘不起胀，喘咳咽痛者，宜服此汤。

2. 现代应用

（1）感冒、流感：本方用于感冒、流感，或其他发热性疾病。症见：表郁日久不解，恶寒发热，无汗，身痒，脉浮者。

（2）荨麻疹、皮肤瘙痒症：用于荨麻疹、皮肤瘙痒症，具有风寒束表，营卫不和之证者。本方酌加防风、蝉衣。

（3）产后发热：周氏报道本方治疗一产后感冒患者，迭经用中西药治疗无效，已延及30余日，一直发热不解，头痛恶风，厌油纳呆，精神倦怠，四肢乏力，每热退之前出微汗，汗后热退身适，二便正常，夜寐较差，舌质淡，苔薄白，脉弱而缓。予桂枝麻黄各半汤两剂而愈，后进补气补血之品，而起居饮食如常人。［周文泉. 熊寥笙老中医临床经验. 重庆医药，1975（4）：85］

桂枝二麻黄一汤

【方歌】 一两六铢芍与姜，麻铢十六杏同行，

桂枝一两铢十七，草两二铢五枣匡。

【白话解】 桂枝二麻黄一汤，由芍药与生姜各一两六铢，麻黄十六铢，杏仁十六个同用；桂枝一两十七铢，炙甘草一两二铢，大枣五枚配伍协助而组成。用于风寒外邪未净之表郁轻证。

【药物组成】 桂枝一两十七铢，去皮 芍药一两六铢 麻黄十六铢，去节 生姜一两六铢，切 杏仁十六个，去皮尖 甘草一两二铢，炙 大枣五枚，擘

上七味，以水五升，先煮麻黄一二沸，去上沫，内诸药，煮取二升，去滓。温服一升，日再服。本云，桂枝汤二分，麻黄汤一分，合为二升，分再服。今合为一方。将息如前法。

【临证用法】

1. 药物用量 桂枝6g 芍药3g 麻黄2g 生姜2g 杏仁2g 炙甘草3g 大枣5枚

2. 煎服方法 上7味，以水1000ml，先煮麻黄一二沸，去上沫，再下诸药，煮取400ml，去滓，温服200ml，日再服。

另一种方法是：桂枝汤、麻黄汤二方，药物按原方剂量分别煎煮，桂枝汤药液取二分，麻黄汤药液取一分，合并为400ml，分2次，每次服200ml，日再服。

3. 药后护理 服药护理及禁忌依据桂枝汤法。

【方药分析】 本方用于服桂枝汤不如法，太阳表邪郁而不解之证。表病发汗当以"微似有汗者益佳，不可令如水流漓"，若汗出太多，解表不得法，而致表邪不除。外邪留连肌腠之间，正邪相争，寒热如疟，一日再发。脉虽见洪大，但发热恶寒表证未变，故

此洪大之脉，乃是药后大汗，阳气浮盛于外，与邪相争的反映。服桂枝汤后，发热恶寒，一日发作两次而似疟，较之桂枝麻黄各半汤证的"一日二三度发"略轻，说明表邪虽郁而不解，但已衰微。已大汗之后，麻黄嫌其太峻，邪郁当发，桂枝汤又难胜任，故取桂枝二麻黄一汤，调和营卫，兼祛微邪，最为适宜。

本方为桂枝汤与麻黄汤按2：1用量合方。组成与桂枝麻黄各半汤药味相同，但剂量更轻，取桂枝汤原量的十二分之五，麻黄汤原量的九分之二。本方调和营卫之力大而发汗之力更小，对大汗出后微邪不解，用之甚佳。此乃解肌方中略佐发汗之品，从而达到调和营卫，兼疏表邪之功。如许宏曰："桂枝汤治表虚，麻黄汤治表实，二者均曰解表，霄壤之异也，今此二方，合而用之者，乃解其表不虚不实者也。"说明二方合用，以其功效互补，取效尤佳。

【方剂功效】 辛温轻剂，微发其汗。

【适应证候】 服桂枝汤，大汗出后，发热恶寒，若形似疟，一日再发，脉浮。（25）

【临床应用】

1. 古代应用

（1）《吴鞠通医案》：头痛恶寒，脉紧，言謇，肢冷，舌色淡，太阳中风，虽系季春天气，早间阴晦雨气甚寒，以桂枝二麻黄一法。去节麻黄三钱，桂枝六钱，炙甘草三钱，杏仁五钱，生姜六片，大枣二枚。煮三杯，先服一杯，得微汗，止后服，不汗再服。

（2）《经方实验录》：王右，六月二十二日，寒热往来，一日两度发，仲景所谓宜桂枝二麻黄一汤之证也。前医用小柴胡，原自不谬，但差一间耳。

（3）《皇汉医学》：疟疾，热多寒少，肢体惰痛者，五七发之后，宜本方治之。

2. 现代应用

（1）感冒、流感：本方用于风寒外感而致的普通感冒、流感及发热性疾病。症见：发热恶寒，形似疟状，一日再发，无汗，脉浮略数或缓，苔白者。若兼咳嗽者，加桔梗、杏仁、川朴；若兼正虚邪恋者，加黄芪、党参。（聂惠民. 聂氏伤寒学. 第2版. 北京：学苑出版社，2005：108）

（2）荨麻疹：孙氏运用桂枝二麻黄一汤治愈顽固性荨麻疹。治疗6例患者，6例病人自觉经常恶风，瘾疹此起彼伏，终日不退，如蚊虫叮咬之皮疹，发作较甚时，皮疹融合成片，边缘稍红，苔脉无异常。患者均服用过疏风活血之剂，以及西药扑尔敏、激素类药物治疗，无明显疗效。病程在6个月至5年。6例患者一般服本方药2剂，皮疹消退。每日1剂，3剂为一疗程。治疗期间，停止服用其他药物。经治疗一个疗程后，随访半年，未见复发者3例。治疗两个疗程后，随访一年半，未见复发者2例。治疗4个疗程后，随访2年，未见复发者1例。［孙浩. 运用桂枝二麻黄一汤治愈顽固性荨麻疹. 中医杂志，1985（5）：28］

白虎加人参汤

【方歌】　服桂渴烦大汗倾，液亡肌腠涸阳明，

　　　　　膏斤知六参三两，二草六粳米熟成。

【白话解】　服用桂枝汤后，症见口渴，烦热，大汗倾出。由于汗液亡失于肌腠，而致阳明津液耗伤干涸，治宜白虎加人参汤。本方由石膏一斤、知母六两、人参三两、炙甘草二两、粳米六合组成，以水煎到粳米熟，即药液煮成。

【药物组成】　知母六两　　石膏一斤，碎，绵裹　甘草二两，炙　粳米六合　人参三两

上五味，以水一斗，煮米熟，汤成，去滓。温服一升，日三服。

【临证用法】

1. 药物用量　知母18g　石膏30g　炙甘草6g　粳米一匙　人参9g

2. 煎服方法　以水2000ml，煮米熟汤成，去滓，温服200ml，日3次。

【方药分析】　白虎加人参汤是治疗阳明热盛，津气两伤之证。阳明热盛津伤证的成因，乃是太阳中风，服桂枝汤后，汗出耗津，伤津化热，热邪亢盛，更加耗伤津液。汗液外出，元气随之耗伤，故津伤耗气，里热炽盛是基本病机。阳明热盛，气津两伤，故大烦渴不解，形成本证；或太阳伤寒，误治失治，迁延不解，表邪入里化热，阳明胃热炽盛，里热外蒸，弥漫周身，充斥内外，而形成"表里俱热"的阳明热证。热盛在里，蒸熏于外，里热逼迫津液外泄，

故见身热汗出。热盛伤津，胃中干燥，故口大渴。若热盛伤津之重证，可见舌上干燥而烦，渴欲饮水数升等，热盛渴甚之象。热盛汗出多，津气两伤，且汗多肌腠开泄，不耐风邪外袭，因而见时时恶风、背微恶寒之象。阳明胃热弥漫，津气两伤，是本证的病机关键；或因阳明经热误下后，不仅邪热未除，而且又耗伤气津，出现渴欲饮水，口干舌燥等症，故阳明热证误下，亦是形成胃热津气两伤证的主要途径。阳明热盛，津气两伤证的特点，多表现在烦渴之证，故《伤寒论》论述此证之时，皆突出了口渴，如：大烦渴不解；大渴，舌上干燥而烦，欲饮水数升；口燥渴，渴欲饮水数升；口干舌燥等，此皆津气损伤为重之兆。治疗本证以清热、益气、生津为主。

白虎加人参汤为清解胃热，益气生津之良剂。本方为白虎汤加人参而成。方中石膏为主药，其性辛甘大寒，辛能解肌热，寒能胜胃火，以清热泻火，除烦止渴为最佳，又长于清泄肺胃气分之热；知母苦寒而润，以清热泻火，滋阴润燥为著称，能"泻无根之火，疗有汗之骨蒸，止虚劳之热，滋化源之阴"。知母配石膏，清泄里热而滋胃燥，虽大苦大寒而无损脾胃之弊。二者相配，石膏为清热能生津，知母为养阴即清热，故清热与生津，相辅又相成。甘草、粳米，益气调中，养胃生津。甘草，缓凉药之寒；粳米培形气而生津血，无伤脾损胃之虑，故病在阳明，水谷之海，加2味甜药，既能养阳明之胃气，又可监制石膏、知母寒冷伤胃之性。因此，甘草、粳米之用，苦药得之缓其苦，寒药得之缓其寒，使苦寒之品免于损伤脾胃之气。四药相合，清泄胃热，保存津液。若气液已伤，则必须益气生津，故加人参，大补元气，生津益阴。白虎汤专于清气泄热，不善补气生津，必加人参方能补气益阴生津。故钱天来曰："白虎汤解胃中之热，加人参以补大汗之虚，救其津液枯竭也。"

【方剂功效】 清热、益气、生津。

【适应证候】

1. 服桂枝汤，大汗出后，大烦渴不解，脉洪大者。（26）

2. 伤寒误治，七八日不解，热结在里，表里俱热，时时恶风，大渴，舌上干燥而烦，欲饮水数升者。（168）

3. 伤寒无大热，口燥渴，心烦，背微恶寒者。（169）

4. 若渴欲饮水，口干舌燥者。（222）

5. 渴欲饮水，无表证者。（170）

【禁忌证候】 伤寒脉浮，发热无汗，其表不解，不可与白虎汤、白虎加人参汤。

【临床应用】

1. 古代应用

（1）《类证活人书》：治斑毒。大抵发斑，不可用表药，表虚里实，若发汗开泄，更增斑烂也，当用化斑汤。即白虎加人参汤，加葳蕤，粳米用糯米代之。

（2）《痘疹宝笈》：痘已发未发，胃热偏盛，面红齿燥，口臭唇干，烦渴，齿咬牙，夹斑夹疹，均宜独用或兼用。

（3）《温病条辨》：太阴温病，脉浮大而芤，汗大出微喘，甚至鼻孔扇者，白虎加人参汤主之。脉若散大者，急用之，倍人参。

（4）《类聚方广义》：治消渴脉洪数，昼夜引饮不歇，心下痞硬，夜间肢体烦热更甚，肌肉消铄者；治疟病，大热如煅，谵语烦躁，汗出淋漓，心下痞硬，渴饮无度者。

2. 现代应用

（1）暑热、小儿夏季热：夏季小儿高热，面赤口渴，汗出，脉数，舌尖红、苔黄，表现出阳明热证之象，治以白虎加人参汤，酌加金银花、连翘、芦根、茅根等清热解毒之品。

（2）小儿肺炎：症见身热，喘息，咳嗽，口干且渴，汗出溲赤，脉数苔黄，宜白虎加人参汤酌加炙麻黄、杏仁、川贝等止咳平喘之品。

（3）糖尿病：消渴病，属于中消。见阳明热证，内热炽盛，口渴饮水，消谷善饥，形体消瘦，大便干燥，脉滑数或弦数，舌红苔黄乏津，宜白虎加人参汤，酌加元参、麦冬、生地等养阴增液之品。

（4）乙型脑炎：王氏报道，乙型脑炎见高热日久不退，口渴极，舌燥便秘，胸烦郁闷，治用白虎加人参汤合大承气汤加减并用。[王书鸿. 天津医药杂志，1963（11）：718]

（5）肿瘤发热：郭氏报道用本方加减治疗 11 例不同脏器恶性肿瘤发热者，取得满意的疗效。这类患者多属于肿瘤中晚期，证候表现属于阳明热盛津伤，邪实下虚之象，故用本方获效。[郭玉清. 应用白虎加人参汤加减

治疗肿瘤热. 哈尔滨医科大学学报, 1977（1）: 71]

桂枝二越婢一汤

【方歌】 桂芍麻甘十八铢, 生姜一两二铢俱,

膏铢廿四四枚枣, 要识无阳旨各殊。

【白话解】 桂枝二越婢一汤由桂枝、芍药、麻黄、炙甘草各十八铢, 生姜一两二铢, 石膏二十四铢, 大枣四枚共同组成。主治太阳表郁轻证, 表现为发热恶寒, 热多寒少之表寒里热证。

【药物组成】 桂枝去皮 芍药 麻黄 甘草炙, 各十八铢 枣四枚, 擘 生姜一两二铢, 切 石膏二十四铢, 碎, 绵裹

上七味, 以水五升, 煮麻黄一二沸, 去上沫, 内诸药, 煮取二升, 去滓。温服一升。本云: 当裁为越婢汤、桂枝汤, 合之饮一升, 今合为一方, 桂枝汤二分, 越婢汤一分。

【临证用法】

1. 药物用量 桂枝3g 芍药3g 麻黄3g 炙甘草3g 大枣4枚 生姜3g 石膏12g

2. 煎服方法 上七味, 以水1000ml, 先煮麻黄一二沸, 去上沫, 再下诸药, 煮取400ml, 去滓, 温服200ml。

另一种方法是: 桂枝汤、越婢汤二方, 药物按原方剂量分别煎煮药液, 然后取桂枝汤药液二分, 越婢汤药液一分, 合并为200ml, 温服之。

【方药分析】 桂枝二越婢一汤适用于表郁内热轻证。本证因寒邪束表日久不解, 已有部分化热之势。故证见太阳病, 发热恶寒, 热多寒少之象。若外邪全部化热, 则必见但热不寒的阳明里热证, 今尚有恶寒, 故知其化热未尽。本证表寒里热, 其病机与大青龙汤证颇似, 所不同之处只是轻重的差异。故本证为表郁不解, 内热生成之轻证, 所选方剂的功效为解表清热之轻剂。张仲景提出"脉微弱者, 此无阳也, 不可发汗"。说明脉微弱, 主阳虚, "无阳"是阳气虚弱, 正气不足之谓, 故不可发汗, 即使是发汗轻剂亦不可轻易使用。此段提法与大青龙汤证（38条）"若脉微弱, 汗出恶风者, 不可服之"具有同意。然成无己认为"脉微弱者"与表实证之脉浮紧相对而言, 因寒邪已有化热之势, 故脉由浮紧变成缓弱之象。故将

"无阳"释为"表证罢为无阳"。可见此处无阳乃指无伤寒表实证而言。表实证已无，则不可发汗。对于"无阳"的含意，各家认识不同，见仁见智，故方歌中明确指出"要识无阳旨各殊"，对此陈蔚按曰："书中阴阳二字，有指气血而言，有指元阴元阳而言，有指腑脏而言，有指表里而言，有指寒热而言，有指邪正而言，非细心如发者，每致误解"。可见对"无阳"之释，各有殊途，唯结合病机认识为要。

桂枝二越婢一汤为桂枝汤与越婢汤之合方，两方以2∶1之量组成，是表里双解之轻剂。方中桂枝汤以调和营卫，外散表邪；用越婢汤取其辛凉之性，以宣泄在里之郁热。本方亦可以看作桂枝汤加麻黄、石膏而成，即大青龙汤去杏仁加芍药。名为越婢合桂枝，实为大青龙之变剂。恶其从阳而辛散，取其从阴而酸收，故去杏仁而用芍药。取桂枝汤之二和营调卫，麻桂相伍小发其汗，解散表邪为主，辅以越婢汤之一，麻黄、石膏相配，以清泄里热居次。

【方剂功效】 微汗宣郁，兼清里热。

【适应证候】 太阳病，发热恶寒，热多寒少，心烦口渴，脉浮而数。（27）

【临床应用】

1. 古代应用

（1）《伤寒来苏集》：考越婢方比大青龙无桂枝、杏仁，与麻黄杏仁石膏汤同为凉解表里之剂。此不用杏仁之苦而用姜、枣之辛甘，可以治太阳阳明合病，热多寒少而无汗者，尤白虎汤证背恶寒之类，而不可以治脉弱无阳之证。

（2）《类聚方广义》：治风湿痛初起，寒热休作，肢体疼重，或挛痛，或走注肿起者。

2. 现代应用

（1）感冒、流感：本方用于治疗普通感冒、流感、上呼吸道感染。症见发热恶寒，热多寒少，头痛无汗，脉浮略数，苔薄白中间淡黄。若咽痛者，加茅根、芦根、桔梗、金银花；若咳嗽，有痰者，加桔梗、贝母、杏仁。（聂惠民. 聂氏伤寒学. 第2版. 北京：学苑出版社，2005：109）

（2）外感寒邪：俞氏报道用桂枝二越婢一汤合麻杏石甘汤一剂，治愈一深秋感寒患者，症见恶寒发热，寒多热少，伴发咳嗽，咯痰白黏，一日后头痛发热（体温38.2℃），虽得微汗，但尚恶风，喜着厚衣，咳嗽，痰色转赭色，咽痛而干，口渴而不多饮，手足欠温而未至厥冷，苔薄黄而滑，六脉滑数。（俞长荣．伤寒论汇要分析．福州：福建人民出版社，1964：71）

（3）急性肾炎：王氏用本方治小儿急性肾炎，症见发热，头及咽痛，腹部阵发性疼痛，继之身面俱肿，苔白腻，脉滑。检查：体温38.4℃，血压130/98mmHg，白细胞16.5×10^9/L、中性粒细胞0.78、淋巴细胞0.22，尿常规：蛋白（++）、白细胞2～5/高倍视野、红细胞5～10/高倍视野、颗粒管型0～1/高倍视野，经住某医院，治疗1个半月之久不愈，仍有尿蛋白（+）～（++），来诊。处以桂枝二越婢一汤加生白术、杏仁、枸杞，每日煎服1剂，服用7剂后，舌苔腻象减轻，服用14剂后，浮肿消失，尿蛋白转为（–），原方加减又服14剂，隔日一剂为其善后。愈后随访复查3次尿常规，均阴性治愈。（王占玺．伤寒论临床研究．北京：科学技术文献出版社，1983：45）

桂枝去桂加茯苓白术汤

【方歌】 术芍苓姜三两均，枣须十二效堪珍，

　　　　　炙甘二两中输化，水利邪除立法新。

【白话解】 桂枝去桂加茯苓白术汤用白术、白芍、茯苓、生姜各三两均等之量，大枣必须用十二枚，效果方称最佳，炙甘草用量二两，健脾补中，促进转输，增强运化，待水湿通利，表里畅达，邪自消除，立此治法，独具新意。

【药物组成】 芍药三两　甘草二两，炙　生姜切　白术　茯苓各三两　大枣十二枚，擘

上六味，以水八升，煮取三升，去滓，温服一升，小便利则愈。本云：桂枝汤，今去桂枝，加茯苓、白术。

【临证用法】

1. 药物用量　芍药9g　炙甘草6g　生姜9g　白术9g　茯苓9g　大枣6枚

2. 煎服方法　上6味，以水1600ml，煮取600ml，去滓，温服200ml。

3. 药后护理　服药后观察病情，若小便通利，是痊愈之兆。

【方药分析】 本方主治水气内停致太阳经气不利之证。此证乃

太阳之邪，内陷于腑，腑气不利，水气内停而致。本证的关键在于"小便不利"，若水邪内停，必影响太阳腑气不利，气化失司，故使小便不利。从另一面来看，此证之小便不利，即是气化不利、水邪内停病理的反映。可见病在内者，可反映于外；病在腑者，可外应于经。若水邪内停，郁遏太阳经表之气，可见经脉运行不利之头项强痛、翕翕发热、无汗等类似于表证的症状，此似表证，实非表证。若水邪凝结，影响里气不利，则见心下满而微痛，此似里实证，而并非里实。故以桂枝汤解表，承气汤攻下，皆不获效。本证之治，如不利其小便，表里之气不得通达，诸证皆不能除。因此，治当利水化饮，使水从下而出，方可收效。

　　桂枝去桂加茯苓白术汤即桂枝汤去桂枝加茯苓、白术而成。从本方的方后注云"小便利则愈"来看，此方功用的重心不在发汗，而是通利水邪，故减去桂枝。之所以去桂枝，恐其辛散，走表解肌，引邪外散于太阳经脉。之所以留芍药，取其酸苦微寒，益气补脾，协同诸药，使水邪下行。桂枝与芍药，皆可用于治水，然功用特点不同，桂枝善于化气行水而利小便；芍药功在散结行水而利小便。生姜，健脾化饮；甘草、大枣，甘温益气，培土制水。加茯苓、白术，在于茯苓淡渗利水；白术健脾渗湿；苓、术相合健脾行水，既使水饮从小便而出，又能使脾健防水再停。本方重在利水，待里窍通，水邪去，则经脉自和，是利水以和外之法。所以方后注突出"小便利则愈"的作用。服药后水从下出，则表里之气通达和畅，而诸证悉除。既然重在利水，为何不用五苓散？对此道理的解释，唐容川深得要领，唐氏云："五苓散是太阳之气不外达，故用桂枝，以宣太阳之气，气外达则水自下行，而小便利矣。此方是太阳之水不下行，故去桂枝，重加苓术，以行太阳之水，水下行，则气外达，头痛发热等症，自然解散。无汗者，必微汗而愈矣。然则五苓散重在桂枝以发汗，发汗即所以利水也；此方重在苓、术以利水，利水即所以发汗也。实知水能化气，气能行水之故，所以左宜右有。"

　　【方剂功效】利水通经。

　　【适应证候】头项强痛，翕翕发热，恶风寒，无汗，心下满微痛，小便不利者。（28）

【临床应用】

1. 古代应用

对本条所论方证，历来争论纷纭。争论的焦点一则在于表证的有无，二则在于本方是桂枝汤去桂还是去芍药的问题。大致有以下几种意见：①以柯韵伯等为代表，认为原文为是，当以桂枝去桂加茯苓、白术；②以吴谦等为代表，认为去桂当是去芍之误，所以本方应是桂枝去芍加茯苓、白术汤；③以成无己为代表，不提去桂还是去芍，而主张用桂枝汤加茯苓、白术而成。三种说法各持己见。笔者认为第一种意见较为切合本证的机理。

2. 现代应用

（1）此方治疗"水悸"和"水痞"等，症见心下悸，或心下痞、小便不利，脉沉弦，苔白水滑者，疗效较好。

（2）低热：陈慎吾先生曾治一数年低热患者，而有翕翕发热，小便不利等证。陈氏用本方原方，仅两三剂，便热退病愈。（刘渡舟．伤寒论诠解．天津：天津科学技术出版社，1983：25）

（3）流感：董氏治疗一患者，年岁颇高，染上流感，症见鼻塞头胀，喉痒咳嗽。病人自用桂枝汤重用桂枝、生姜、甘草加苏叶、细辛无效，邀董诊治。除见上述症情外，尚痰多而伴胸闷，胃胀欲呕，投以：桂枝6g、赤芍9g、甘草6g、大枣4枚、生姜12g、川朴花9g、法半夏9g、茯苓12g、白术12g，服药2剂，病愈。[董岳林．桂枝汤新鲜．新中医，1975（3）：159]

甘草干姜汤

【方歌】 心烦脚急理须明，攻表误行厥便成，

　　　　　二两炮姜甘草四，热因寒用奏功宏。

【白话解】 心烦、脚挛急，此乃热伤阴液，失于濡养而致，若兼见于太阳表虚证，则属夹虚伤寒，对此病理机制须要认明。误用桂枝汤辛温解表，更加损伤阴阳，阳虚失于温煦四末，厥逆由此形成。治宜干姜二两（成无己注用炮姜），炙甘草四两，组成甘草干姜汤，此方温热之法，乃因阳虚寒盛而用，其方药产生的功效，必然宏壮。

【药物组成】 甘草四两，炙　干姜二两

上二味，以水三升，煮取一升五合，去滓，分温再服。

【临证用法】

1. 药物用量　炙甘草12g　干姜6g

2. 煎服方法　上二味，以水600ml，煮取300ml，去滓，分两次温服。

【方药分析】　甘草干姜汤适用于误汗阴阳两伤，以阳虚为主，须先复其阳的证候。本证误治前而见伤寒脉浮，自汗出，微恶寒，是病在表，为太阳表虚证。又兼小便频数，阳虚不能敛液之象；心烦，脚挛急，阴液不足，失去濡润之征，综合此证属阴阳两虚之人感受外寒，呈夹虚伤寒之候。若误以桂枝汤攻表，则犯虚虚之戒，以致阴阳更虚，变证丛生。阳虚不温四末，则手足厥逆；阴液不能上承，则咽中干；心神失于濡养，则生烦躁；阴寒气逆，胃气不和，故见吐逆。此证以阳虚为主，故先复其阳，取甘草干姜汤。本方中甘草甘平，益气和中；干姜辛温，温中逐寒而复中阳，二药相配，辛甘合用，为辛甘化阳之剂。此方为理中汤之半，炙甘草用量倍于干姜，以防干姜过于辛温，避免加重已有之阴液不足。本方重在急复中焦之阳，中阳得复，脾气健运，则厥愈足温。考《伤寒论》中回阳每每多用姜附，而本方不用附子为何？其原因有二：一则，本方证除阳虚外，还有脚挛急，咽中干等阴虚之证，故扶阳之时，特别要注意不可伤阴。附子大辛大温，其性刚燥，故恐其性烈，避之不用。二则，病在少阴，心肾阳衰，回阳救逆，必姜附同用；本证重在太阴，中阳不足，故取干姜守而不走，温中散寒，而不用附子，温暖下元。

【方剂功效】　温中复阳。

【适应证候】　伤寒误汗，恶寒，自汗，四肢厥逆，小便数，咽中干，烦躁不安，呕吐呃逆。（29）

【临床应用】

1. 古代应用

（1）《外台秘要》：治吐逆，水米不下，即此方。

（2）《直指方》：治男女诸处出血，胃寒，不能引气归元，无以收约其血。

（3）《朱氏集验方》：二神汤（即本方）治吐血极妙，治男子女人吐红之疾。盖是久疾，或作急劳损其荣卫，壅滞气上，血之妄行所致。带热呷，空心日午进之。和其气血，荣卫自然安痊。

（4）《魏氏家藏方》：二宜丸（即本方）治赤白痢。

（5）《方极》：治厥而烦躁，多涎唾者。

2. 现代应用

（1）消化系统疾病：用本方法疗虚寒性胃脘痛、腹痛证、慢性肠炎等，加减变化如下：若疼痛喜暖喜按，可加党参、桂枝、香附、元胡；伴消化不良者，加焦三仙、炙内金；慢性肠炎，肠鸣腹泻者，加茯苓、炒白术、党参；若脾胃阳虚，吐血、便血者，可用伏龙肝煮汤煎药，或加入仙鹤草、白及。但须注意，若阳热亢盛之出血，则禁用本方。（聂惠民．伤寒论与临证，广州：广东科学技术出版社，1993：185）

（2）寒饮咳嗽：李氏报道，因寒饮蕴肺，肺失肃降，久咳肺虚，络伤血溢之慢性支气管炎并咯血患者，以本方加茯苓、黄芪、花蕊石、侧柏叶，3剂获效。[李兰舫．甘草干姜汤的临床应用．黑龙江中医药，1985（5）：21]

（3）本方应用范围：①中焦虚寒之胃痛；②脾胃阳虚的吐血；③肺金虚寒的肺痿，咳嗽，吐涎沫；④肺气虚寒的遗尿。（陈亦人．伤寒论译释．上海：上海科学技术出版社，1992：380）

（4）寒证：朱氏报道用甘草干姜汤治疗胃脘痛、吐酸、脘腹胀、肠鸣、腹泻、胸痛、眩晕、咳喘、经来腹痛等属寒证者34例，均获良效。甘草干姜汤药仅两味，一以复阳，一以温肺。功能温中散寒，适用于寒证。处方量病轻重，用甘草9～15g，干姜9～15g，煎汤温服，取效每在一二剂间，重者三五剂亦愈。朱氏认为中医寒证，实包括副交感神经过度兴奋的病理现象。此汤干姜辛辣，服后刺激口舌及胃黏膜，可能引起反射性交感神经兴奋而担对抗副交感神经的作用。对如上34例所表现出副交感神经兴奋和平滑肌痉挛现象者，皆可收效。惟此方治病之理，是否确如此论，尚须进一步研究。[朱颜．甘草干姜汤治疗寒证34例报告．中医杂志，1965（11）：6]

（5）过敏性鼻炎：陈氏报道用甘草干姜汤治疗过敏性鼻炎取得一定效果。在发作期间，以该汤温服后，可收到鼻涕减、鼻塞通、喷嚏止的效果。如经过一段时间，过敏性鼻炎又复发者，可酌加辛温入肺脾的公丁香2g。甘草干姜汤适用于证属虚寒，症见鼻涕多而清稀似水，舌淡白、苔润、

脉迟、弱或缓，面色㿠白或淡白等。[陈振智. 甘草干姜汤治疗过敏性鼻炎. 上海中医药杂志, 1983（8）: 28]

芍药甘草汤

【方歌】 芍甘四两各相均，两脚拘挛病在筋，

阳旦误投热气烁，苦甘相济即时伸。

【白话解】 芍药甘草汤中芍药、炙甘草各用四两，量均相等，其主治证两脚拘挛，病机在于筋脉，此因夹虚伤寒，阴阳两虚，误投以阳旦汤（即桂枝汤），辛温热气烁伤阴液，阴津不足，筋脉无养，故脚胫拘急，采用芍药、甘草苦甘相济之品，化阴生液，濡养筋脉，两脚即刻柔伸。

【药物组成】 白芍药　甘草炙，各四两

上二味，以水三升，煮取一升五合，去滓，分温再服。

【临证用法】

1. 药物用量　白芍药12g　炙甘草12g

2. 煎服方法　上2味，以水600ml，煮取300ml，去滓，分2次温服。

【方药分析】 芍药甘草汤适用于误汗阴阳两伤，先复阳气之后，阴液不足之证。本证为夹虚伤寒，阴阳两虚之证，误用桂枝汤攻表。桂枝汤为辛温解表，触犯虚虚之戒，导致阴阳更伤，变证丛生。治疗当分清标本缓急，用先后有序之法。若以阳虚为急，则投以甘草干姜汤以复其阳，待阳气恢复，厥愈足温之后，再用芍药甘草汤，复养阴液，以润筋脉，促脚柔伸。

本方为芍药、炙甘草相伍，二味剂量相同，芍药酸苦微寒，益阴养血；炙甘草甘温，补中缓急。一酸一甘，酸甘合化为阴，使阴液恢复，筋脉得养，挛急柔伸。本方专注以白芍药为宜，考《珍珠囊》对白芍载有"白补赤散，泻肝补脾胃……其用有六：安脾经，一也；治腹痛，二也；收胃气，三也；止泻利，四也；和血脉，五也；固腠理，六也。"故取白芍补脾养血，和脉缓急。此方药虽简然理法深奥，如柯韵伯指出："以芍药之酸收，协甘草之平降，位同力均，则直走阴分，故挛急可愈……盖脾主四肢，胃主津液，阳盛阴虚，脾不为胃行津液以灌四傍，故足挛急。用甘草以生阳明之

津，芍药以和太阴之液，其脚即伸，此亦用阴和阳法也。"

【方剂功效】 酸甘复阴。

【适应证候】 伤寒误汗伤阴，咽中干，心烦，脚挛急。（29）

【临床应用】

1. 古代应用

（1）《古今医统》：治小儿热腹痛，小便不通及痘疹腹痛。

（2）《素问病机气宜保命集》：白术芍药汤，即本方加白术，治脾经受湿，湿热下注，暴泻无度，水谷不化，腹中剧痛者。又如黄芩芍药汤，即本方加黄芩，治热痢腹痛，后重身热者。

（3）《魏氏家藏方》：六半汤（即芍药甘草汤入无灰酒少许，再煎服）治热湿脚气，不能行走。

（4）《朱氏集验方》：去杖汤（即本方）治脚弱无力，行步艰难。

（5）《医学心悟》：本汤止腹痛如神。脉迟为寒，加干姜；脉洪为热，加黄连。

（6）《类聚方广义》：治腹中挛急而痛者；小儿夜啼不止，腹中挛急甚者亦奇效。

2. 现代应用

（1）诸痛：本方的临证加减变化，若肝胃不和而致胃脘痛，可加柴胡、枳壳、郁金等理气止痛药；若胆石症，可加金钱草、柴胡、炙内金等；若头痛，可加当归、白芷、藁本等；若腓肠肌痉挛疼痛，可加牛膝、木瓜、薏苡仁。此外，对于各种疼痛，若兼有气郁者，可加香附、乌药、柴胡等理气之品；兼血瘀者可加红花、丹参、元胡等化瘀之品。本方两药用量比例原方是4 : 4，但目前临床很少宗此量。一般多主张，芍药与甘草的用量比例为2 : 1，或3 : 2，或4 : 1。（聂惠民. 伤寒论与临证. 广州：广东科学技术出版社，1993：186）

（2）三叉神经痛：黄氏运用加味芍药甘草汤（白芍60g、炙甘草30g、酸枣仁20g、木瓜10g）治三叉神经痛42例，服药7～25剂疼痛消失，随访一年未复发者30例；半年后复发，但发作次数减少，疼痛明显减轻者12例。[黄冬度. 加味芍药甘草汤治疗三叉神经痛42例. 中医杂志，1983（11）：9]

（3）腓肠肌痉挛：如赵氏报道用加味芍药甘草汤（芍药30g，桂枝、甘草各15g，木瓜10g）治疗85例腓肠肌痉挛，经3～5例治疗后，痉挛

全部缓解。[赵玉海.加味芍药甘草汤治疗腓肠肌痉挛85例.中医杂志，1985，26（6）：50]

（4）面肌抽搐症：祝氏运用本方加味（白芍100g，知母15g，葛根15g，蝉衣15g，甘草15g）治面肌抽搐11例，均获良效。其中服药3剂而愈者4例，6剂而愈者5例，9剂而愈者2例。[祝捷.芍药甘草汤加味治愈面肌痉挛11例.辽宁中医杂志，1980（9）：40]

（5）不宁腿综合征：本病以双侧小腿深部不舒服，有异常感觉，似虫爬样、瘙痒样或烧灼样难以形容和忍受。休息和夜间尤重，活动时症状减轻为特征，神经系统检查无异常。中医学没有此病名记载，杜氏报道，据本病临床表现，认为与"脚挛急"相似。脉诊合参，辨为阴虚，宗仲景以酸甘化阴而复其阴法，运用芍药、甘草各15g治疗54例不宁腿综合征。结果：痊愈48例，显效但反复者6例，总有效率100%。服药最少2剂，最多9剂。[杜豁然.加味芍药甘草汤治疗不宁腿综合征54例.河北中医，1984（3）：29]

（6）百日咳：张氏报道用芍药甘草汤加味治疗百日咳33例，咳频者加百部、百合；发热者加桑叶、黄芩；呕吐者加法夏、橘皮；气喘痰鸣者加地龙、葶苈子、蜈蚣；鼻衄加白茅根、阿胶。一般2~5剂后临床症状缓解，连服10剂后，咳喘停止，精神好转，食欲佳，临床症状消失，血象化验检查均正常。[张祥福.芍药甘草汤加味治疗百日咳33例.湖南中医杂志，1988（1）：48]

（7）哮喘：李氏报道，以本方散剂治疗哮喘35例，8例显效；有效23例，无效4例。其中30~60分钟内有效者26例，1~2小时内有效者4例，获效时间最短为30分钟。[李富生，等.芍药甘草散治疗哮喘.中医杂志，1987（9）：66]

（8）本方应用范围：阴伤、血虚之发热；心绞痛；胃肠痉挛脘腹痛；胆结石、肾结石等引起的绞痛；腓肠肌痉挛；面肌痉挛，以汤剂吞服全蝎散1.5g；三叉神经痛和眶上神经痛，大剂顿服；小儿夜啼；颈椎病，配合活血药；全身抽搐症，加当归、钩藤、木瓜；重症肌无力，加党参、黄芪、乌梅。（陈亦人.伤寒论译释.上海：上海科学技术出版社，1992：381）

（9）胃脘痛：陈氏报道用本方加减治疗慢性十二指肠溃疡（火郁胃痛）、慢性胃炎（胃阴虚）、胃息肉（湿热型胃痛）、胃溃疡（嘈杂、胃热型）等4例病案。病例皆由气郁伤肝，肝木失于疏泄，横逆犯胃或气机阻滞，肝失和降，因而发生疼痛。芍药甘草汤对横纹肌、平滑肌痉挛引起的疼痛，无论是中枢性的或末梢性的，均有镇痛作用。总之，适用于筋脉失养所致腹中挛急作痛或手足拘急。本方药物不宜久煎，因白芍含有挥发油等。[陈绮翔. 芍药甘草汤加味治疗胃脘痛. 湖南中医学院学报，1979（1）：34]

（10）便秘：王氏报道学习老中医杨作栋 "芍药甘草汤及其加减治疗习惯性便秘" 的经验之后，应用其经验治疗60多例便秘病人，药专力宏，奏效迅速。[王文士. 芍药甘草汤治便秘验证. 中医杂志，1983（6）：79]

调胃承气汤

【方歌】 调和胃气炙甘功，硝用半升地道通，
　　　　草二大黄四两足，法中之法妙无穷。

【白话解】 调胃承气汤，其调和胃气之功，主要在于炙甘草的作用，本方用半升芒硝，泻下热邪，使腑气通畅，配用炙甘草二两、大黄四两，可使本方具备足够的功效，这种组方法则，取炙甘草甘缓之性，使硝、黄以留中泻热，充分发挥缓调和胃之效，此乃法中之法，其意义微妙无穷。

【药物组成】 大黄四两，去皮，清酒洗　甘草二两，炙　芒硝半升

上三味，以水三升，煮取一升，去滓，内芒硝，更上火微煮令沸。少少温服之。

【临证用法】

1. 药物用量　大黄12g　炙甘草6g　芒硝9g

2. 煎服方法　上3味，用水600ml，用微火煮取200ml，去滓后下入芒硝，再用文火微煮沸。服法：据宋版《伤寒论》原文，本方有两种服法：一是太阳病篇29条，采用 "少少温服之"，此法用于温热药复阳而致，邪热入胃，燥热谵语证。二是阳明病篇207条，采用 "温顿服之"，此法用于阳明腑实证。前者少少温服，取其微和胃气；后者顿服，取其泻阳明实热，以和胃除烦。这种一方二法之用，其义尤妙。

【方药分析】 本方为治疗阳明腑实证的主方，是三承气汤方之一。阳明腑实证，因于邪热与阳明糟粕相结于腑而成。本方所主之证，属于阳明燥热初结，形成的原因可有两个途径：一为传经之

邪，若表邪传经，入里化热，形成胃中燥热之证。二为误治之后，若发汗或吐后，伤津化热，燥热成实，而形成阳明燥热证。调胃承气汤，善治胃中邪热燥结，其泻下之力较缓。以缓和泻下，而使胃气得到调和，故方名取"调胃"之称。方中大黄苦寒泄热去实，推陈致新；芒硝咸寒，润燥软坚，缓通其腑；二药走而不守，力皆下行；故用炙草甘平和中，既可缓硝、黄峻下之力，又调和诸药，充分发挥泻热和胃之功。本方称调胃承气，意在指调和胃气与承顺腑气，二者兼备，故护胃和中，使燥热邪气得去，而又不损伤中焦正气。此方服法更有妙意，一者"少少温服之"功用在于微和胃气，以止谵语；二者"温顿服之"功在力求泻热和胃，通便去实。此乃一种方药，采用不同服法，以充分发挥药效之能力，值得重视与效法。

【方剂功效】 泻热和胃，润燥软坚。

【适应证候】

1. 误汗……若胃气不和，谵语者，少与调胃承气汤。(29)

2. 发汗后……不恶寒，但热者，实也，当和胃气。(70)

3. 阳明病，不吐，不下，心烦者。(207)

4. 太阳病三日，发汗不解，蒸蒸发热者，属胃也。(248)

5. 伤寒吐后，腹胀满者。(249)

6. 太阳病未解，脉阴阳俱停，必先振汗出而解……但阴脉微者，下之而解，若欲下之。(94)

7. 伤寒十三日，过经谵语者，以有热也，当以汤下之。若小便利者，大便当硬，而反下利，脉调和者，知医以丸药下之，非其治也。若自下利者，脉当微厥。今反和者，此为内实也，调胃承气汤主之。(105)

8. 太阳病，过经十余日，心下温温欲吐，而胸中痛，大便反溏，腹微满，郁郁微烦。先此时自极吐下者，与调胃承气汤。(123)

【临床应用】

1. 古代应用

(1)《外台秘要》：本方加生地黄、大枣，名"生地黄汤"，疗伤寒有热，虚羸少气，心下满，胃中有宿食，大便不利。

(2)《太平惠民和剂局方》：本方加黄芩、栀子、连翘、薄荷为"凉膈散"，治上、中二焦热邪炽盛，或胃热发斑发狂及小儿急惊、痘疮黑陷等证。

（3）《试效方》：本方治中消，渴而饮食多。

（4）《经验良方》：治热留胃中，发斑，及服热药过多，亦发斑，此药主之。

（5）《外科枢要》：破棺散（即本方为末，炼蜜为丸）治疮疡热极汗多，大渴便秘，谵语发狂。

2. 现代应用

（1）急性胰腺炎：贵阳医学院外科报道，用调胃承气汤加柴胡、龙胆草、黄连、败酱草等，非手术治疗急性胰腺炎64例，全部治愈。（贵阳医学院外科. 中西医结合治疗急性胰腺炎64例小结. 科研资料汇编. 内部资料，1973）

（2）外科疾病：各种疮痈或皮疹，见高热或身热、口渴便秘、局部红肿，甚则谵语发狂者，可用本方加清热解毒之品，使其热毒从大便而出，疗效满意。（聂惠民. 伤寒论与临证. 广州：广东科学技术出版社，1993：356）

（3）五官科疾病：刘氏以本方加黄连、犀角（现水牛角代）治阳明火热上冲的牙痛龈肿，口臭头痛，鼻衄心烦而大便秘结者，疗效确实。（刘渡舟. 伤寒论十四讲. 天津：天津科学技术出版社，1983：92）

（4）现代临证：对于急、慢性肾炎，正副伤寒，急性肝炎，糖尿病、肺炎，急性菌痢，脑血管意外（中风、卒中），急性肠梗阻，急性胰腺炎、阑尾炎以及五官科疾病（结膜炎、角膜炎、咽喉炎、口腔炎、化脓性扁桃体炎等），凡临床见症伤寒邪热入阳明腑证，温病邪入气分，津伤燥热而痞满不甚者，用之颇宜。（李文瑞. 伤寒论汤证论治. 北京：人民军医出版社，1989：281）

（5）高热：宋氏报道以本方治疗不明原因高热。姚某，男，10岁，学生。体质素弱，病后每日午后或夜间发热，体温39℃左右，稍恶寒，时心烦，恶心呕吐，大便5日未下，腹无胀痛，小便正常。经用抗菌、解热治疗无效，以发热待查入院。查体见扁桃体肿大Ⅰ°，肝肋下0.5cm，胸透右肺门有一钙化点，双肺纹理略增粗，余均正常。入院20天中，西药治疗无效，于是商定中医试治。当时见形体消瘦，精神困倦，纳少，发热时精神委靡不振，口渴喜饮，心烦无呕吐。住院中曾排干燥粪便一次，今已数日未便，舌红，苔薄黄少津，脉滑数。据《伤寒论》"阳明病，不吐不下，心烦者，可与调胃承气汤"之理，投予原方：大黄9g（后下），芒硝9g，甘草6g。水煎，分两次服。一剂后泻下稀粪兼燥屎黑粪块数次，当日发热截止，随后予以调理，诸证消除而出院。半月随访，未再发热。[宋会都.调胃承气汤治愈不明原因发烧一例.山东中医学院学报，1977（3）：封三]

（6）皮肤病：李氏报道用本方加味治疗多种皮肤病，均收满意疗效。如治疗稻田皮炎、湿疹及疥疮3例验案，其病机多由湿热所致，故而奏效。还用于足癣感染、荨麻疹、静脉曲张继发感染等病，其效亦著。[李守义，等.调胃承气汤外用举隅.吉林中医药，1991（4）]

（7）便秘：习惯性便秘，不大便，腑热甚者，宜本方；若老年性便秘，加党参、当归、杏仁；若津亏者、加当归、麦冬、太子参。（聂惠民.聂氏伤寒学.北京：学苑出版社，2005：325）

四逆汤

【方歌】 生附一枚两半姜，草须二两少阴方，
        建功姜附如良将，将将从容藉草匡。

【白话解】 四逆汤由生附子一枚，干姜一两半，甘草二两组成，是治疗少阴病虚寒证之主方，方中干姜、附子是发挥药物功效的主要药品，如良将之功，然而干姜、附子的作用能从容发挥，还须要借助甘草之功效。

【药物组成】 甘草二两，炙 干姜一两半 附子一枚，生用，去皮，破八片
上三味，以水三升，煮取一升二合，去滓，分温再服。强人可大附子一枚，干姜三两。

【临证用法】
1. 药物用量 炙甘草6g 干姜4.5～9g 制附子9～12g
2. 煎服方法 上3味，以水600ml，煮取240ml，去滓，分温再服。若体质壮者，制附子可用12g，干姜用9g。

【方药分析】 本方主治少阴病阴盛阳虚，四肢厥逆证，故名为四逆汤。阴寒内盛，真阳衰微，非纯阳之品，不足以破阴寒而振阳气，故姜、附在所必用。附子辛甘大热，上能助心阳以通脉，下能补肾阳以益火，故为温里回阳之要药，正如《本草经读》云："附子味辛气温，火性迅发，无所不到，故为回阳救逆第一品药。"故

峻补元阳，阳气微绝者，非此不能见功。干姜辛热，守而不走，专散里寒，助附子以通经散寒，大有回阳之力。故有"附子无姜不热"的经验之谈。《本经疏正》云："附子以走下，干姜以守中，有姜无附，难收斩将夺旗之功，有附无姜，难取坚辟不动之效。"附子侧重扶肾阳温下焦，干姜侧重健脾阳暖中焦，相须为用，有温养脾胃，回阳救逆之功。炙甘草甘温，温中养阳，甘补缓急，调和诸药。故方中用炙甘草，一以调补中气，一以缓姜附之燥。如《本草汇言》曰："凡用纯热纯寒之药，必用甘草以缓其势，寒热相杂之药，必用甘草以和其性。"可知甘草得姜附，鼓肾阳而温中寒，有水中暖土之功；姜附得甘草，通关节，走四肢，有逐阴回阳救逆之力。附子之热，干姜之辛，甘草之甘，三者默契相合，以温补脾肾，逐寒回阳，速见救逆之功。

　　本方以何药为君，医家见解不一，如成无己认为本方当以甘草为君，干姜为臣，附子为使，许宏认为此方既为温阳之剂，则应以附子为君，干姜为臣，甘草为佐使。盖四逆汤是回阳救逆的主方，药味不多，配伍精当，其他回阳救逆之剂亦多从此方化裁而来。至于何者为君，何者为使，不必过于强求，若根据《伤寒论》之"温里宜四逆汤"、"急温之，宜四逆汤"、"当温之，宜四逆辈"等记载，本方为温里剂，主效在回阳救逆，主药当是附、姜。附子大辛大热之品，温阳散寒之力甚强，依现代药理研究，证明附子有很强的强心作用，故附子在方中所起作用，是不言而喻的，况此阳气大虚之四逆证，也绝非甘草所能治；干姜亦是辛温之品，温中散寒之力很强，温中焦暖下焦，其作用亦很明显，如《绛雪园古方选注》曰："至于太阳误汗亡阳亦用之者，以太少为水火之主，非变通中土之气，不能内复真阳，故以生附子、生干姜彻上彻下，开辟群阴，迎阳归舍，交接十二经。反复以炙甘草监制者，亡阳不至于大汗，则阳未必尽亡，故可缓制留中，而为外招阳气之良法。"说明附子、干姜在方中的重要作用，三药相配伍，相辅相成，相互为用，相得益彰，发挥协同作用。

　　关于附子生熟用法问题：《伤寒论》中用附子的方剂，共23首，有的是主药，有的是次药，也有的是或然证加减用药，故主次不同，且生熟有别。大体说来，回阳救逆，多用生附子，《伤寒论》

中共有八个方是生用，如四逆汤、通脉四逆汤、通脉四逆加猪胆汁汤、白通汤、白通加猪胆汁汤、四逆加人参汤、茯苓四逆汤、干姜附子汤。温经散寒止痛，多用熟附子。据《伤寒论》原文来看，仲景对附子生用和炮用是有规律可循的，若与干姜配伍者，皆为生用，生者力猛，其证皆急，多为里虚骤脱，回阳救逆，方如干姜附子汤、四逆汤、白通汤、通脉四逆汤等；不与干姜配伍，而与其他药物配伍的附子，则用炮附子，炮制性缓，其证亦轻，适用于温经散寒，风湿水气，阳虚阴盛等，方如芍药甘草附子汤、桂枝附子汤、去桂加白术汤、甘草附子汤、附子汤等。但须注意，生附子毒性大，故目前临床所用皆为熟附子。

对于附子的用量和副作用，《伤寒论与临证》记录："关于附子的用量，各地有不同的经验。因附子有毒，所以多数医家对附子的用量持慎重态度，一般主张从小剂量开始，可据辨证而逐渐增加，一般临床以6~10g为宜。"

【方剂功效】 回阳救逆。

【适应证候】

1. 伤寒，脉浮，自汗出，小便数，心烦，微恶寒，脚挛急，反与桂枝欲攻其表，此误也……若重发汗，复加烧针者，四逆汤主之。（29）

2. 伤寒，医下之，续得下利清谷不止，身疼痛者，急当救里；后身疼痛，清便自调者，急当救表。救里宜四逆汤……（91）

3. 病发热，头痛，脉反沉，若不差，身体疼痛，当救其里，宜四逆汤。（92）

4. 脉浮而迟，表热里寒，下利清谷者。（225）

5. 少阴病，脉沉者，急温之，宜四逆汤。（323）

6. 少阴病……若膈上有寒饮，干呕者，不可吐也，当温之，宜四逆汤。（324）

7. 大汗出，热不去，内拘急，四肢疼，又下利，厥逆而恶寒者。（353）

8. 大汗，若大下利而厥冷者。（354）

9. 下利腹胀满，身体疼痛者，先温其里，乃攻其表。温里宜四逆汤。（372）

10. 呕而脉弱，小便复利，身有微热，见厥者，难治，四逆汤主之。（377）

11. 吐利，汗出，发热，恶寒，四肢拘急，手足厥冷者。(388)

【临床应用】

1. 古代应用

(1)《三因极一病证方论》：四逆汤治少阴伤寒，自利不渴，呕哕不止或吐利俱发，小便或涩，或利，或汗出过多，脉微欲绝，腹痛胀满，手足逆冷及一切虚寒厥冷。

(2)《医经会元》：阴毒心硬肢冷，加麝香、皂荚，俱用少许；呕吐涎沫，或少腹痛，加盐炒吴茱萸、半夏、生姜；呕吐不止，加半夏、生姜汁；泻不止，加白术、人参、黄芪、茯苓、升麻。

(3)《医宗必读》：四逆汤治太阴汗利不渴，阴证脉沉身痛。方：附子三钱，甘草、干姜各一两半，姜八分，煎服。

(4)《万病回春》：凡阴证，身静而重，语言无声，气少难以喘息，目睛不了了，口鼻气冷，水浆不下，大小便不禁，面上恶寒如刀刮者，先用艾条灸法，次服四逆汤。

2. 现代应用

(1)心肌梗死：天津南开医院在治疗急性心肌梗死105例的临床报告中指出，四逆汤注射剂有强心升压作用，特别对改善微循环有明显的效果。[天津南开医院. 中西医结合治疗急性心肌梗死105例疗效报告. 天津医药，1973(1)：1]

(2)抗休克：李氏报道采用中西医结合治疗心肌梗死合并休克1例，中药急用回阳救逆法，取四逆汤加味（加肉桂）煎服，药后四肢渐温，冷汗消，面色已复常态，口语已利，脉复有神，治疗一个月痊愈。(李文瑞. 伤寒论汤证论治. 北京：人民军医出版社，1989：384)

(3)急性胃肠炎：赵氏报道用本方治疗急性胃肠炎合并失水，血压下降1例，服药1剂，血压恢复正常，继服2剂而愈。[赵棣华. 四逆汤化裁浅析. 广西中医药，1982(4)：17]

(4)腹泻：汪氏报道，用四逆汤加黄连治疗小儿腹泄70例，痊愈58例，好转8例，无效4例。汪氏经验，本方适用范围是由于热滞泄泻不愈，进而损及脾肾之阳，导致脾肾虚寒，而热仍留胃肠者。一般证见大便稀薄，伴有肢冷、神倦、微有发热、脉微弱、苔薄白等。[汪万顷. 四逆汤加黄连治疗小儿腹泄70例. 浙江中医杂志，1964(8)：14]

(5)足跟痛：覃氏采用四逆汤治疗足跟疼，腓肠肌疼痛，足心发热

（属真寒假热）各1例，皆获良效。［何宗益，等．覃国基运用四逆汤治足病验案三例．四川中医，1985（4）：10］

（6）慢性结肠炎：脾肾阳虚，腹泻，大便稀薄，伴手足清冷，畏寒喜暖，神疲乏力，宜本方加炒白术、党参；腹泻甚者，加茯苓、莲肉；腹痛者加香附；肾阳虚者，加补骨脂；气虚者加炙芪。（聂惠民．聂氏伤寒学．北京：学苑出版社，2005：489）

卷　二

太　阳　方

本卷论述18首方剂，是赵本《伤寒论·辨太阳病脉证并治中》所载的前半部分方，即从葛根汤始至茯苓甘草汤止，除外复出方，并稍做调整，如将小柴胡汤移入卷三。其中有太阳伤寒证的主方麻黄汤及麻黄汤的变化方；太阳蓄水证的主方五苓散；太阳病误治变证诸方，如邪热壅肺证之麻杏甘石汤，邪热迫肠证之葛根芩连汤，脾虚水停证之苓桂术甘汤、苓桂甘枣汤、茯苓甘草汤，肾阳虚证之干姜附子汤、茯苓四逆汤，阴阳两虚证之芍药甘草附子汤，心阳虚证之桂枝甘草汤，以及部分桂枝汤变化之方。

葛根汤

【方歌】　四两葛根三两麻，枣枚十二效堪嘉，
　　　　　桂甘芍二姜三两，无汗憎风下利夸。

【白话解】　葛根汤由葛根四两，麻黄三两，大枣十二枚，桂枝、甘草、芍药各二两，生姜三两组成，主治太阳病无汗恶风，项背拘急不舒证或太阳、阳明合病自下利证，其效果值得夸赞。

【药物组成】　葛根四两　麻黄三两，去节　桂枝二两，去皮　生姜三两，切　甘草二两，炙　芍药三两　大枣十二枚

上七味，以水一斗，先煮麻黄、葛根，减二升，去白沫，内诸药，煮取三升，去滓，温服一升。覆取微似汗，余如桂枝法将息及禁忌。诸汤皆仿此。

【临证用法】

1. 药物用量　葛根12g　麻黄9g　桂枝6g　生姜9g　炙甘草6g　芍药6g　大枣6枚

2. 煎服方法　上7味，以水2000ml，先煮麻黄、葛根，减去400ml，去上沫，而后下其余诸药，煮取600ml，去滓，温服200ml。

3. 药后护理　服药后覆被加温，取微似汗出，不必啜粥。其余的护理方法，与桂枝汤相同，禁忌亦同于桂枝汤法。

【方药分析】　葛根汤为桂枝汤加葛根、麻黄而成，主治太阳伤寒兼经输不利之证。方中葛根为主药，功在生津液，解肌热，舒筋脉，净表邪，又助麻、桂走表，以解散肌表之邪；加麻黄增强桂枝汤解表发汗之力。本证为表实兼项背拘急，为何不用麻黄汤加葛根，反取桂枝汤加葛根、麻黄呢？因为麻黄汤发汗力强，若再加葛根升阳发表，恐汗出太过而伤津，难以达到生津、濡润筋脉之目的。今取桂枝汤加葛根、麻黄，在桂枝汤调和营卫的基础上，用葛根、麻黄，既能收发汗生津之效，又无过汗之虞。方中葛根、麻黄、桂枝，三者相伍，配合默契。麻黄，开玄府而发汗；桂枝，解肌表之邪；葛根，发经络之邪，三药相协，发汗而不伤津液。况且葛根之用，能升发脾胃清阳之气，而止下利。本方煎服方法，先煎麻黄、葛根，去其上沫，然后入诸药，旨在缓麻黄、葛根辛散之性，防止发汗之力太强，而汗出太过；再者亦可减弱麻黄走散之悍，以免药后发生心悸、心烦、头晕等副作用。药后不必啜粥，温服覆被取微微汗出。

【方剂功效】　解表发汗，疏经生津。

【适应证候】

1. 太阳病，项背强几几，无汗，恶风者。（31）

2. 太阳与阳明合病者，必自下利者。（32）

【临床应用】

1. 古代应用

（1）《备急千金要方》：解肌汤，即本方去桂枝、生姜，加黄芩，治风邪闭于肌肉。

（2）《中医眼科六经法要》：气轮血丝满布，乾廓坤廓尤多，羞明流泪，额前目眶痛者，病在阳明，恶寒，项背强无汗，葛根汤主之。

（3）《眼科锦囊》：葛根汤治上冲眼、疫眼及翳膜，若大便秘结者加大黄，生翳者加石膏。

（4）《类聚方广义》：葛根汤治麻疹初起，恶寒、发热，头项强痛，无汗，脉浮数或干呕下利者。又疫痢初起发热，恶寒，脉数者，本当先用本方温服发汗，若呕者加半夏汤取汗。

2. 现代应用

（1）流行性脑脊髓膜炎：许氏报道用本方治疗流行性脑脊髓膜炎（阴寒型）13例。临床表现：突然发病，恶寒，发热，头项强痛，呕吐，昏迷，口噤或谵语等。查体：克匿征阳性，巴宾斯基征阳性，颈项强直。化验：脑脊液外观混浊，细胞数增加，白细胞增加。证属风寒束表，卫阳被遏，以葛根汤为主方，每日2剂，昏迷口噤者用鼻饲，一般在服药10小时后神志昏迷者转烦躁，由烦躁转清醒，面色苍白转红润。13例患者症状完全消失，时间最快者40小时，最慢11天，平均5天。13例全部治愈，无后遗症。［许良培．葛根汤治疗流行性脑脊髓膜炎的临床介绍．江苏中医，1974（11）：17］

（2）颈肌风湿：涂氏报道以葛根汤为基础方，随证酌加防风、秦艽、羌活、独活、威灵仙、茯苓、苍术、白术等，治疗10多例，获满意疗效。作者认为葛根汤具有扩张血管，旺盛血行，解肌发汗，舒筋缓痛作用。［涂孝先．葛根汤加味治疗颈肌风湿．浙江中医药，1979（8）：300］

（3）下利：刘氏报道，通过多年临床实践，体会到葛根汤治疗下利的作用，应包括痢疾和泄泻。葛根汤治疗痢疾的疗效远远优于"逆流挽舟法"的人参败毒散。治泄泻，包括急性肠炎，甚至对某些慢性肠炎也取得了很好的效果。［刘雪堂．葛根汤治疗下利浅识．湖南中医学院学报，1983（1）：18］

（4）应用范围：现代将本方用治痉病一类的初期证候，慢性支气管炎、肺炎初起，肩凝证、风湿痹痛、产后受风腰痛，以及中耳炎、鼻旁窦炎、三叉神经痛等见有本方证者。此外，日本学者提出用于治疗面神经麻痹、落枕、坐骨神经痛等。（聂惠民．伤寒论与临证．广州：广东科学技术出版社，1993：87）

（5）哮喘：李氏报道用本方治哮喘。患者张某，男，62岁，患喘咳多年，某院确诊为支气管喘喘合并心脏病。诊见面色晦黯，气短眩晕，心悸自汗，胸胁满闷，咳嗽痰喘，手脚逆冷，昼夜不得眠卧，饮食不佳，便溏溲短。舌质绛，苔黄腻，脉沉滑。证属心脾两虚，肺气失宣，湿痰内阻，气机不利。治宜温阳利气，宣肺平喘为主：葛根、生姜各30g，炙麻黄、川贝各10g，桂枝15g，白芍20g，炙甘草9g，炙黄芪、茯苓各25g，大枣6枚。煎服4剂，诸证皆轻。原方加减调服月余，痊愈出院。[李华安.葛根汤治杂病新获.浙江中医杂志，1988（19）：419]

（6）皮肤病：焦氏报道曾治张患，17岁，男。突感全身皮肤瘙痒，搔之则流血，皮肤表面稍隆起，界限分明，周围有红晕，以手背及上肢尤甚，舌质红，苔薄黄，脉浮数有力。治宜发汗解表，凉血止痒。处方：葛根15g，桂枝、荆芥各9g，麻黄6g，赤芍、丹皮各10g，甘草3g，生姜2片，大枣6枚。煎服3剂，病去大半，唯右手背时有瘙痒。上方去丹皮，加当归10g，浮萍12g，再服3剂告愈。[焦方义.葛根汤治验两则.新中医，1987（8）：25]

（7）脑外伤性眩晕：赵氏报道，运用葛根汤加减于2000—2004年治疗脑外伤性眩晕50例，总有效率为96%。典型病例，男，57岁，2002年8月5日来诊，诉5个月前因被摩托车撞倒致脑外伤，经外科治疗痊愈后时发头痛、头晕目眩、视物旋转、健忘神疲，视力减退，甚则不能站立，周身酸痛等症，在附近个体诊所对症处理后稍有好转，不日复发，查血压120/82mmHg，神经反射、脑电图、CT检查均无异常。患者面色黧黑，舌质紫黯，有瘀斑，脉沉涩。中医辨证为瘀阻脑府，灵窍失慧。予葛根汤加减，连服2个疗程，症状基本消失。随访1年，未再发眩晕。（赵青春，等.葛根汤加减治疗脑外伤性眩晕.时珍国医国药，2006，12）

葛根加半夏汤

【方歌】二阳下利葛根夸，不利旋看呕逆嗟，
　　　　须取原方照分两，半升半夏洗来加。

【白话解】太阳、阳明二阳合病，下利者用葛根汤疗效值得夸耀，若不下利，只见呕逆者，亦须采用葛根汤，以原方并遵照原方剂量，同时取半夏半升经洗炮制后加入，即为葛根加半夏汤。

【药物组成】葛根四两　麻黄三两，去节　甘草二两，炙　芍药二两　桂枝二两，去皮　生姜二两，切　半夏半升，洗　大枣十二枚，擘

上八味，以水一斗，先煮葛根、麻黄，减二升，去白沫，内诸

药，煮取三升，去滓，温服一升。覆取微似汗。

【临证用法】

1. 药物用量　葛根12g　麻黄9g　桂枝6g　芍药6g　炙甘草6g　生姜9g　半夏9g　大枣6枚

2. 煎服方法　上8味，以水2000ml，先煮麻黄、葛根，减400ml，去上沫，而后下其余诸药，煮取600ml，去滓，温服200ml。

3. 药后护理　服药后覆被加温，取微似汗出，不必啜粥。

【方药分析】　葛根加半夏汤即由葛根汤加半夏而成。主治太阳阳明同感寒邪之合病，即二阳合病，表邪不解，导致里气不和，升降失常，不下利但呕之证。本证乃太阳阳明二经合病，而具备二经之证。太阳阳明合病，乃表邪不解，影响里气不和，若下犯于肠，则见下利；若上犯于胃，则见呕逆；若胃肠并作，则吐下共见。本证但呕，乃是里气不和、胃气不降的反映。呕逆缘于二阳合病，经表之邪不解，故取葛根汤解太阳、阳明经表之邪，加入半夏以降逆止呕，表解呕逆自止，病必得除。

【方剂功效】　发汗解表，降逆止呕。

【适应证候】　太阳与阳明合病，不下利但呕者。（33）

【临床应用】

1. 胃肠型感冒　本方用于胃肠型感冒，以太阳伤寒证之下利或呕吐作为用药指征。其胃肠型感冒主要继发于流感，其次继发于麻疹，很少继发于普通感冒。葛根汤对此病实为特效，张仲景《伤寒论》第32条和第33条就是为此病而设。笔者近几年治疗15例胃肠型感冒，全部继发于流感，其证候特点完全符合《伤寒论》第32条和第33条，采用葛根汤治疗，治愈14例，有效1例。其中男11例，女4例，年龄在16～46岁。（陈宝田. 经方的临床应用. 广州：广东科学技术出版社，1985：14）

2. 现代临床常见的急性胃肠炎、胃肠型普通感冒及胃肠型流行性感冒，常出现下利、呕吐、恶心等症状，这些症状有同时出现者，亦有先见恶心、呕吐，随之而来下利者，与本证相似，治疗方法可视呕吐轻重和出现时间不同，选用葛根汤或葛根加半夏汤。（聂惠民. 伤寒论与临证. 广州：广东科学技术出版社，1993：287）

葛根黄芩黄连汤

【方歌】 二两芩连二两甘，葛根八两论中谈，

　　　　　喘而汗出脉兼促，误下风邪利不堪。

【白话解】 葛根芩连汤，由黄芩二两、黄连二两、甘草二两、葛根八两组成，在《伤寒论》中已谈论明确。主治喘而汗出，脉见急促而下利证，此证乃因表证误下，外邪入里化热，邪热下迫大肠，导致下利不止。（笔者注：赵本《伤寒论》本方黄芩、黄连各用三两。本文用量遵照《伤寒论》原著）

【药物组成】 葛根半斤　甘草二两，炙　黄芩三两　黄连三两

上四味，以水八升，先煮葛根，减二升，内诸药，煮取二升，去滓，分温再服。

【临证用法】

1. 药物用量　葛根24g　炙甘草6g　黄芩9g　黄连9g

2. 煎服方法　上4味，以水1600ml，先煮葛根减400ml，再下入其他诸药，煮取400ml，去滓，分2次温服。

【方药分析】 本方用于太阳表证误用攻下，以致表邪内陷，化热迫肠，遂致协热下利之变证。此证见下利不止，喘而汗出，脉数急促等，乃表里皆热之故。治以解表清里，方取葛根，味辛性凉，其气轻浮，既可净表邪，解肌热，又可清肠热，止烦渴，而且最能升发脾胃清阳之气，故为治泄泻之圣药。黄连苦寒，苦能胜湿，寒能胜热，能降一切有余之实火，在上清风木之目疾，中以降肝胃之呕吐，下以通腹痛之滞利，故为治痢之最。金代刘完素曰："古方以黄连为治痢之最，盖治利惟宜辛苦寒药，辛能发散，开通郁结，苦能燥湿，寒能胜热，使气宣平而已。诸苦寒药多泄，惟黄连、黄柏性冷而燥，能降火去湿而止泄利，故治痢以之为君。"芩连苦寒，降火祛湿而止泄利；炙甘草，扶正益气，调补下利之虚。诸药共奏表解里清，利止喘平，表里双解之功。从本方用药分析，此证乃表邪为少，里热居多，故表里证之比，以三表七里为宜。本方先煎葛根，后纳诸药，乃取其解肌清肠为佳。

【方剂功效】 清热止利，表里双解。

【适应证候】 太阳病，桂枝证，医反下之，利遂不止。脉促者，表未解也。喘而汗出者。（34）

【临床应用】

1. 古代应用

（1）《经方实验录》：李孩，疹发未畅，下利而臭，日行二十余次，舌质绛，而苔白腐，唇干，目赤，脉数，寐不安，宜葛根芩连汤加味。粉葛根六钱，细川连一钱，怀山药五钱，生甘草三钱，淡黄芩二钱，天花粉六钱，升麻一钱半。李孩服后，其利渐稀，痧透有增无减，逐渐调理而安。又有溏泄发于疹后者，亦可以推治。

（2）《类聚方广义》：治平日项背强急，心胸痞塞，神思恒郁而不舒畅者，或加大黄……项背强急，心下痞塞，胸中郁热，眼目牙齿疼痛，或口舌肿痛腐烂者，若加大黄，其效尤佳。

2. 现代应用

（1）应用范围：①急性肠炎：症见发热口渴，泻下臭秽，肛门灼热，尿短而赤，苔黄腻，脉滑数等，可酌加金银花、马齿苋、黄芩、芍药等清热利湿之品。②菌痢：下痢，便脓血，里急后重，身热腹痛，苔黄脉数，酌加白头翁、秦皮、黄柏、黄芩、芍药等清热解毒止利之品。③小儿腹泻：便稀日行数次，口干苔黄，溲赤，指纹紫，可酌加茯苓、白术、薏苡仁等健脾利湿之品；若夹食积，酌加鸡内金、焦麦芽、焦山楂等消食导滞之品。本方是治身热下利之主方，虽为表里双解之剂，但以清热止利为主，故用于热痢、热性腹泻等，不论有无表证，皆可应用。若兼腹痛者，酌加白芍、木香缓急止痛。若兼呕吐，可酌加半夏、陈皮、竹茹以降逆止呕，若热痢神昏者，可酌加安宫牛黄丸以清热解毒，芳香逐秽。④慢性结肠炎属于湿热下注者：可酌加金银花、茯苓、白芍、薏苡仁、秦皮、车前子等清热利湿之品。（聂惠民. 伤寒论与临证. 广州：广东科学技术出版社，1993：155）

（2）肠伤寒：李氏报道用本方治疗肠伤寒60例，全部治愈。方药用量：葛根30g，黄芩15g，黄连末10g（不入煎），甘草10g。水煎，头煎和二煎混合，分三次，每次冲黄连末3g。适应证：用于肠伤寒的初期和极期，发热恶寒，头痛，肌肤壮热，身重肢痛项强，腹痛泄泻，小便黄赤，脉象浮数。加减法：头痛头晕无汗者加连翘、蝉衣、薄荷、银花；神昏谵语加薏米30g，滑石30g；口渴者加生石膏；下血者加生地榆10g，焦楂10g，大黄酌加，重者加汉三七3g；寒热往来者加苍术、草果；大便干燥有腑实症状者去黄连加大黄；二便失禁加生杭芍30g、栀子15g；耳聋者加莲子心15g、栀子12g；胸满闷者，加乌药；腹满加白蔻仁、苍术；鼻衄者加犀角（水牛角代替）、小蓟根；咳嗽者加川贝、杷叶、竹茹。[李之. 葛根黄芩黄连汤加减治疗肠伤寒经验介绍. 中医杂志，1959（6）：34]

（3）小儿麻痹症：赵锡武用葛根芩连汤加减，以清热透表、芳香逐秽、调肝息风、宣痹通络法，治疗200余例小儿麻痹症患者，获得较好的临床效果。[赵锡武. 葛根芩连汤治愈小儿麻痹症. 中药通报，1958（11）：382]

（4）秋季腹泻：刘氏报道，于1978年收治秋季腹泻患儿（2岁以内）22例，全部用葛根芩连汤加味（葛根、黄芩、茯苓各2g，泽泻、炒车前子各6g，黄连、甘草各3g）每日1剂，配合静脉补液矫正水、电解质紊乱，与1965年同季收治同病种采用与纯西药治疗组（39例）对照分析。结果：止泻，1978年组较1965年组快，前者平均3.4天，后者平均4.8天；住院日数，前者平均4.8天，后者平均5.8天；平均退热时间，前者2.0天，后者3.1天。认为中西医结合治疗本病疗效明显优于纯西药治疗，且无抗生素之副作用，是可行之法。[刘学鼎. 葛根芩连汤治疗婴幼儿秋季腹泻22例临床分析. 中草药，1980（8）：11]

（5）急性菌痢：葛根芩连汤治疗40例急性典型菌痢（湿热型），有36例（占90%）达到临床症状完全消失。退热平均只需27.76小时，平均于3.4天急性症状便可控制。平均2.8天眼观脓血消失。证明本方有抗菌作用。体会：①病例一般应当是痢疾初起兼有发冷发热，头痛，身酸等外感表证者；②肠黏膜病变重笃者，可考虑同时采用本方煎剂灌肠；③葛根与黄连的用量应随证加减。[83医院传染科. 葛根芩连汤治疗急性细菌性痢疾40例临床分析. 江苏中医. 1960（5）：33]

麻黄汤

【方歌】　七十杏仁三两麻，一甘二桂效堪夸，

　　　　　　喘而无汗头身痛，温覆休教粥到牙。

【白话解】　麻黄汤由麻黄三两，杏仁七十个、桂枝二两、炙甘草一两组成，功效卓越，深受赞扬。本方适于喘而无汗、头痛、身痛为主症的太阳伤寒证，服汤药后须加衣盖被保暖，取微似有汗为佳，不须喝热粥助药发汗。

【药物组成】　麻黄三两，去节　桂枝二两，去皮　甘草一两，炙　杏仁七十个，去皮尖

上四味，以水九升，先煮麻黄，减二升，去上沫，内诸药，煮取二升半，去滓，温服八合。覆取微似汗，不须啜粥。余如桂枝法将息。

【临证用法】

1. 药物用量　麻黄 9g　桂枝 6g　炙甘草 6g　杏仁 9g

2. 煎服方法　上 4 味，以水 1800ml，先煮麻黄减 400ml，去上沫，再下诸药，煮取 500ml，去滓，温服 160ml。

3. 药后护理　药后盖被保温，取微微汗出，不须啜粥。其余护理方法同桂枝汤法。

【方药分析】　麻黄汤为治疗伤寒的主方，太阳伤寒证，乃因风寒外袭，肌表受郁，卫阳被遏，正邪相争而致。其风寒束表，外闭卫阳，内郁营阴，是本证的主要病理表现，寒邪凝滞，性主收引，其病主痛。寒邪袭表，营阴郁滞，经脉拘紧不舒，故见诸痛。诸痛包括头痛、身疼、腰痛、骨节疼痛。痛是寒邪为病的特点，其痛的部位又与经脉循行有关。寒邪束表，卫闭营郁，故发热恶寒，无汗而喘，诸痛脉紧，是太阳伤寒证的主要表现。又因本证以无汗脉紧为主要脉症特征，故又称为太阳伤寒表实证。麻黄汤，以麻黄辛温，开腠理，散风寒，解表发汗，其性轻清上浮，专疏肺郁，以宣肺平喘，故麻黄为主药。麻黄虽曰散寒，实为泄邪，虽曰解表，实为开肺，风寒外散，表闭得解，是治疗感寒的第一要药。桂枝解肌祛风，助麻黄发汗，麻桂并行，则发表散寒力专效宏。杏仁外能发表散风祛寒，又可宣肺平喘。甘草甘平，调和诸药，甘能缓急，麻、桂开泄必得甘草以监之，以防过汗伤正。诸药合用，为发汗散寒，解表逐邪第一峻剂。然此方药量的比例，以麻黄、桂枝、甘草之比为 3∶2∶1 为宜，掌握这点，能发挥解表发汗最佳疗效。

本方煎服时须注意：①先煎麻黄，去上沫，以免令人发烦，张锡纯说："麻黄发汗，力甚强烈，先煮之去其浮沫，因其沫中含有发表之猛力，去之所缓麻黄发表之性也。"②本方只宜于暂用，不可久服。一服汗出，则不需再服。如汗后不解，则当以桂枝汤代之。

【方剂功效】　解表发汗，宣肺平喘。

【适应证候】

1. 太阳病，或已发热，或未发热，必恶寒，体痛，呕逆，脉阴阳俱紧者。（3）

2. 太阳病，头痛发热，身疼腰痛，骨节疼痛，恶风，无汗而喘者。（35）

3. 太阳与阳明合病，喘而胸满者，不可下，宜麻黄汤。（36）

4. 太阳病，十日以去，脉浮细而嗜卧者，外已解也；若胸满胁痛者，与小柴胡汤；脉但浮者，与麻黄汤。（37）

5. 太阳病，脉浮紧，无汗，发热，身疼痛，八九日不解，表证仍在，此当发其汗。服药已微除，其人发烦目瞑，剧者必衄，衄乃解。所以然者，阳气重故也。麻黄汤主之。（46）

6. 脉浮者，病在表，可发汗，宜麻黄汤。（51）

7. 脉浮而数者，可发汗，宜麻黄汤。（52）

8. 伤寒，脉浮紧，不发汗，因致衄者，麻黄汤主之。（55）

9. 阳明病，脉浮，无汗而喘者，发汗则愈，宜麻黄汤。（235）

【禁忌证候】

1. 咽喉干燥者，不可发汗。（83）

2. 淋家，不可发汗，发汗必便血。（84）

3. 疮家，虽身疼痛，不可发汗，汗出则痓。（85）

4. 衄家，不可发汗，汗出必额上陷，脉急紧，直视不能眴，不得眠。（86）

5. 亡血家，不可发汗，发汗则寒栗而振。（87）

6. 汗家，重发汗，必恍惚心乱，小便已阴疼。（88）

7. 病人有寒，复发汗，胃中冷，必吐蛔。（89）

8. 脉浮紧者，法当身疼痛，宜以汗解之，假令尺中迟者，不可发汗。何以知然？以荣气不足，血少故也。（50）

9. 脉浮数者，法当汗出而愈。若下之，身重心悸者，不可发汗，当自汗出乃解。所以然者，尺中脉微，此里虚。须表里实，津液自和，便自汗出愈。（49）

【临床应用】

1. 古代应用

（1）《肘后备急方》：治卒上气，鸣息便欲绝方，即用本方捣为末，温服方寸匕，日三。

（2）《外台秘要》：深师麻黄汤，疗新久咳嗽，唾脓血，连年不差，昼夜肩息，于本方去杏仁加大枣。治风水，身体面目尽浮肿，腰背牵引髀骨不能，方用麻黄五两（去节），桂枝四两，生姜三两，甘草一两（炙），附子二枚（炮）。

（3）《太平惠民和剂局方》：三拗汤治感冒风邪，鼻塞声重，语声不出，或伤风伤冷，头痛目眩，四肢拘蜷，咳嗽多痰，胸闷气短，于本方去桂，麻黄不去节，杏仁不去皮尖，且麻黄、杏仁、甘草三味均生用，加生姜。

（4）《伤寒来苏集》：治冷风哮，与风寒湿三气成痹等证，用此辄效，非伤寒一证所拘也。

（5）《眼科锦囊》：治风热所侵而眼目赤肿，生障翳者。

（6）《伤寒大白》：仲景治北方冬令，太阳经恶寒发热，头痛脉浮，无汗之症，以麻黄、桂枝，发营卫之邪，从皮毛外出，又恐肺得风寒而闭郁，故用杏仁宣肺，以开泄皮毛。然未可概治江浙温热之地，三时温热之时，故陶氏有加减法：里有热加石膏、黄芩；少阳见证，加柴胡；阳明见证，加干葛；小便不利，加木通、车前子。夏秋用羌活、独活，易去麻黄、桂枝。

2. 现代应用

（1）普通感冒、流感：属风寒表实证，症见发热恶寒、头痛鼻塞、无汗、脉浮紧等。尤其是西北、东北高寒地区，用以治疗风寒外感，伤寒表实证，每每取效。

（2）肾炎水肿：属阳水兼风寒表实证者，如南京中医学院肾炎研究组用本方治疗肾炎，服后大都表现为小便增多。

（3）慢性支气管炎、支气管哮喘等病，属于风寒表实证者。

（4）小儿麻疹内陷：如叶橘泉用本方和二仙汤（黄芩、白芍）治小儿麻疹内陷，见点后忽退隐，高热无汗而喘，有并发肺炎倾向者，用本方麻疹复显，喘息自平。（聂惠民. 伤寒论与临证. 广州：广东科学技术出版社，1993：71）

（5）小儿外感：李氏报道用麻黄汤治疗小儿外感发热，体温在38℃以上者167例。其中发热恶寒型84例，发热恶热型70例，发热不恶寒型13例。疗效：以服药2天内体温降至正常，主症消失为痊愈。结果服药1~3次，当天痊愈者91例，服药4~6次痊愈65例，无效11例。总治愈

率94%。[李风林. 麻黄汤治疗小儿发热167例疗效观察. 新中医, 1985（9）：28]

（6）急性乳腺炎：杨氏报道，根据辨证论治原则，对1例乳腺炎的患者辨证为属风寒袭表，卫阳遏郁，太阳经气流行不畅服麻黄汤以解表散寒，宣肺平喘，获效。[杨君柳. 麻黄汤治愈急性乳腺炎一例. 江西中医药, 1980（4）：27]

（7）产后发热：吕氏报道，用麻黄汤加味（处方：麻黄9g，杏仁9g，桂枝9g，藿香12g，白芷12g，甘草6g，生姜3片）治疗一产后不久，感受风寒，出现恶寒头痛，鼻塞咳嗽，涕泪交加，四肢酸痛，胸闷呕恶，苔白滑，脉浮紧的患者，服2剂诸证悉除。[吕东升. 麻黄汤治验. 河南中医, 1982（56）：51]

（8）银屑病：夏氏报道，用麻黄汤合四物汤加减治疗儿童银屑病10例，疗效满意。一般服药4~49剂，平均服19剂。其中2例痊愈，5例基本痊愈，2例显著进步，1例进步。[夏少农. 麻黄汤合四物汤加减治疗儿童银屑病10例报告. 浙江中医杂志, 1965（2）：28]

（9）心律失常：姬氏运用麻黄汤为基本方（麻黄、桂枝各10g，杏仁、甘草各6g）随症加减治疗缓慢型心律失常。气虚乏力加人参20g、黄芪60g；心虚胆怯、失眠多梦加酸枣仁、柏子仁各20g，茯苓10g；心血不足加熟地黄15g，当归、阿胶各10g；心阳不振加附子、鹿角胶、肉桂各10g；血瘀加丹参40g。治疗50例患者，显效33例，有效10例，无效7例，总有效率为86%。[姬光东. 麻黄汤治疗缓慢型心律失常50例. 中医药学报, 2002（1）：31]

（10）五官科疾病：急性鼻炎、慢性鼻炎急性发作时，以轻微的表寒证，有鼻塞，流清涕，脉浮，作为用药指征。尤以小儿疗效为佳，但对虚弱儿应注意药量或加味用之。治疗外耳道肿时，主要用于早期具有恶风寒，发热，头痛者。（陈宝田. 经方的临床应用. 广州：广东科学技术出版社, 1985）

大青龙汤

【方歌】 二两桂甘三两姜，膏如鸡子六麻黄，
　　　　　枣枚十二五十杏，无汗烦而且躁方。

【白话解】 大青龙汤的组成有：桂枝二两、甘草二两、生姜三

两、石膏如鸡子大一块，麻黄六两，大枣十二枚，杏仁五十个。本方是治疗太阳伤寒表实证兼见表闭无汗，郁热烦躁的主方。（笔者注：赵本《伤寒论》本方杏仁用四十个。本文用量遵照《伤寒论》原著。）

【药物组成】 麻黄六两，去节　桂枝二两，去皮　甘草二两，炙　杏仁四十枚，去皮尖　生姜三两，切　大枣十枚，擘　石膏如鸡子大，碎

上七味，以水九升，先煮麻黄，减二升，去上沫，内诸药，煮取三升，去滓，温服一升，取微似汗。汗出多者，温粉扑之。一服汗者，停后服。若复服，汗多亡阳，遂虚，恶风，烦躁，不得眠也。

【临证用法】

1. 药物用量　麻黄10g　桂枝6g　炙甘草6g　杏仁9g　生姜9g　大枣10枚　生石膏30g

2. 煎服方法　上7味，以水1800ml，先煮麻黄，减400ml，去上沫，再下其余诸药，煮取600ml，温服200ml。

3. 药后护理　药后取微似汗出为佳。但因此方发汗甚峻，不易控制，若汗出过多，可用温粉扑身，以止其汗。若一服汗出邪解，则停后服药。

【方药分析】 大青龙汤主治太阳伤寒兼内热之证。本证外有寒邪束表，表闭营郁，外邪不解，而见发热恶寒，身痛脉紧，不汗出等症；内有阳郁不得宣泄，进而化热，郁热在里，扰及心神，而见烦躁。因此烦躁是不汗出的结果，不汗出是造成烦躁的原因，故"不汗出而烦躁"是本方证的辨证特点，说明风寒束表，郁热在里是本证的病理关键。故取大青龙汤，峻发在表之邪，以宣泄阳郁之热。方取麻黄汤加石膏、生姜、大枣而组成。麻黄用量较麻黄汤增加一倍，故为发汗峻剂。重用麻黄佐桂枝、生姜辛温发汗，外散风寒，以开祛邪之路；加石膏辛甘大寒，以清郁闭之热，使郁闭通，内热除，烦躁可解。正如张锡纯曰：石膏"凉而能散，有透表解肌之力，外感实热者用之直胜金丹"。麻黄配石膏得其辛凉之性，可牵制麻黄辛温发散之能，但不减低麻黄发汗解表、宣肺平喘之功效。甘草、大枣和中以滋汗源。诸药合之，既能发汗解表，又可清热除烦，为表里双解之剂。总之，石膏辛凉大寒，为内热烦躁而设，但

恐其寒凉太过，里热顿除，而表寒不解，故倍用麻黄，且加姜枣以和营卫，以求药后汗出表里双解，犹如龙升雨降，郁热顿除之意，故仲景取名大青龙汤。服此汤后取微汗为佳，若一服汗出邪解，即停服后药，且莫复服。若复服过汗，乃至亡阳，则见恶风烦躁，不得眠等变证产生。但因此方发汗之力甚强，不易控制，若汗出过多，可用温粉扑身，以止其汗。

关于温粉的成分，《伤寒论》未有明文记载，历代医家补充，但意见不一，现选如下几家，以供参考。①晋·葛洪《肘后备急方》姚大夫避温病粉身方："芎、白芷、藁本三物等分，下筛内粉中，以涂粉于身，大良。"②唐·孙思邈《备急千金要方》温粉方：煅牡蛎、生黄芪各三钱，粳米粉一两，共研细末，和匀，以稀疏绢包，缓缓扑于肌肤。③《孝慈备览》扑身止汗法：麸皮糯米粉二合，牡蛎、龙骨二两，共为极细末。以疏绢包裹，周身扑之，其汗自止。④近代陆渊雷指出：汗后著粉，恐其漏风耳，非真能止汗也，今用爽身粉，亦得。以上可供临证参考。

【方剂功效】 外散风寒，内清郁热。

【适应证候】

1. 太阳中风，脉浮紧，发热恶寒，身疼痛，不汗出而烦躁者。(38)

2. 伤寒脉浮缓，身不疼但重，乍有轻时，无少阴证者。(39)

【禁忌证候】 若脉微弱，汗出恶风者，不可服之。服之则厥逆，筋惕肉瞤，此为逆也。(38)

【临床应用】

1. 古代应用

(1)《金匮要略》：病溢饮者，当发其汗，大青龙汤主之。

(2)《类证活人书》：大青龙汤治病与麻黄汤相似，但病尤重又加烦躁者用之，以其风寒俱盛，故青龙汤添麻黄作六两，合桂枝汤药味在内，添石膏，此治营卫俱病。

(3)《眼科锦囊》：大青龙治上冲咳嗽，内眦赤脉及烂弦风。

(4)《济阴纲目》：大青龙加黄芩汤，治寒疫，头痛，身热，恶风，烦躁者，即本方加黄芩。

(5)《医学衷中参西录》：大青龙汤治温病时，恒以薄荷代桂枝，尤为稳妥。

（6）《方函口诀》：此方为发汗峻剂，溢饮或肺胀，其脉紧大，表证盛者，用之有效。又天行赤眼，或风眼初起，此方加车前子，以大发汗，时有奇效。

（7）《类聚方广义》：治麻疹脉浮紧，寒热头眩，身体疼痛，喘咳咽痛，汗不出而烦躁者。

2. 现代应用

（1）外感高热：刘氏报道，用大青龙汤治疗外感高热病人多例，效果良好。体会是：运用本方时，主要抓住发热恶寒烦躁，无汗或微汗，口干或渴，苔薄白或微黄，脉浮数。若恶寒重，无汗而口不甚渴者，麻桂用量略大而生石膏用量略少；若恶寒轻，有微汗而热甚口渴者，则石膏用量宜大，麻、桂用量宜小；高热而烦躁者，生石膏必不可少。成人每剂用量至少30g，口大渴者可用60~90g。此外，作者每于方中加芦根、竹叶为引，取其清热生津的作用。[刘洁江. 大青龙汤治疗外感高热的体会. 中医杂志，1966（3）：23]

（2）流脑：翟氏报道，用大青龙汤治愈"流脑"1例。症见头痛项强甚剧，身热恶寒，无汗心烦，口渴欲饮，饮则呕吐宿食、痰涎，咽喉红痛，周身遍布紫色瘀斑，肢冷，舌质赤，苔薄白，脉缓。辨证为太阳少阴两感证，治以大青龙汤加附子、麻黄各10g（麻黄去节，先煎去沫），桂枝10g，炙甘草10g，光杏仁10g，生石膏45g，熟附片6g，红枣6枚，生姜3片。水煎，每隔2小时服1次，每日1帖，上方共服5帖，患儿诸症消失，神情活泼。[翟冷仙，等. 大青龙汤加附子治疗流行性脑脊髓膜炎. 上海中医药杂志，1966（5）：98]

（3）汗腺闭塞症：李氏报道，用本方治疗汗腺闭塞症1例。患者赵某，男，50岁。自述1961年夏季大汗出时用冷水冲浴，此后再未出汗，在盛汗或剧烈活动后仍无汗出，伴心中烦躁，头昏身热，汗孔突起，西医诊断为："汗腺闭塞症"，服用中西药未效。近日因天气炎热，诸症加重，诊见舌质红，苔薄黄，脉浮紧。处方：麻黄15g，杏仁15g，桂枝15g，生石膏30g（先煎30分钟），党参10g，甘草10g，生姜15g，大枣4枚，水煎20分钟后汁分2次服，避风寒。服药1剂未汗，但感身热灼手，烦躁益甚，过3小时后又服余药，服药20分钟后开始出汗，逐渐增多，全身皆汗，自觉异常舒适，惟觉乏力。改用桂枝汤加味，服2剂，汗出较多。停药观察，随访月余，汗出正常，病告痊愈。[李秉法. 一药而愈25年汗闭. 中医杂志，1988

（5）：68］

（4）小儿高热：王氏报道，自1985年以来运用大青龙汤在儿科治疗多种原因引起的高热急症，取得较为满意的临床效果。共观察了88例病例，其中年龄最大14岁，最小10个月；上感40例，支气管肺炎16例，风疹10例，腮腺炎7例，乙脑和肠伤寒各4例，传染性单核细胞增多症3例，病毒性脑炎和川崎病各2例。服用大青龙汤后，显效43例，有效30例，无效15例，总有效率为83%。［王秀珍. 大青龙汤治疗小儿高热88例. 陕西中医，2000（8）：346］

（5）应用范围：①流行性感冒；②流脑，乙脑；③皮肤瘙痒，荨麻疹；④急性肾炎水肿；⑤天行赤眼，本方加车前子。（陈亦人. 伤寒论译释. 上海：上海科学技术出版社，1992：407）

小青龙汤

【方歌】 桂麻姜芍草辛三，夏味半升记要谙，
　　　　　表不解兮心下水，咳而发热句中探。

加减歌曰： 若渴去夏取蒌根，三两来加功亦壮，微利去麻加荛花，熬赤取如鸡子样，若噎去麻炮附加，只用一枚功莫上，麻去再加四两苓，能除尿短小腹胀，若喘除麻加杏仁，须去皮尖半升量。

【白话解】 小青龙汤的组成有桂枝、麻黄、生姜、芍药、甘草、细辛各三两，半夏、五味子各半升，对组成的药物和剂量，要熟练地记住。本方主治伤寒表不解，心下有水气之证，从咳喘、发热恶寒等表现中探求病之所在。

加减法曰：若见口渴者，加入栝蒌根三两，其功效壮宏。若见微利者，去麻黄加荛花，熬成赤色，取鸡子样大的剂量，亦有主张此味不常用，可以茯苓代之。若见噎者，去麻黄加炮附子一枚，功效上佳。若去麻黄加茯苓四两，能用来消除尿短少，小腹胀满之症。若见喘者，去麻黄加杏仁半升。杏仁须去皮尖进行加工。

【药物组成】 麻黄去节　芍药　细辛　干姜　甘草炙　桂枝去皮，各三两　五味子半升　半夏半升，洗

上八味，以水一斗，先煮麻黄，减二升，去上沫，内诸药，煮取三升，去滓，温服一升。若渴，去半夏，加栝蒌根三两；若微利，去麻黄，加荛花，如一鸡子大，熬令赤色；若噎者，去麻黄，

加附子一枚，炮；若小便不利，少腹满者，去麻黄，加茯苓四两；若喘，去麻黄，加杏仁半升，去皮尖。且荛花不治利，麻黄主喘，今此语反之，疑非仲景意。

【临证用法】

1. 药物剂量　麻黄9g　芍药9g　细辛3g　干姜9g　炙甘草9g　桂枝9g　五味子9g　半夏9g

2. 煎服方法　上8味，以水2000ml，先煮麻黄减400ml，去上沫，再下诸药，取600ml，去滓，温服200ml。

【方药分析】　小青龙汤适用于太阳伤寒兼水饮证。本证的主要病理表现是外寒内饮，即"伤寒表不解，心下有水气"。伤寒表不解，指脉紧、头项强痛、发热恶寒、无汗等伤寒表实证仍在；心下有水气，指心下部有寒饮内蓄。水饮致病，变化多端，扰于胃脘，胃气上逆则干呕；水寒射肺，肺失宣降则咳喘，故干呕发热，咳嗽喘逆，是外有表邪，内夹水饮的主要表现。小青龙汤，以麻黄发汗解表，宣肺平喘，利水，配桂枝增强解表通阳散寒之功；细辛、干姜温化寒饮；半夏降逆化饮，与干姜相配，温化中焦水寒之邪。上药皆为辛温，又恐辛散耗阴动阳，故以五味子敛肺止咳；甘草和中护正，调和诸药；芍药酸敛护阴，与桂枝相伍，调和营卫，故使本方温散寒饮，而不伤正，以奏外散风寒，内除水饮之功。干姜、细辛、五味子同用，正是"病痰饮者，当以温药和之"之意。仲景治寒饮，常将三者合用，取姜、辛散水寒之邪；五味子敛肺气之逆，一收一散，散中有收，正邪兼顾，止其咳喘，恰到好处。且五味子，敛肺滋肾，与麻黄相伍，具有宣散与收敛并举之功。诸药相合，在外专行开表以散寒，在内独散心下之水气，堪称解表化饮之剂。小青龙汤为散寒蠲饮，表里双解之方，若无表证，则当散饮，而治咳喘。水饮致喘的辨证依据：①患者面部有水色、水斑、水气出现。所谓水色，指面部青黯色，或下眼睑处呈青黯；所谓水斑，指面部出现对称性的色素沉着；所谓水气，指面部虚浮，眼睑轻肿，或下眼睑如卧蚕状；②咳喘，痰多呈白色泡沫稀痰；③脉弦，舌苔水滑，此为水苔；④冬季寒冷时复发加重；⑤其他见症如气短、憋闷、重则咳逆倚息不得平卧。然本方不可长期服用，久服伤阴动阳，则生他变，故治咳喘时，当以小青龙汤救其急，苓桂之剂善其后。老弱及婴幼之体，尤其是患有心肾疾病者，应慎用本方，以防伤阴动阳之弊。

【方剂功效】 外散风寒，内蠲水饮。

【适应证候】

1. 伤寒表不解，心下有水气，干呕发热而咳，或渴、或利、或噎，或小便不利，少腹满，或喘者，小青龙汤主之。（40）

2. 伤寒，心下有水气，咳而微喘，发热不渴者。小青龙汤主之。（41）

【临床应用】

1. 古代应用

（1）《备急千金要方》：小青龙汤治妇人霍乱呕吐。

（2）《太平惠民和剂局方》：小青龙汤治形寒饮冷，内伤肺经，咳嗽喘息，呕吐涎沫。

（3）《医宗金鉴》：小青龙汤于杂病之腹胀水肿证，以发汗利水。

（4）《经方实验录》：身热重，头痛恶寒甚，当重用麻桂，身微热，微恶寒者，当减轻麻桂，甚可以豆豉代麻黄，苏叶代桂枝。其痰饮水气甚者，当重用干姜、细辛、半夏、五味子。

2. 现代应用

（1）应用范围：现代用本方治疗流行性感冒、急慢性支气管炎、支气管哮喘、老年性肺气肿、肺炎、百日咳等，属于外寒内饮者。应用本方治疗属慢性咳喘病，久咳不愈者，重用五味子，并加党参；痰盛者，加白芥子；兼热象者，见口干且渴、心烦苔黄，加石膏、桑皮；见胸满、心烦，加炒山栀、豆豉；喘甚者去麻黄。（聂惠民.伤寒论与临证.广州：广东科学技术出版社，1993：96）

（2）百日咳：湖南医学杂志1977年第6期报道，用本方加杏仁、桑白皮治疗500多例，以无并发感染，不发热或只有低热（38℃以下）者，疗效迅速而显著；如有并发感染者，当先控制感染，待热退后再用本方治疗为妥。

（3）心衰、肺水肿：叶氏报道，用中药"加减小青龙汤"治疗一例心脏病引起的急性肺水肿，使患者迅速转危为安，收到了奇特的疗效。处方是：麻黄6g、芍药6g、桂枝4.5g、炮干姜4.5g、细辛1.8g、五味子6g、制半夏6g、桔梗6g、杏仁9g、黄芩6g、党参12g、茯苓15g、泽泻6g。[叶枫，等.中医治疗急性心力衰竭、肺水肿一例报告.辽宁医学杂志，1960

（2）：20〕

（4）支气管哮喘：重剂小青龙汤治疗支气管哮喘。药物：蜜炙麻黄15g，桂枝9g，干姜9g，制半夏30g，白芍30g，细辛6~8g，甘草8~15g。寒痰黏稠者加旋覆花（包煎）、苏子、白芥子各9g，莱菔子30g；痰热壅肺者加鱼腥草、开金锁、生石膏各30g，淡鲜竹沥30ml、象贝母9g，每日分3次口服。上方每日1剂，煎2次，白天服第2次煎汁，临睡前服头汁，必要时两煎并一次顿服。疗效观察：6剂后30~60分钟内哮喘平息，听诊两肺哮鸣音大减或基本消失。服完两三剂，病情趋向稳定，逐渐减本方剂量，加入益气固本，补肾纳气之品，以资调理，巩固疗效。有关细辛用量，历代文献有"单味服用不过钱，过量有气闭致死"之说。但本报道用到8g并无此弊，这可能与配适量甘草缓毒有关。〔王明华．等，重剂小青龙汤治疗支气管哮喘．上海中医药杂志，1981（12）：15〕

（5）小儿咳嗽：王氏报道，运用小青龙汤治疗小儿咳嗽40例，取得较好疗效。咳嗽重者加紫菀、冬花；喘促并痰多者加苏子、莱菔子，兼发热者加生石膏、黄芩、麦冬。共治疗40例患者，其中治愈28例，好转8例，无效4例，总有效率为90%。〔王莉．小青龙汤治疗小儿咳嗽40例疗效观察．云南中医中药杂志，2005（5）：16〕

（6）遗尿：龚氏报道，用小青龙汤治一老年咳喘患者，意外治愈遗尿证。由此，认为该患者的遗尿，主要责之于肺气不宣，继感风寒，外寒内饮，郁遏于肺，使肺失清肃，宣降无权，因而导致水源不摄，膀胱开合失司，水液趋下而形成本病。〔龚高奎．小青龙汤治疗老年遗尿．四川中医，1983（4）：41〕

桂枝加厚朴杏仁汤

【方歌】 下后喘生及喘家，桂枝汤外更须加，

朴加二两五十杏，此法微茫未有涯。

【白话解】 太阳病误下所致微喘以及素有喘疾之人，应用桂枝汤时，需在桂枝汤原方中更行加味为佳。在桂枝汤中加厚朴二两，杏仁五十个，组成桂枝加厚朴杏仁汤。此种治法的微妙精华之处，犹如茫茫大海之深远未有边涯。

【药物组成】 桂枝三两，去皮　　甘草二两，炙　　生姜三两，切　　芍药三两　　大枣十二枚，擘　　厚朴二两，炙，去皮　　杏仁五十枚，去皮尖

上七味，以水七升，微火煮取三升，去滓，温服一升，覆取微似汗。

【临证用法】

1. 药物用量　桂枝9g　炙甘草6g　生姜9g　芍药9g　大枣6枚　厚朴6g　杏仁9g

2. 煎服方法　上7味，以水1400ml，微火煮取600ml，去滓，温服200ml。

3. 药后护理　服药后盖被加温，取微似有汗为佳。

【方药分析】　桂枝加厚朴杏仁汤是主治太阳中风兼喘证的主方。喘证有新喘与宿喘之分。新喘者，指太阳表证误下，表邪内入，影响肺气上逆而作喘，形成表证未解，发热恶寒等表证仍在；同时兼有微喘，即表证兼喘。宿喘，指喘家、素患喘疾者，又复感外邪，而患太阳中风证。此乃风寒之邪，外束肌表，上壅于肺，以致肺气不利，诱发喘息发作，即外感宿疾兼作。这两种情况，皆用桂枝加厚朴杏子汤。本方以桂枝汤解肌祛风，以散表邪；加厚朴，性温味苦且辛，其力不但下行，又能上升外达，入肺以治外感喘逆，为温中下气之要药。加杏仁，其性苦温降泄，辛甘质润，温而不燥，长于降气止咳，祛痰定喘。正如《本草求真》曰："凡肺经感受风寒而见咳嗽气逆……无不可以调治。"厚朴、杏仁，二者相配，厚朴利气，杏仁下利，降逆定喘之功尤著，为喘家之圣药。

【方剂功效】　解肌祛风，降逆平喘。

【适应证候】

1. 太阳病，下之微喘者，表未解故也，桂枝加厚朴杏子汤主之。（43）

2. 喘家，作桂枝汤，加厚朴杏子佳。（18）

【临床应用】

1. 古代应用

（1）《普济本事方》：戊申正月，有一武臣，为寇所执，置舟中舱板下，数日得脱，乘饥恣食，良久解衣扪虱，次日遂作伤寒，自汗而膈不利，一医作伤食而下之；一医作解衣中邪而汗之，杂治数日，渐觉昏困，上喘息高，臣者惊惶失措，予诊之曰，太阳病下之，表未解，微喘者，桂枝加厚朴杏子汤，此仲景之法也。指令医者急治药，一啜喘定，再啜微汗，至晚身凉脉已和矣。

（2）《临证指南医案》：劳倦阳虚感寒，表重于里，症见形寒身热，头痛脘闷，身痛，本方去芍药、红枣、甘草，加茯苓、陈皮。

2. 现代应用

（1）喘证：刘氏认为本方适宜于：①患太阳中风无喘宿疾，只因风邪外袭内迫，影响了肺之宣肃而见胸满气喘者；②太阳病表不解，大便不通，本应先解表后下，但先下之，致表陷迫肺作喘，因表不解而仍用之；③临床凡见气喘因外感风寒者，脉浮缓，苔白者均可。（刘渡舟. 伤寒论通俗讲话. 上海：上海科学技术出版社，1980：42）

（2）本证的辨证关键：①以风寒表虚证兼咳、喘者为宜，必见汗出恶风。并以此区别于麻黄汤证的表实无汗而喘。②苔见薄白，脉见浮缓，以内无热象为宜。笔者体会，治喘选方的规律，麻杏甘石汤用于邪热迫肺者；小青龙汤用于寒饮射肺者；桂枝加厚朴杏仁汤用于风寒迫肺者。本方近年常用于慢性气管炎急性发作（症见发热恶寒、汗出咳嗽，苔白脉缓者），小儿气管炎、支气管肺炎（症见表虚兼有咳喘者），效果佳良。（聂惠民. 伤寒论与临证. 广州：广东科学技术出版社，1993：58-60）

（3）临床适用范围：聂氏通过对"桂枝加厚朴杏子汤防治过敏性哮喘的研究"，认为桂枝加厚朴杏子汤的临床适用范围为：①素有喘咳，新感风寒之邪，病太阳中风证而致咳喘复发或加重者。②素无喘疾，新感风寒，表邪内迫于肺，病太阳中风兼咳喘胸满者。③本病太阳中风或伤寒，因失治、误治而致亏耗邪陷，表证不解伴有咳嗽、微喘者。④素体虚弱或大病、久病亏虚，而病风寒表证兼咳喘者。⑤外感表证，迁延日久，兼咳喘，白痰且多者。⑥本为外感咳喘证，表解咳喘迁延不愈，并兼自汗出者。⑦无论表证有无，由于肺脾失调，咳喘痰湿内盛者。⑧无论表证有无，由于阳气虚耗，痰湿偏盛，肺寒气逆者。（聂惠民. 聂氏伤寒学. 北京：学苑出版社，2005：70）

（4）外感引动宿喘：刘某，男，42岁。素有痰喘之疾，发作较频。春日伤风，时发热，自汗出，微恶风，头痛，且引动咳喘，发作甚于前，胸闷而胀，气喘倚息；痰白稠量多，喘咳之时则汗出更甚。不思食，舌苔白腻，脉浮缓，关滑有力。此风邪伤表引动痰喘复发，外风夹痰浊，壅滞胸脘，肺胃气逆不降所致。方用桂枝加厚朴杏子汤加味：桂枝9g，白芍6g，生姜2片，炙甘草4.5g，厚朴9g，杏仁9g，麻黄1.5g，贝母9g，苏子9g，炒枳壳9g。连服3剂后，表证去，自汗止，痰喘亦平。（陕西中医学院. 伤寒

干姜附子汤

【方歌】 生附一枚一两姜，昼间烦躁夜安常，

脉微无表身无热，幸藉残阳未尽亡。

【白话解】 干姜附子汤由生附子一枚，干姜一两组成，主治昼日烦躁不宁、夜晚安静如常，脉沉微，无表证，身无大热等阳虚烦躁证。此证尚可救治之处，乃是幸运地凭借残留的虚阳，尚未消亡殆尽。

【药物组成】 干姜一两　附子生用，去皮，切八片

上二味，以水三升，煮取一升，去滓，顿服。

【临证用法】

1. 药物用量　干姜3g　生附子9g

2. 煎服方法　上2味，以水600ml，煮取200ml，1次服用。

【方药分析】 干姜附子汤用于误治形成的少阴阳衰阴盛的变证。由于误下虚其里，复汗虚其表，如此误治遂使阳气大虚，阳气衰，阴寒盛，阴气逼迫阳气，使虚阳奋力抗争，而形成肾阳虚烦躁证。表现为昼日烦躁，夜而安静之烦躁证。此类烦躁乃阳虚阴盛，虚阳浮越与邪抗争而致。"夜静"实则危重之象，少阴病但欲寐之属。又见脉沉微，身无大热。正是因阳气衰微，阴寒内盛的反映，而致脉来沉而微弱；阴寒内盛，格阳于外，故见虚阳外越之"身热"，其热势不高，身无大热之象。因误治形成的肾阳虚烦躁证，故当见不呕、不渴、无表证，即无三阳见证，方为病邪离阳入阴，故治当急救回阳。

干姜附子汤，仅干姜、附子二味药组成。本方为四逆汤去甘草而成。干姜、附子，大辛大热，以急复其阳，附子生用，其力峻猛；不用甘草，避其甘缓，恐碍姜附回阳之力。浓煎顿服，使药力集中，能迅速发挥其药效。单捷小剂，药力精且专，有单刀直入之势。此独用姜、附，急救回阳，乃四逆汤之变法。

【方剂功效】 急救回阳。

【适应证候】 下之后，复发汗，昼日烦躁不得眠，夜而安静，不呕，不渴，无表证，脉沉微，身无大热者，干姜附子汤主之。（61）

【临床应用】

1. 古代应用

（1）《肘后方》：治卒心痛方，即本方。

（2）《备急千金要方》：姜附汤，治痰冷癖气，胸闷短气，呕沫，头痛，饮食不化，用生姜易干姜。

（3）《三因极一病证方论》：治中寒卒然昏倒，或吐逆涎沫，状如暗风，手足抽搐，口噤，四肢逆冷，或复发热。

（4）《太平惠民和剂局方》：治卒中风冷，久积痰水，心腹冷痛，霍乱转筋，一切虚寒证，并皆治疗。

（5）《名医方考》：本方为散，治寒痰，反胃。

（6）《简易方》：治阴证伤寒，大便自利，而发热者。

（7）《卫生宝鉴》：用本汤加人参半两治阴盛格阳，身冷，脉沉微，烦躁不饮。

2. 现代应用

（1）本方有回阳救逆，温脾肾作用。常用治疗心衰水肿、肝硬化腹水、虚性胃脘痛、肾炎浮肿、感染性休克、低血压眩晕以及梅尼埃病偏于阳虚者。治疗休克及低血压时，常可与生脉饮合用，疗效更佳。（聂惠民. 伤寒论与临证. 广州：广东科学技术出版社，1993：18）

（2）本方常用于各种急性病后期之虚脱者，而对虚寒性之胃绞痛、腹痛、腹泻等均有良效。（李文瑞. 伤寒论汤证论治. 北京：人民军医出版社，1989：359）

（3）浮肿：心衰性浮肿、尿少、下肢浮肿，按之凹陷，心慌乏力等阳虚阴盛者，宜本方加猪苓、茯苓、泽泻、党参等养心利湿之品。（聂惠民. 聂氏伤寒学. 北京：学苑出版社，2005：186）

（4）阳气衰微证：甄某，女，28岁。身发高热不恶寒（40.5℃），自汗出，口渴舌燥，有时谵语，脉象滑数有力。是病邪已转向阳明，而成为阳明经证，因予以大剂白虎汤，加银花、连翘之品，3剂后身热全退。而食饮不思，精神困顿，汗出心烦，有时躁扰不安，中午尤甚，入夜则安静，手足逆冷，大便溏稀，脉象沉微。以患者平素体质衰弱，气血亏损，在抗病期间，由于发热与苦寒药的影响，使心肾之阳和脾阳受到损耗，而成阳气衰微之证。因予以加味干姜附子汤：干姜12g，炒白术10g，制附子12g，野党参15g，杭白芍12g，茯苓12g，生龙齿12g，甘草10g。1剂后手足渐温，心烦稍宁，汗敛气畅，连服3剂，诸证均减，食欲增进，后以补气健脾之剂调理而愈。（邢锡波. 伤寒论临床实验录. 天津：天津科学技术出版社，1984：75）

桂枝加芍药生姜人参新加汤

【方歌】 汗后身疼脉反沉，新加方法轶医林，

方中姜芍还增一，三两人参义蕴深。

【白话解】 桂枝新加汤治太阳病发汗后，身疼痛，脉反见沉迟者，这种新加药物的方法，在医林中是超群之术。本方是在桂枝汤中将生姜、芍药之量再增加一两，另外加入人参三两，这种组方之法，蕴藏着深远的意义。

【药物组成】 桂枝 三两，去皮　芍药 四两　甘草 二两，炙　人参 三两　大枣 十二枚，擘　生姜 四两

上六味，以水一斗二升，煮取三升，去滓，温服一升。本云：桂枝汤，今加芍药、生姜、人参。

【临证用法】

1. 药物用量　桂枝9g　芍药12g　炙甘草6g　生姜12g　大枣12枚　人参9g

2. 煎服方法　上6味，以水1400ml，煮取600ml，去滓，温服200ml，日3次。

【方药分析】 桂枝新加汤适用于汗后气营不足身痛证。本证汗出后身疼痛仍有，且脉象变为沉迟，说明汗后病情有了改变。脉沉迟，为病主里，且血少气虚；身疼痛则属发汗之后，损伤营气，筋脉失养，气血不周之象。故本证以"发汗后"作为病机的关键，汗后身痛，不仅排除表证，而且可知营气已伤；沉迟之脉，是里之气血虚少的内在依据，否则此证则属寒湿痹证之类。

本方组成为桂枝汤加味，用桂枝汤调和营卫，加重芍药为四两。此芍药用量多于桂枝，意在滋阴养血，而补阴血不足。加重生姜用量，意在宣通阳气，以行血脉之滞。又芍药之酸寒，能敛姜桂之辛散，使之不走肌表而作汗，反能潜行于经脉而定痛，故本方生姜用量虽大，但无过汗之弊，专行辛而外达，温通阳气之益。更加人参益气和营，补汗后诸虚。桂枝得人参，大气周流，气血充足而百骸

皆理；人参得桂枝，通行内外，补营阴而益卫阳。方中桂枝与人参用量相等，且诸药共煎、久煎，则桂枝合人参旨在补虚建里，益气养营，以滋养血脉之源；配生姜宣通血脉之滞；配芍药滋养营血又敛姜、桂之辛散。诸药合之，调和营卫，益养气血，而除身疼痛。

【方剂功效】　益气和营，调和营卫。

【适应证候】　发汗后，身疼痛，脉沉迟者，桂枝新加汤主之。（62）

【临床应用】

1. 古代应用

（1）《方极》：桂枝加芍药生姜人参汤，治桂枝汤证而心下痞硬，或拘挛及呕者。

（2）《方机》：发汗后，疼痛甚，脉沉迟，或痹，或四肢拘挛，心下痞塞者，桂枝加芍药生姜人参汤主之。

2. 现代应用

（1）身疼痛证：本方有无表证，但见身疼痛、脉沉迟，属于营气不足者即可选用，不限于汗后变证。临床应用有以下几方面：①因营血受伤，不能濡养筋脉而身疼痛者；②素体气血不足，而患太阳中风证，虽未经发汗，亦可用本方；③风湿在表，而表虚者，可酌加防风、生芪；④产后气血双虚而致身疼痛者，可酌加当归、黄芪、香附等；⑤气血双虚而发热者。

（2）产后身痛证：李某，女，27岁，1989年10月17日初诊。产后20天，周身疼痛，自觉发凉，身有汗出，畏寒恶风，身着厚衣，手腕等处皆以手帕缠裹，严防风入，饮食二便如常，脉沉弦稍缓，苔薄白，舌质略淡，面色㿠白。证系新产之后，气血两亏，复感风邪而致身痛。治以调和营卫，益气和血，宗桂枝新加汤加味治疗。方用桂枝10g、杭白芍20g、炙草6g、大枣7枚、生姜6g、党参15g、当归12g。水煎服3剂，诸证皆减。复诊加炙芪12g、附片3g。服药10余剂而愈。

（3）头痛：营血不足而见头痛者，本方加川芎、当归、生熟地等。（聂惠民．伤寒论与临证．广州：广东科学技术出版社，1993：66）

（4）习惯性感冒：谓上呼吸道感染反复发作者。即"邪之所凑，其气必虚"。素体虚弱者，则易感冒。症见头痛，全身酸痛，鼻塞流涕，时发时愈，脉不浮，亦无热者。用本方以补虚，荣血得补，"正气内存，邪不可干"则病渐愈。

（5）各种禁汗感冒：感冒，中医称之为表证。在表之邪宜用汗法。但在《伤寒论》中说："咽喉干燥者、淋家、疮家、衄家、亡血家、汗家等。"虽有表证，不能用汗法治疗。即所谓，凡是阴液不足之患，均不宜用汗法。然《伤寒论》中对此类患者却未提出具体治疗方剂，使医者无从着手以治。今以"汗后身疼痛，脉沉迟"而用本方治疗之法推而用之，以"血汗同源"，均属阴液，故仍用本方治疗。

（6）虚人外感汗频者可用之。（李文瑞.伤寒论汤证论治.北京：人民军医出版社，1989：37）

（7）产后高热：产后3天高热，体温40.2℃，头痛，恶寒有汗，舌苔薄微腻，脉象浮小数。乃产后气阴两亏，风邪乘虚外袭，以致营卫不和。治当调和营卫、补虚退热。处方：川桂枝3g，杭白芍10g，炙甘草3g，生姜1片，大黑枣4枚，太子参15g，嫩白薇10g，香青蒿5g。服参薇蒿桂枝汤2剂，体温降至正常，余病消失。（张圣德.异病同治案三则.江苏医药·中医分册，1979（1）：43）

（8）体虚外感：老年气血虚弱，自汗脉沉之感冒，稍加秦艽更有殊功。[邢锡波.伤寒论临床实验录.天津：天津科学技术出版社，1984：76]

麻黄杏仁甘草石膏汤

【方歌】　四两麻黄八两膏，二甘五十杏同熬，
　　　　　须知禁桂为阳盛，喘汗全凭热势操。

【白话解】　麻杏甘石汤由麻黄四两、生石膏八两、甘草二两、五十个杏仁组成。并采取诸药同煎之法。用于太阳病汗下后而见汗出而喘之变证，此证全因邪热壅迫于肺而致。须知此证禁服桂枝汤，是因汗下后表证已解，阳热过盛之故。

【药物组成】　麻黄 四两，去节　　杏仁五十个，去皮尖　　甘草 二两，炙　　石膏 半斤，碎，绵裹

上四味，以水七升，煮麻黄，减二升，去上沫，内诸药，煮取二升，去滓。温服一升。

【临证用法】

1. 药物用量　麻黄9g　杏仁9g　炙甘草6g　生石膏24g

2. 煎服方法　上4味，以水1400ml，煮麻黄减400ml，去上沫，再下余药，煮取400ml，去滓，温服200ml。

【方药分析】　麻杏甘石汤适用于邪热壅肺作喘证。太阳病，发汗

后，表证已罢，邪传入里，化热壅迫于肺，以致肺失肃降而作喘。或因误下后，表罢邪热内陷，迫肺作喘，两者皆不可再服桂枝汤。本证为邪热壅迫在肺，肺合于皮毛，故肺热熏蒸，逼津外泄，故见汗出。原文指出"无大热"，一则说明太阳表邪已解，邪已入里，而无表热；再则说明邪热入里，壅于上焦气分，未至阳明胃腑。故本证之喘独因邪热在肺，治当清宣肺热为主。

本方取麻黄发散肺中郁热，降气平喘，然麻黄辛温，不宜于热证，故配石膏甘寒以清里热。麻黄得石膏之辛凉，且石膏之量倍于麻黄，既能监制麻黄辛温之性，又不减低其平喘之效。杏仁宣降肺气，协同麻黄以治咳喘。甘草和中缓急，调和诸药。本方为麻黄汤去桂枝加石膏而成。麻黄汤去桂枝之辛温，加石膏之甘寒，能佐麻黄清泄肺热，助杏仁止咳平喘，这一加一减，则变辛温之剂为辛凉之方。四药相合，有清热宣肺，降气平喘之功。医云："有汗不得用麻黄，无大热不得用石膏。从麻黄的药理功能来看，不同的配伍，所发挥的作用亦异。有汗禁用麻黄，是指麻黄汤而言，因麻黄与桂枝相配，走表发汗，效力功专。本方仅用麻黄一味，且与石膏相伍，则能透发在里之郁热，故功专于清宣肺热而定喘。无大热用石膏，是因石膏与知母相伍，能清阳明里热；与麻黄、杏仁相配，能清肺热而平喘，表无大热，而里热迫肺者，用之甚当。

【方剂功效】 清宣肺热。

【适应证候】

1. 发汗后，不可更行桂枝汤，汗出而喘，无大热者，可与麻黄杏仁甘草石膏汤。（63）

2. 下后，不可更行桂枝汤，若汗出而喘，无大热者，可与麻黄杏子甘草石膏汤。（162）

【临床应用】

1. 古代应用

（1）《备急千金要方》：四物甘草汤，即本方，治伤寒汗出而喘无大热；又治贼风所中，腹中挛急，本方去杏仁加鬼箭羽。

（2）《三因极一病证方论》：惺惺散治伤寒发热，头疼脑痛，于本方去杏仁，加茶、葱煎服。

（3）《寿世保元》：外邪在表，无汗而喘者，五虎汤，即本方加细茶；

有痰加二陈汤。

（4）《张氏医通》：冬月咳嗽，寒痰结于咽喉，语音不出者，此寒客于会厌，故卒然而喑也，麻杏甘石汤主之。

（5）《幼科发挥》：五虎汤，即本方加细茶，治寒邪客于肺俞，寒化为热，闭于肺经，而见胸高气促，肺胀喘满，两胁扇动，陷下作坑，鼻窍扇长，神气闷乱之证。

（6）《伤寒来苏集》：治无汗而咳，大热者。

（7）《类聚方广义》：麻黄杏仁甘草石膏汤治喘咳不止，面目浮肿，咽干口渴，或胸痛者。又治哮喘，胸中如火，气逆涎潮，大息呻吟，声如拽锯，鼻流清涕，心下痞塞，巨里动如奔马者。又治肺痈发热，喘咳脉浮数，臭痰脓血，渴欲饮水者，宜加桔梗，时以白散攻之。

2. 现代应用

（1）肺热作喘：本方对肺热咳嗽，尤其对小儿肺热喘咳疗效更佳。一般以发热、咳喘、舌质红、脉浮数、小儿指纹紫等症状作为投药指征。如天津中医学院附属医院小儿科以本方加炙前胡、白芍、桔梗、清半夏、浙贝母、鲜茅根，治疗小儿肺炎182例，治疗结果：痊愈168例，无进步5例，不详9例。

（2）急性气管炎：症见咳嗽黄痰、苔淡黄脉数者，本方加桑皮、贝母、桔梗、金银花等清热化痰止咳之品；若身见高热者，再加桑叶、芦根、茅根以疏解外邪。

（3）小儿肺炎、支气管肺炎：症见喘咳痰涎甚者，酌加金银花、葶苈子、桔梗、天竺黄、杏仁等清热解毒、化痰平喘之品；若身见高热者，加柴胡、黄芩、牛蒡子、金银花等清热疏解之品；若麻疹合并肺炎，疹毒内陷，肺热炽盛者，加黄芩、前胡、蝉衣、紫草等，清热透表之品。

（4）百日咳：属风热袭肺，肺气不宣，痰涎壅盛者，酌加百部、葶苈子、大枣、前胡、贝母等清热化痰止咳之品。

（5）咽炎、喉炎：属邪热郁结者，本方加板蓝根、射干、桔梗、元参、牛蒡子等。

（6）支气管哮喘、过敏性哮喘：属热邪壅肺者，本方酌加桑皮、白芍、蝉衣、葶苈子等品。

（7）荨麻疹：作者从本方含有麻黄素和硫酸钙等成分得到启发，将其用于治疗过敏性荨麻疹，获效甚佳。[王怡康.用麻杏石甘汤治疗荨麻

疹.新医药学杂志，1978（7）：24〕

（8）遗尿：以麻杏石甘汤为基础方，加味治遗尿。属于肺热郁结者，见症除遗尿外，伴有咳嗽、口渴、舌苔黄白、脉数或右脉偏大等，方用麻杏石甘汤加味；属痰热郁肺伤阴者，见症除遗尿外，尚有咳嗽、气喘、吐稠痰、口渴、舌苔黄白乏津、舌质红、右脉滑数，其因是痰热郁肺伤阴，用本方加味，肺阴虚加沙参、麦冬；脾胃虚弱者加山药、谷芽；夹痰加桔梗；肺气上逆加苏子。作者认为，遗尿不仅由肾、膀胱、肺、三焦之气虚不固或肾阳虚所致。而且，肺热郁结或痰热郁肺伤阴，也可导致膀胱的开合失司而成本病。〔彭宪章.用麻杏石甘汤加味治愈遗尿症.新医药学杂志，1977（11）：31〕

（9）鼻渊（慢性鼻窦炎）：作者据"肺热则为鼻渊"的说法，试用散肺郁、清肺热的麻杏石甘汤加解毒通络宣窍的地龙干治疗本病11例，治愈3例，显著进步者4例，进步者4例。〔福建省人民医院五官科.麻杏石甘汤加地龙干治疗鼻渊11例.福建中医药，1959（3）：130〕

（10）夏季热：夏季热，又称暑热症，是婴幼儿夏季常见疾病。林氏以宣肺清热的麻杏石甘汤，治疗25例该病患儿，认为对夏季热之汗闭者，确能收到一定效果。〔林一得.麻杏石甘汤治疗夏季热25例.中医杂志.1982（6）：49〕

（11）眼疾：姚氏将本方应用于眼科多种疾病，如①天行赤眼（急性结膜炎）；②白陷鱼鳞、花翳白陷（角膜溃疡）；③凝脂翳（化脓性角膜炎）。应用本方必须具备下列条件：①眼部症状、疼痛明显，具有红、肿、热、痛、羞明、流泪等刺激症状；②病人身体一般健康；③舌淡白、舌尖赤，或舌质赤、苔微黄，脉浮数或浮紧；④伴有头痛、发热恶寒，或但热不寒，口渴、小便短赤，烦躁不安等全身症状。同时指出，某些眼病刺激症状减退，而风热并未消除者亦宜用。若眼病如无表证，或无里证，皆非本方所宜；对心力衰竭，营养不良等体质虚弱之病人尤为禁忌；凡因七情饥饱劳伤、亡血失精等而引起的各种眼病，如青盲、内障等不可应用本方。绿风内障（急性青光眼）外症虽剧，亦严禁应用。〔姚芳蔚.麻杏石甘汤在眼科上的应用.广东中医，1958（9）：19〕

（12）痔疮：王氏运用本方治疗痔疮有明显效果。以麻黄、杏仁、甘草各10g，石膏25g为基本方。加减变化为：痔疮发炎（含肛旁脓肿初期），加黄芩10g，黄柏10g，鱼腥草20g，蒲公英30g，野菊花10g，伴疼痛者加白芍15g；伴水肿加草薢10g，苡仁15g；便血者加地榆炭12g，槐花10g，仙鹤草15g；血栓及静脉曲张外痔，加丹参30g、桃仁12g、赤芍15g、泽兰10g、鱼腥草30g、大黄10g；便结者，加大黄10g；气滞便秘加厚朴、苏子、莱菔子各10g；兼血虚者，加当归、白芍各15g，熟地12g；兼阴虚者，加玄参、生地、麦冬各12g，火麻仁10g；兼阳虚者，加附片10g，干姜3g；内痔脱出，原方加黄芪、升麻、黄芩各12g，柴胡10g。每日1剂，水煎内服。如外痔发炎肿痛，内痔脱出嵌顿，或肛旁脓肿初期，上方水煎后，取二分之一趁热熏洗坐浴15～20分钟，日3次，7天为1疗程。结果：临床治愈（症状消失）91例，有效（基本消失）27例，无效2例。[王传华. 麻杏石甘汤加味治疗痔疮120例. 湖北中医杂志，1990（5）：20]

桂枝甘草汤

【方歌】 桂枝炙草取甘温，四桂二甘药不烦，

　　　　叉手冒心虚已极，汗多亡液究根源。

【白话解】 桂枝甘草汤内有桂枝、炙甘草，取其甘温助阳之义。方中桂枝四两、炙草二两，组方药精不繁，用于心阳虚极，而见心下悸，叉手冒心证。其病证产生的根源，乃发汗过多，亡液伤阳而致。

【药物组成】 桂枝四两，去皮　甘草二两，炙

上二味，以水三升，煮取一升，去滓，顿服。

【临证用法】

1. 药物用量　桂枝12g　炙甘草6g

2. 煎服方法　上2味，以水600ml，煮取200ml，去滓，一次顿服。

【方药分析】 桂枝甘草汤适用于表证发汗过多损伤心阳之证。汗乃心之液，由阳气蒸化津液而成，即所谓"阳加于阴谓之汗"。因而过汗必损伤心阳，心阳伤，则心脏失去阳气的庇护，故心下悸动不安。因阳虚而悸，故欲得按之，病人叉手覆盖于胸前虚里部位，以安定心悸之症，此乃外有所护，则内有所恃之故，以此减缓悸动不安，亦即虚到喜按之意。治宜温补心阳，用桂枝甘草汤。

桂枝甘草汤，由桂枝、甘草组成。桂枝辛甘，温通经脉，入心助阳，故以桂枝补益心阳；甘草甘温，补心以益血脉。补五劳七

伤，一切虚损，利百脉，益精养气。方中以桂枝通心阳，炙甘草益心气，二药相合，辛甘化合为阳，阳生阴化，心阳得复，心悸自愈。本方以复阳为主。阳生阴化是其宗旨，其助阳而不燥，滋血脉阴而不寒，为此方之特点。

【方剂功效】 温补心阳。

【适应证候】 发汗过多，其人叉手自冒心，心下悸，欲得按者。（64）

【临床应用】

1. 古代应用

（1）《肘后方》：治寒疝来去，每发绞痛方，即本方加牡蛎。

（2）《备急千金要方》：治口中臭方，桂心、甘草各等分。上二味末之，临卧以三指撮，酒服，二十日香。

（3）《证治大还》：桂枝汤（即本方）治生产不快，或胎死腹中，桂枝一握，甘草三钱，水煎服。

2. 现代应用

（1）应用范围：多用本方治疗心阳虚或气阴两虚所致之心悸怔忡，如冠心病、风心病以及自主神经功能紊乱而致心悸心慌。加减用法：心悸兼水饮者，加茯苓、炒白术；兼血瘀者，加红花、茜草；兼气虚者，加党参、黄芪；兼心神不宁者，加生龙骨、生牡蛎；兼阴虚者，加太子参、麦冬、白芍；兼痰热者，加黄连、半夏、瓜蒌。（聂惠民. 聂氏伤寒学. 北京：学苑出版社，2005：163）

（2）哮喘、脉结：范氏用本方治疗1例心源性哮喘、脉结，经用数剂而病情缓解。[范如春. 运用经方治厥逆、心悸的点滴体会. 1962（3）：19]

（3）低血压症：刘氏报道，用本方加肉桂泡茶饮服，治疗83例属心脾阳虚的低血压症，共38例。3味药各10g，作1剂。一般服3～9剂，最多12剂，血压由治疗前平均值90～80/70～50mmHg之间，治疗后升至平均值为111.5/68.5mmHg。随着血压上升，病人的自觉症状大部分消失。待血压升至正常或接近正常后，宜续服10余剂药以巩固疗效。[刘正才. 中医药治疗38例低血压症的临床报告. 新医药学杂志，1975（2）：29]

（4）心阳不足证：本方药味简单，却是补助心阳的要方。凡平素心阳不足之人，稍动则气促，心悸汗出者，均可应用本方。如有水气者，可以加茯苓、白术；如阳虚至甚，出现振振欲擗地者，则用真武汤为宜。据临床报道，本方水煎代茶，对低血压而致头晕者，效果亦佳。（刘渡舟. 新编

伤寒论类方. 太原：山西人民出版社，1984：22）

（5）汗出过多：邢氏报道，黄某，58岁。平素有心脏病，患太阳病中风。服疏风解表之剂，汗出多，而病不解，迁延多日，屡经发汗，胸阳损伤，有时心悸气短，头部眩晕，心悸重时辄慌乱不敢仰息，身倦食少，精神不振。诊其脉沉细无力，左寸尤甚。此乃患病日久，气血较虚，更兼屡次发汗，心阳虚损，故心悸短气，头部眩晕。《内经》曰："上虚则眩"，上虚即心阳虚，不能迫血上行所致，心悸气短是其明证。故以桂枝甘草汤，佐以养心神之品。处方：肉桂6g，甘草15g，茯神12g，当归10g，野党参12g，生姜3g，大枣10枚。药后心悸稍安，而气短、头眩减轻。唯夜间不能安然入睡，须辗转2个小时方能朦胧入寐。此心气浮越不敛之故。于前方加酸枣仁15g，元参12g，育阴气而敛虚阳。连服3剂，则诸证均减，食欲增加，精神逐渐清健，后以养心健脾之剂，调理而愈。（邢锡波. 伤寒论临床实验录. 天津：天津科学技术出版社，1984：79）

（6）心悸：张某，女，48岁。患者平素体弱多病，动则汗出，经常感冒，近一周来心慌心跳较重，夜间不能仰卧，曾用补心丹、柏子养心丸、安神补心丸治疗数日无效。望其舌质淡黯，苔白而润。乃心阳受损，心阴不足，中气偏虚。遂投桂枝甘草汤合生脉散加味：桂枝10g，甘草15g，党参15g，寸冬10g，五味子9g，茯苓15g，黄芪15g。服3剂后，心跳心慌立止而愈。（王占玺. 张仲景药法研究. 北京：科学技术文献出版社，1984：640）

茯苓桂枝甘草大枣汤

【方歌】 八两茯苓四桂枝，炙甘四两悸堪治，

　　　　　枣推十五扶中土，煮取甘澜两度施。

【白话解】 茯苓桂枝甘草大枣汤，由茯苓八两、桂枝四两、炙甘草四两、大枣十五枚组成。方中茯苓、桂枝、甘草辛甘助阳、淡渗利水，堪称治悸之专品；大枣功在扶中健脾、祛湿邪而止悸。诸药用甘澜水煎煮，两者之法度，均为治水而实施。

【药物组成】 茯苓 半斤　桂枝 四两，去皮　甘草 二两，炙　大枣 十五枚，擘

上四味，以甘澜水一斗，先煮茯苓，减二升，内诸药，煮取三升，去滓，温服一升，日三服。

作甘澜水法：取水二斗，置大盆内，以杓扬之，水上有珠子五六千颗相逐，取用之。

【临证用法】

1. 药物用量　茯苓24g　桂枝9g　炙甘草6g　大枣12枚

2. 煎服方法　上4味，以甘澜水2000ml，先煮茯苓减400ml，再下余药，煮取600ml，去滓，分3次温服。

甘澜水，《玉函经》作"甘烂水"，又名劳水。以"其速诸药下行"，即"动则其性属阳，扬则其势下走"，且助草枣培土。后世有人解释："甘澜水是好米泔水"即淘米水，含有多种水溶性维生素。

【方药分析】　茯苓桂枝甘草大枣汤适于汗后心阳虚欲作奔豚证。本证因发汗后损伤心阳，心阳虚不能制水于下，肾水上逆，而致水气偏胜。若水气发动，表现为肾水初动，而欲作上奔，故见脐下悸。悸，主阳虚水动，是奔豚的前驱证候，故为"欲作奔豚"。如不及时治疗，欲作奔豚证亦可发展成奔豚。此证与已发奔豚之桂枝加桂汤证应辨证分析，已发奔豚者，为太阳表证，烧针取汗，心阳虚损，下焦阴寒之气上逆，症见奔豚，气从少腹上冲心胸，甚至咽喉者，为典型之奔豚，故当温通心阳，平冲降逆。本证为奔豚欲作，为下焦水气上奔，故温通心阳，化气行水。又见欲作奔豚者，其人常伴有小便不利，温阳伐水降冲，防患于未然。

茯苓桂枝甘草大枣汤，取桂枝甘草汤辛甘化合为阳，以补汗后心阳之虚，故两药相伍，则能温心阳，降冲逆，泄奔豚。桂枝更具降逆平冲之功效，尤能防患奔豚欲作之未然。茯苓一味，《本草纲目》载"利小便，伐肾邪"；王好古曰："泻膀胱，益脾胃，治肾积奔豚。"故茯苓与桂枝相配，温阳利水，专伐肾邪，使欲作之奔豚平止。本方重用茯苓，半斤之量，为《伤寒论》之最，其旨义在于利水平逆，杜绝奔豚之作。大枣，补脾益气，培土制水。四药相配，共奏补益心阳，温化肾气，培土制水，平冲降逆之功，可使心阳复，水气化，悸动止，而奔豚愈。用甘澜水煎药，意在取其不助水邪之功。

【方剂功效】　温通心阳，化气行水。

【适应证候】　发汗后，其人脐下悸，欲作奔豚者。(65)

【临床应用】

1. 古代应用

《证治摘要》：治脐下悸者，欲作奔豚，按之腹痛冲胸者，累用累验。

2. 现代应用

（1）脐下悸：陈氏报道，用加味苓桂甘枣汤治疗脐下悸10例，该汤健脾胃，缓急迫，降冲气，伐肾邪，新加活血化瘀药，疗效满意。[陈伯涛. 加味苓桂甘枣汤治疗脐下悸经验. 辽宁中医杂志，1982（12）：27]

（2）神经官能症：王氏介绍曾治一患，王某，男，48岁，多年来常因家务生气，久患神经官能症，每次犯病多邀吾诊治。自一月前又因家务生气之后，病发自脐部有物上冲之感，尤以脐眼处明显，上冲时有上撞跳动感，冲则上至胸咽，头部亦有相随跳动，睡眠不佳，时伴头晕，舌苔薄白，脉滑大无力。遂用苓桂枣甘加白术、合欢皮、夜交藤、知母、川芎。服用5剂，诸证消失。（王占玺，等. 张仲景药法研究. 北京：科学技术文献出版社，1984：563）

（3）欲作奔豚证：胡某，男，34岁，工人，1987年初诊。自觉脐下跳动，有上冲之势，脐上有水声，坐卧难安，伴胃脘不和，畏寒喜暖，以手按之较舒，口不渴，素体较瘦，脉沉弦略细，舌苔薄白润滑，曾服中西药物不愈，病已两月有余。中医辨证为心阳不足，水邪上凌而致。拟温通心阳，化气行水法。处方：茯苓30g、桂枝12g、炙甘草6g、大枣10g、生姜10g，水煎服。服药3剂，诸证锐减，继服6剂而愈。（聂惠民. 伤寒论与临证. 广州：广东科学技术出版社，1993：167）

（4）眩晕：金氏用苓桂甘枣汤加夏枯花、钩藤治疗痰饮眩晕效果显著。金氏认为痰饮眩晕采用此法效果更著。他指出苓桂甘枣汤配伍夏枯花、钩藤，与半夏天麻汤方异义同，一为健脾利水（桂枝、茯苓），一为平肝息风（桂枝、夏枯花、钩藤），两者对耳源性眩晕均有良效。其桂枝与夏枯花配伍利尿明显，助茯苓化湿利水，不亚于苍术，而增加尿量是治疗本病的重要方法，与"有微饮者，从小便去"之，甚为合拍。[金维. 金慎之老中医治疗痰饮眩晕用药经验的探讨. 浙江中医杂志，1981（5）：216]

（5）临证应用：常用于神经性心悸、假性痫症、神经衰弱、慢性胃炎、慢性肠狭窄、胃酸过多等疾病而见本方证者。（李文瑞. 伤寒论汤证论治. 北京：人民军医出版社，1989：231）

厚朴生姜甘草半夏人参汤

【方歌】 厚朴半斤姜半斤，一参二草亦须分，

半升夏最除虚满，汗后调和法出群。

【白话解】 厚朴生姜甘草半夏人参汤，方由厚朴半斤、生姜半斤、人参一两、甘草二两、半夏半升组成。药物量不同疗效也不同，当须分别。本方剂功效最能除虚满、消腹胀。用于汗后调和气机，健畅升降，此法出类超群。

【药物组成】 厚朴半斤，炙，去皮 生姜半斤，切 半夏半升，洗 甘草二两，炙 人参一两

上五味，以水一斗，煮取三升，去滓，温服一升，日三服。

【临证用法】

1. 药物用量 厚朴9～24g 生姜9～24g 半夏9g 炙甘草6g 人参3g

2. 煎服方法 上5味，以水2000ml，煮取600ml，去滓，分3次服，每次200ml。

【方药分析】 本方适用于脾虚气滞腹胀证。发汗后见腹胀满。乃因发汗太过，损伤脾阳所致，或因素日脾虚之人，又经发汗致脾阳更虚而成。然而发汗后，出现腹胀满的原因何在，盖脾主大腹，而司运化，汗之伤脾，脾阳一虚，则运化无权，升降失司，气滞壅阻，以致腹胀满由生。然腹部胀满，有虚实之分，寒热之别，又皆可因失治、误治而产生。若属实热者，为阳明胃家腑实证，燥实内结，腑气不通，其腹胀满表现以腹满持续不减，或减不足言，按之硬满，且伴有腹痛大便秘结，脉实苔厚等为特征，宜泻热通腑；若属虚寒者，为太阴脾家虚寒证，寒湿留滞，气机不行，其腹胀满表现以腹满时减，喜暖喜按，按之柔软，且伴有便下稀溏，苔白质淡，脉虚无力等，宜温中散寒。然本证之病性既非阳明实热证，亦非太阴虚寒证，而属脾气虚弱，痰湿壅滞，气机不行而致，乃虚中夹实，虚实夹杂之证。治宜攻补兼施，健脾温运，散滞除满。

厚姜半甘参汤，方中厚朴苦温，宽中除满下气，最善消腹胀，凡气滞于中，郁而不散，食积于胃，羁留不行之胀满，皆可用之。生姜辛温，宣通阳气，和胃散饮；半夏辛温，降逆开结，燥湿涤饮，三药合之，辛开苦降，开结散滞，而主除满；人参、甘草，甘

温，补益脾气而助运化，两者协同，恰有理中汤之半的含义。诸药配合，补而不滞，消而不过，攻补兼施，恰合法度，故最适于脾虚气滞之证。

本方适用于虚中夹实之证，此虚实之情，当为三虚七实之比。故遣方用药，正是遵守这一原则。对于本证如单纯地补与泻，都是徒劳的，若单用利气消痰散滞之品，恐使脾气愈虚；单用补脾益气之剂，又恐胀满益甚，故全方药物配伍，遵三补七消之比，攻补兼施，以收全功。

【方剂功效】 健脾温运，散滞除满。

【适应证候】 发汗后，腹胀满者。（66）

【临床应用】

1. 古代应用

（1）《张氏医通》：厚朴生姜半夏甘草人参汤，治胃虚呕逆，痞满不食。

（2）《伤寒论尚论篇》：移此治泄后腹胀，果验。

（3）《类聚方广义》：厚朴生姜半夏甘草人参汤，治霍乱吐泻之后，腹犹满痛，有呕气者，所谓腹胀满者非实满也。

2. 现代应用

（1）药物用量：本方药物用量，厚朴、生姜应大，人参、甘草宜小，反之则胀满难除。半夏之量居中，一般用10g即可。若气虚甚者，可加白术、茯苓，以增强健脾益气之力。若夹湿者，可加苍术、陈皮、茯苓以健脾利湿。（聂惠民. 伤寒论与临证. 广州：广东科学技术出版社，1993：177）

（2）应用范围：现代多应用本方治疗吐泻后腹胀满、慢性胃炎、慢性胃肠炎、溃疡病、慢性胃肠功能紊乱等；慢性肝炎、早期肝硬化。以脾虚气胀者，效果最佳。

（3）气滞腹胀证：孙某，女，40岁，1987年4月初诊。主诉腹胀半年，还伴有疼痛，纳差乏力，经多方检查，如血、尿、便常规（–），肝功、B超、胃镜等皆未见异常。服用中西药物，腹胀有增无减。现症：腹胀如鼓，似妊娠七八个月，俯身受阻，饮食不佳，二便正常，乏力；叩腹部鼓声，未触及包块；脉沉弦略细，苔薄白。证属脾虚不运，气机壅滞而致腹胀证。治则当益脾健运，行气除胀，方用厚朴生姜半夏甘草人参汤加味：厚朴12g、生姜6片、半夏12g、炙甘草4g、党参10g、柴胡10g、炒枳壳

10g。水煎温服。进药6剂，诸证锐减，守方调治而愈，一年未复发。（聂惠民. 伤寒论与临证. 广州：广东科学技术出版社，1993：177）

（4）气鼓腹胀：王氏报道用本方治疗一男性肝炎患者，腹胀，仰卧腹大突出于胸廓之外，如怀胎十月，叩诊呈鼓音，无移动性浊音，痛苦万端，四肢无力，矢气不多，打嗝较多，大便稍干，舌苔薄腻，舌质略黯紫，脉虚数无力，予本方合六君子汤加减，服6剂后腹大明显减小，后改汤为散，肝功逐渐正常，随访5年未再复发。（王占玺. 伤寒论临床研究. 北京：科学技术文献出版社，1983：97）

（5）虚胀：尹某，男。患腹胀症。自述心下胀满，日夜有不适感，是属虚胀症。投以厚朴12g、生姜9g、半夏9g、炙甘草6g、党参4.5g。经复诊一次，未易方而愈。（岳美中医案集. 北京：人民卫生出版社，1978）

茯苓桂枝白术甘草汤

【方歌】 病因吐下气冲胸，起则头眩身振从，
　　　　茯四桂三术草二，温中降逆效从容。

【白话解】 茯苓桂枝白术甘草汤主治病，乃因吐、下误治而致气上冲胸，起则头眩等水气上冲证。误治阳虚，经脉失养又可见身振摇晃。本方由茯苓四两、桂枝三两、白术二两、炙甘草二两组成，方之功能专于温中降逆，其效从容。

【药物组成】 茯苓四两　桂枝三两，去皮　白术　甘草炙，各二两
上四味，以水六升，煮取三升，去滓，分温三服。

【临证用法】
1. 药物用量　茯苓12g　桂枝9g　白术6g　炙甘草6g
2. 煎服方法　上4味，以水1200ml，煮取600ml，分3次温服。

【方药分析】 本方是治疗中阳不足、脾失健运，气不化水，聚湿成饮的主方。伤寒本应汗解，反而误用吐、下之法，吐则伤胃气，下则伤脾气，吐下则伤中阳脾胃之气，中阳一虚，则脾胃升降失衡，胃浊不降则心下满胀，脾阳不升则运化失职，津液敷布障碍，则不能制水而四布，水液停聚则为饮邪，饮聚中焦，其气上冲，则见"心下逆满"甚则"气上冲胸"；中阳虚弱，清阳不展，浊气弥漫，上冲于头，头部清窍不利，被湿浊蒙闭，故"起则头眩"。若病已离表，不可再发汗，若再发汗，一误再误，汗出伤津又伤阳，

使阳气更虚，阳虚则不能化精微以柔筋，则经脉失养而出现身体振颤摇动不能自主之候。其脉沉紧为寒凝水聚之证，沉为主里又主水，紧脉主寒，寒凝则水饮不化。本方以茯苓为主药，淡渗利水健脾；桂枝温阳降冲逆，配茯苓，通阳化气，淡渗利水；白术健脾燥湿，脾健则水去饮消；桂枝配白术，健脾利湿，化气行水，甘草和中，得术则崇土之力增。温能化气，甘能健脾，燥能胜湿，淡能利水，综合全方，其性温和，温脾阳而利水，化湿浊则饮邪去，即"以温药和之"之法，在《金匮要略》中以本方治疗痰饮病有大力倡导。因此，苓桂术甘汤是以温药和之的代表方剂，也是治痰饮的基础方。具有振奋阳气，开发腠理，通调水道之义。

【方剂功效】 温中健脾，化饮降逆。

【适应证候】 伤寒若吐若下后，心下逆满，气上冲胸，起则头眩，脉沉紧，发汗则动经，身为振振摇者。(67)

【临床应用】

1. 古代应用

（1）《金匮要略》："夫短气，有微饮，当从小便去之，苓桂术甘汤主之。""心下有痰饮，胸胁支满，目眩，苓桂术甘汤主之。"

（2）《备急千金要方》：甘草汤，即本方桂枝改桂心，治心下痰饮，胸胁支满，目眩。

（3）《济生方》：理中化痰丸，即本方去桂枝，加人参、半夏，治脾胃虚寒，痰涎内停，呕吐少食。

（4）《证治准绳》：用本方去桂枝、甘草加生姜，名姜术汤，治疗停饮怔忡。

（5）《伤寒论集注》：某男，腰痛，大便每下血合余，血色鲜明，立时昏眩，本处方加五灵脂汤，顿愈。（五灵脂汤：当归尾、陈皮、白术、川芎、白芍、茯苓、人参、五灵脂）

（6）《眼科锦囊》：茯桂术甘汤，治胸满支饮上冲，目眩及睑浮肿者。

（7）《类聚方广义》：治饮家眼目生云翳，昏暗疼痛，上冲头眩，睑肿，眵泪多者加苡仁，尤有奇效，当以心胸动悸，胸胁支满，心下逆满等症为目的。治雀目眼证，亦有奇效。

2. 现代应用

（1）应用范围：本方多用于治疗痰饮（包括急慢性支气管炎、支气管哮喘）、水肿（包括心源性及肾性水肿，如慢性肾炎、肾积水、心功能不全等）、眩晕、惊悸、胃痛（胃炎、溃疡病）、肠炎、带下、风湿痹证，自主神经功能紊乱等。

（2）眩晕、内耳眩晕症：证属脾阳虚弱、痰湿中阻者，以头晕目眩，心下逆满，恶心欲吐，心悸耳鸣，大便溏稀、小便不利，脉沉紧或弦或滑，苔白水滑等为用药指征，可酌加半夏、薏苡仁、葛根等品；眩晕重者，可加泽泻。

（3）心脏病、充血性心力衰竭：若属于心脾两虚，水饮停聚者，本方酌加人参、麦冬、五味子、附子等，若水肿明显者，可加泽泻、猪苓、泽兰叶等强心利湿之品。说明本方对心功能衰竭轻、中度者，治疗效果较好。

（4）慢性气管炎：以咳清稀痰、苔白薄、舌淡、脉滑作为用药指征。可酌加贝母、紫菀等化痰止咳之品。痰湿特盛者，可合入二陈汤。喘证：喘咳为重，脉沉弦，苔白水滑，可酌加苏子、薏苡仁、款冬花、白果等化痰平喘之品。

（5）胃脘痛：属脾虚湿重者可用。若痛甚可加元胡、香附、高良姜散寒止痛；若呕逆可加法半夏、生姜、陈皮、竹茹等降逆止呕；若脾气虚甚，可加党参、黄芪等益气补脾。

（6）慢性肠炎：属脾虚泄泻者，可加大白术、茯苓的用量。并可增入薏苡仁、山药等健脾利湿之品；若阳虚寒盛者，可酌加干姜、附子等温中散寒之品；若兼腹痛为重者，可加煨木香、白芍等。

（7）带下：属脾虚寒湿为重者，可加山药、炮姜、芡实等健脾利湿散寒之品。

（8）胃下垂：以心下逆满，胃内有振水声为用药指征，可加升麻、柴胡、枳壳等升阳益胃之品。

本方偏于辛温，适用于阳虚所致的痰饮证，若阴虚火旺者应慎用。同时中满、苔腻，或有水肿者，甘草的用量宜减少或不用，因"甘令中满"。（以上摘自：聂惠民. 伤寒论与临证. 广州：广东科学技术出版社，1993：174）

（9）寒湿泄泻：泻水频频者，茯苓、白术各用30g，兼寒邪腹痛重者，加干姜；肝郁气滞者，加木香、白芍。

（10）心包积液：症见发热，咳嗽，胸闷且疼，气喘，水肿，脉沉细无力，本方加黄芪、防己、丹参。

（11）脾虚湿盛之泄泻：本方合平胃散可获良效。

（12）妊娠水肿：本方加冬葵子；妊娠胃气不和，泛恶，腰酸头痛者，本方加天虫、蔓荆子、川芎、桑寄生。

（13）奔豚气兼发癫狂症：本方合甘麦大枣汤。（以上摘自：李文瑞．伤寒论汤证论治．北京：人民军医出版社，1989：224）

（14）遗尿症：邹氏运用苓桂术甘汤治遗尿症，4例皆为女性，年龄在20~40岁之间，病因虽不同，但出现的症状则一。4例皆咳嗽时小便淋沥，此与《内经》所论"肾咳不已，则膀胱受之，膀胱咳状，咳而遗溺"之机理表现相符。取本方论治3例痊愈，1例无效。[邹维德．苓桂术甘汤治疗咳而遗尿症．上海中医药杂志，1963（9）：22]

芍药甘草附子汤

【方歌】 一枚附子胜灵丹，甘芍平行三两看，

　　　　汗后恶寒虚故也，经方秘旨孰能攒。

【白话解】 芍药甘草附子汤，用附子一枚，功专回阳，胜似妙药灵丹；甘草、芍药各用三两，功效平行、等量齐观。此方适于汗后反见恶寒，乃因阴阳两虚的缘故。经方奥秘的旨意，有谁能超过呢？

【药物组成】 芍药　甘草炙，各三两　附子一枚，炮，去皮，破八片

上三味，以水五升，煮取一升五合，去滓，分温三服。

【临证用法】

1. 药物用量　芍药9g　炙甘草9g　制附子9g

2. 煎服方法　上3味，以水1000ml，煮取300ml，去滓，分3次温服。

【方药分析】 本方为伤寒发汗后而出现阴阳两虚证而设。太阳病有表证，当见恶寒发热等，经发汗后表证当除，恶寒发热当退。本证为发汗后，反而出现恶寒，但未见有发热、头痛、身痛等表证，说明"反恶寒"非为表邪不解。故此恶寒当属阳虚而致之证。《素问·调经论》云："阳虚则外寒。"本文中也提出是"虚故也"正是本证发汗后恶寒的病机关键。据阴阳互根原理，阳虚不能化阴，阴也会不足，形成阴阳两虚，从方中药物组成可知。阴不足不能濡养于筋，则可见筋脉拘急、两脚挛急；阴虚不能充盈脉道，阳虚不能

鼓动血行，则脉见微细，即阴阳两虚之脉。故治疗以扶阳气、益阴精之剂为宜，故选用芍药甘草附子汤主治。芍药味酸微苦以滋营阴而养血；附子辛热，温经以扶阳而实卫气，祛恶寒；甘草甘温和中缓急，与芍药相配，酸甘化合而补阴养营；与附子相配，辛甘化合而补阳。全方共奏阴阳双补之功。正如周禹载说："汗多为阳虚，而阴则素弱，补阴当用芍药，回阳当用附子，势不得不芍附兼资，然又惧一阴一阳，两不相和也，于是以甘草和之，庶几阴阳谐而能事毕矣。"

【方剂功效】 扶阳益阴，阴阳双补。

【适应证候】 发汗，病不解，反恶寒者，虚故也，芍药甘草附子汤主之。（68）

【临床应用】

1. 古代应用

（1）《张氏医通》：用本方治疮家发汗成痉。

（2）《成方切用》：血虚挟热而至夜发热，血虚筋挛，头面赤热，过汗伤阴，发热不止，或误用辛热，扰其营血，不受补益者。

（3）《魏氏家藏方》：湿热脚气。

（4）《朱氏集验方》：脚软无力。

（5）《方极》：芍药甘草附子汤，治芍药甘草汤证而恶寒者。

（6）《方机》：治汗后恶寒者，又治脚挛急疼痛者。

（7）《类聚方广义》：治痼毒沉滞，四肢挛急难屈伸，或关节疼痛，寒冷麻痹者。此方加大黄，名芍药甘草附子大黄汤，治寒疝腹中拘急，恶寒甚，腰脚挛痛，睾丸胀肿，二便不利者，奇效。

2. 现代应用

（1）应用范围：本方对寒邪所致的头痛、胃脘痛，下肢关节痛皆有较好效果。

（2）里寒证：赵氏报道本方主治里寒之痛证，以痛时局部有冷感，兼见全身寒象为凭。方中芍药、甘草须重用，成人白芍可用25～30g，甘草10～15g，附片亦可用10～15g。常先煎30分钟左右，小儿酌减。本方偏温，故热证、阳证，皆在所禁。介绍本方治疗头痛、肩痛、腰痛、胃脘痛、坐骨神经痛、腹痛、痛痹各一例，均服3～15剂而愈。[赵尚久. 芍药甘草附子汤的临床应用. 湖南中医学院学报，1980（1）：40]

（3）汗后亡阳：邢氏以此治汗后亡阳。白某，男，34岁。平素阳气衰弱，脉象细弱无力。因患感冒，前医连用防风羌活之剂，汗出多，而表邪不解，身倦体痛，恶寒转甚，虽身被重绵，而仍觉不暖，两手微厥，汗出。及诊其脉，两手沉细而微。按测证，知为平素阳虚，汗后，又重伤其阳，致表阳不固，而恶寒汗出。此时若不扶其阳，恐有亡阳之虞，若不止其汗，绝不能回其阳。以亡阳由汗出而造成，如不止其汗，而妄想回其阳，犹无底之釜而灌previous之满，不可得也。因与大剂芍药甘草附子汤，芍药用至18g，附子15g，甘草15g，另加桂枝、大枣之类，以芍药有止汗的作用，汗止，然后才可以阳复。重用不但增进其止汗之效，其酸平之性，尤能制附子之燥，使其大量用附子，而不致有烦躁之反应。连服2剂，汗敛而恶寒自罢，两手亦温，诸证均减，后以扶阳和胃之剂，调理而愈。（邢锡波. 伤寒论临床实验录. 天津：天津科学技术出版社，1984：83）

茯苓四逆汤

【方歌】　生附一枚两半姜，二甘六茯一参当，
　　　　　　　汗伤心液下伤肾，肾躁心烦得媾昌。

【白话解】　茯苓四逆汤由生附子一枚、干姜一两半、炙甘草二两、茯苓六两（赵本为四两）、人参一两组成。适用于汗后伤心液，下后损伤肾阳所致的阴阳两虚烦躁证，本方益阴温阳，交通心肾，水火得媾，烦平神畅。

【药物组成】　茯苓四两　人参一两　附子一枚,生用,去皮,破八片　甘草二两,炙　干姜一两半

上五味，以水五升，煮取三升，去滓，温服七合，日二服。

【临证用法】

1. 药物用量　茯苓12g　人参3g　附子9g　炙甘草6g　干姜4.5g

2. 煎服方法　上5味，以水1000ml，煮取600ml，去滓，温服140ml，日服2次。

【方药分析】　本方是治疗太阳病，经汗、下后，阴阳俱虚而烦躁的主方。太阳病发汗不得法，汗多则外虚其阳，误下又内伤阴液，致阴阳两伤，病证未解，反而出现新的变化。太阳与少阴为表里，误治太阳，极易损伤少阴，少阴为水火之脏，阴阳之宅，少阴

之阴阳两伤，水火失济；少阴包括心与肾，汗多即可伤肾精，又可伤心液，汗为心之液，心液伤不能下补于肾，故肾阴亦躁，阴虚阳无以生，则阳气大伤，此为阴阳两伤，即："汗伤心液下伤肾，肾躁心烦……"其注引"张令韶曰："此汗下而虚其少阴水火之气也，汗下之后，心肾之精液两虚，以致病仍不解，阴阳水火离隔而烦躁也，烦者阳不得通阴也，躁者阴不得遇阳也。"本证虽为阴阳两虚，但阳虚较重，阳虚不能温煦四肢，则四肢厥逆，恶寒、脉微细等。本证之烦躁因于阴阳两伤，故与干姜附子汤的单纯阳虚之昼日烦躁、夜而安静有别，故治宜扶阳益阴，取茯苓四逆汤。此方由四逆汤加人参、茯苓而成。干姜、附子以回阳救逆，人参益气生津，安精神定魂魄止惊悸；姜附与人参配伍，回阳之中有益阴之效，益阴之中有助阳之功，既使四肢厥逆之阳虚得复，又使阴阳隔离之烦躁得愈；重用茯苓，既可益脾，健运津液，生津导气，又可宁心安神而除烦；甘草益气和中。本方参、苓、姜、附并用，为回阳之中有益阴之功，益阴之中有救阳之能，阴阳两补，养心宁神而止烦。

【方剂功效】回阳益阴。

【适应证候】发汗，若下之，病仍不解，烦躁者，茯苓四逆汤主之。（69）

【临床应用】

1. 古代应用

（1）《圣济总录》：主治霍乱吐泻，脐上筑悸者。

（2）《备急千金要方》：加麦门冬，名扶老理中散。治年老羸劣，冷气恶心，饮食不化，心腹虚满，拘急短气，霍乱呕逆，四肢厥冷，心烦气闷流汗。

（3）《注解伤寒论》：二方（干姜附子汤与本方）皆从四逆汤加减，而有救阳救阴之异，此比四逆汤为缓，固里宜缓也。姜附者，阳中之阳也，用生附而去甘草，则势力更猛，比四逆为峻，回阳当急也。一去甘草，一加茯苓，而缓急自别，加减之妙，见用方之神乎？

2. 现代应用

（1）尿频：本方用于阴阳两伤之尿频，症见尿频，夜达数十行，色白量少，无尿疼，尿赤，少腹不胀，脉沉迟无力者。

（2）无脉证：因惊恐伤及心肾，心主血脉，肾主精，惊则伤心，恐则伤肾，精血两伤，气无由生，不能充于脉，故无脉。症见昏迷不醒，四肢厥逆，颜面苍白，寸关尺脉皆无。用本方补心肾之阴阳，气血得充，其脉自复。

（3）失眠：症见失眠，伴有疲乏无力，舌淡苔薄白，脉虚弱者，用本方补益心肾，心肾相交，失眠自愈。（李文瑞．伤寒论汤证论治．北京：人民军医出版社．1989：389）

（4）本方用于治疗脾肾阳虚致腹胀、腹泻伴以烦躁者、慢性胃肠炎、慢性结肠炎、肠结核，或脾肾阳虚引起的水肿及风心病、肺心病心衰等，均可用本方加减治疗。（聂惠民．伤寒论与临证．广州：广东科学技术出版社，1993：182）

（5）亡阳正虚烦躁证：周氏报道，用本方治疗阳亡正虚烦躁证、发热不愈正虚亡阳证、三阴疟疾、虚寒眼疾、癫狂、虚寒泄6种病证，均获较好疗效。周氏认为本方具有温肾、补虚、回阳的作用，病例虽见症不一，但只要具备四肢厥逆，脉沉微欲绝或浮弦，面青黑无华，舌白多津等肾寒、脾湿、正虚、阳弱证候者，均可用本方加减治之。同时又指出了用药的重点，如阳亡正虚烦躁之证，可重用人参以固正，茯苓以去烦。阳衰正虚的虚脱证，可重用附子、人参，以温阳固本。久利不止，虚寒滑脱者，可加赤石脂以固涩。癫狂证，病转虚寒者，酌加龙骨、牡蛎以潜阳敛神。虚寒眼疾、血不充目者，酌加芍药、首乌以养肝补血。若外感久不愈，阳虚正虚者，酌加桂枝、柴胡以疏表祛邪。[周连三，等．茯苓四逆汤临床运用经验．中医杂志，1965（1）：28]

（6）内耳眩晕：瞿氏报道，用本方加减治疗内耳眩晕症88例，服药3～53剂，均获痊愈，随访3～6个月，复发10例，但再用本方仍有效。[瞿汉云．加减茯苓四逆汤治内耳眩晕症88例．浙江中医杂志，1988（2）：82]

（7）水肿：充血性心力衰竭而致心慌、气短、腹胀、尿少、下肢浮肿，心肾阳虚兼阴液损伤者，宜本方加猪苓、泽泻、麦冬。（聂惠民．聂氏伤寒学．北京：学苑出版社，2005：187）

五苓散

【方歌】 猪术茯苓十八铢，泽宜一两六铢符，
　　　　桂枝半两磨调服，暖水频吞汗出苏。

【白话解】 五苓散由猪苓、白术、茯苓各十八铢、泽泻一两六铢、桂枝半两配伍而成。诸药相合，捣磨为散，以白饮调服。用于表邪不解，随经入腑而致蓄水证，药后频频服用暖水，以助药力发挥，使汗出表解，膀胱气化水行，而邪除体苏。

【药物组成】 猪苓十八铢，去皮　泽泻一两六铢　白术十八铢　茯苓十八铢　桂枝半两，去皮

上五味，捣为散，以白饮和服方寸匕，日三服，多饮暖水，汗出愈。如法将息。

【临证用法】

1. 药物用量　猪苓9g　泽泻12g　白术9g　茯苓9g　桂枝6g
2. 煎服方法　原书为散剂，现多采用汤剂。水煎2次，分服。药后多饮温开水，出汗为宜。

【方药分析】 本方是治疗太阳蓄水证的主方。所谓太阳蓄水证，是指太阳病表证未解，水邪停聚，膀胱气化功能失常导致发热而渴，小便不利，脉浮或脉浮数之证。即由于经脉络属于脏腑，经腑之气相通，若太阳经郁不解，随经入腑，影响膀胱之气化功能，形成太阳蓄水证。《素问·灵兰秘典论》："膀胱者，州都之官，津液藏焉，气化则能出矣。"因为膀胱的贮尿与排尿功能正常与否，能影响人体的水液代谢作用。《素问·宣明五气》云："膀胱不利为癃，不约为遗尿。"膀胱为水府，乃水液都会之处，气化则水液运行而排出，若膀胱气化不行，水不下输，停聚于内，则小便不利，少腹满。水饮与邪热互结，津液不能蒸布于上，则烦渴，或"消渴"。若水气上逆，停聚于胃，胃失和降则渴欲饮水，但水入即吐，成为"水逆"证。若水气凌心则有心下悸动，若水停于下，逆阻中焦，升降失常，则见"心下痞"又有小便不利，口燥而渴者。其痞之成，因水而为，故称"水痞"，皆宜用五苓散治疗。

方中以猪苓、茯苓、泽泻淡渗利水以利小便。猪苓甘淡，主利水道，能化决渎之气，《本草汇言》说：猪苓"淡利走散，升而能降，降而能升，故善开腠理，分理表阳里阴之气而利小便。"茯苓甘淡，利小便化水气，是利水除湿之要药。《药品化义》：茯苓"甘则能补，淡则能渗，甘淡属土，用补脾阴，土旺生金，兼益肺气……淡渗则膀胱得养，肾气既旺……津道流行，益肺于上经，补

脾于中都，令脾肺之气，从上顺下，通调水道，以输膀胱，故小便多而能止，涩而能利"。白术甘温，补脾燥湿利水，助脾气以转输，使水精四布；泽泻甘寒，停水曰泽，决水曰泻，泽泻利水渗湿泄热，最善泄水道，专能通行小便，透达三焦蓄热停水，为利水第一佳品。上四味俱属渗湿利水之品，相配伍有协同作用，猪苓与泽泻相伍，猪苓利水，能分泄表间之邪；泽泻利水，能宣通内脏之湿，《本草述》："猪苓从阳畅阴，升而微降为阳；泽泻从阴达阳，沉而降为阴，二味相合，分理阴阳。"可见二味合用，升降相同，润燥相济，阴阳相合。茯苓与泽泻清润肺气，滋水之上源，通调水道，下输膀胱。二苓合泽泻，导水下行，通利小便。桂枝辛温通阳，化气以利水，增强膀胱气化作用，又可解散表邪，配茯苓等可加强通阳化气而利水，五味药缺一不可，是通阳利水之主要方剂。原方为散剂，散以散之，今多用汤剂。以求速效，服时多饮温开水，以助药力，使水精四布，上滋心肺，外达皮毛，微汗一出则表里之烦热得除。白饮和服，亦是桂枝汤啜粥之义。

【方剂功效】 化气利水，兼以解表。

【适应证候】

1. 太阳病，发汗后，大汗出，胃中干，烦躁不得眠，欲得饮水者，少少与饮之，令胃气和则愈；若脉浮，小便不利，微热消渴者，五苓散主之。（71）

2. 发汗已，脉浮数，烦渴者。（72）

3. 伤寒，汗出而渴者，五苓散主之。（73）

4. 中风发热，六七日不解而烦，有表里证，渴欲饮水，水入则吐者，名曰水逆，五苓散主之。（74）

5. 本以下之，故心下痞，与泻心汤，痞不解，其人渴而口燥烦，小便不利者。（156）

6. 霍乱，头痛发热，身疼痛，热多欲饮水者。（386）

【临床应用】

1. 古代应用

（1）《备急千金要方》：五苓散主时行热病，但狂言烦躁不安，精采言语，不与人相主当者。

（2）《三因极一病证方论》：五苓散治伏暑饮热，暑气流入经络，壅溢发衄，或胃气虚，血渗入胃，停留不散，吐出一二升许。

（3）《伤寒总病论》：伤寒脉浮缓，手足自温者，系在太阴，小便不利者，必发黄，五苓散加茵陈主之。以茵陈浓煎汤，调五苓散二钱服之，日三四，黄从小便下，以小便利，小便清为度。

（4）《太平惠民和剂局方》：治伤寒温热病，表里未解，头痛发热，口燥咽干，烦渴饮水，或水入即吐，或小便不利，及汗出表解烦渴不止者，宜服之。又治瘴热在里，身发黄疸，浓煎茵陈蒿汤调下，食前服之。

（5）《此事难知》：治酒毒，小便赤涩，宜五苓散。

（6）《济生方》：加味五苓汤，治伏暑热二气及暑湿泄泻注下，或烦，或渴，或小便不利，即本方加车前子。

（7）《寿世保元》：本方去桂名四苓散；加茵陈名茵陈五苓散；加辰砂名辰砂五苓散。一方加大黄，治初痢，亦治积聚食黄，并酒疸。

（8）《证治要诀》：春泽汤治伤暑泻后仍渴，即本方加人参。

（9）《济阳纲目》：五苓散治湿生于内，水泻，小便不利。

（10）《伤寒绪论》：温病发热而渴，小便赤涩，大便自利，脉浮者，五苓散去桂加黄芩。

（11）《朱氏集验方》：治偏坠吊疝方，即本方，煎萝卜子汤调下。

（12）《医方集解》：五苓散通治诸湿腹满，水饮水肿，呕逆泄泻，水寒射肺，或喘，或咳，中暑烦渴，身热头痛，膀胱积热，便秘而渴，霍乱吐泻，痰饮湿疟，身痛身重。

（13）《观聚方要补》：五苓散用薏苡仁煎汤调下，治外肾肤囊，赤肿通明，及女儿阴户肿胀，乃心热所传。

（14）《临证指南医案》：某，胀满跗肿，小溲短涩不利，便泄不爽，当开太阳为主，五苓散加椒目。

（15）《临证指南医案》：某，67岁，少腹单胀，二便通利稍舒，显是腑阳窒痹，浊阴凝结所致，前法专治脾阳，宜乎不应，当开太阳为要。五苓散加椒目。

（16）《谢映庐医案》：胡永隆之子三岁，其弟久隆之子四岁，时当夏季，患烦渴吐泻之症，俱付幼科医治，病势转剧，惟永隆求治于余。视其汗出烦躁，饮水即吐，泄泻迫，小水短赤，舌干芒刺，中心黄苔甚厚，时时将舌吐出。细为思之，与仲景所谓太阳中风，发热六七日，不解而烦，有表里证，渴欲饮水，水入即吐，名曰水逆，治与五苓散者相符。但此烦热蓄盛，三焦有火，宜加苦寒之味，引之屈曲下行，妙在剂中之桂，为膀胱积热化气之品，又合热因寒用之旨，庶几小便通而水道分清矣。以猪苓、茯苓、泽泻、白术、肉桂、黄连、栀仁，2剂而愈。

2. 现代应用

（1）应用范围：五苓散常用于治疗急慢性肾炎、传染性肝炎、肝硬化腹水、急慢性肠炎、泌尿系感染、心脏病浮肿等有效，但必具备本方证特征。

（2）肾炎：见水肿尿少者，本方加大腹皮、车前子、黄芪、山药、金银花等。

（3）神经性尿频：见小便频数，尿急，甚则伴有遗尿，但无明显尿痛，亦无明显阳性体征，尿常规阴性，本方加覆盆子。若阴寒为重，本方宜加附子。

（4）膀胱炎：见尿急、尿频、尿痛者，本方加木通、车前子、竹叶、炙甘草、生地等。

（5）水疝：肾囊水肿，甚则肿势通明，本方加薏苡仁、橘核、川楝子。马某，男，2.5岁。病2周余，某医院诊为睾丸鞘膜积液。症见：肾囊肿大如鸡卵大（右侧），肿势通明，哭闹时肿胀尤甚，饮食不佳，大便尚可，小便量少，苔薄白，指纹略淡，证属气化失职，水湿蓄聚所致。治以化气行水，宗五苓散化裁。处方：猪苓10g、茯苓10g、泽泻10g、桂枝3g、炒白术8g、橘核6g、炒薏仁10g、川楝子5g，水煎温服。服3剂后肿势大减，余证亦轻，继进4剂，积液消失，肾囊恢复正常。

（6）急性肠炎：水泻如注，小便少，甚者小便全无者，本方加葛根、黄芩、黄连、炙甘草、薏苡仁；若热重者，去桂枝为宜。慢性肠炎，稀水便者，本方合入理中汤治之，效果为佳。

（7）胃潴留而胃内有振水音：属水气不化者，宜本方加生姜、甘草、党参、厚朴、陈皮。

（8）慢性肝炎：见小便短少，腹胀者，宜本方合入小柴胡汤加茵陈治之。

（9）眩晕症：属水饮内停者，宜本方加甘草、葛根。

（10）尿崩症：见多饮多尿，属气化不利，水津不布者，宜用本方。（聂惠民.伤寒论与临证.广州：广东科学技术出版社，1993：109～110）

（11）心包积液：骆氏报道，用五苓散合麻黄附子细辛汤加椒目、石菖蒲、牛膝治疗一例心包积液，服药月余，心包积液消失，诸证缓解。[骆昌兰．五苓散临床治验举要．江西中医药，1986（5）：51～56]

（12）慢性充血性心力衰竭：邢氏报道，用葶苈生脉五苓散，治疗25例慢性充血性心力衰竭，服药3～7剂见效，2～3周心衰得到控制。治疗效果：显效者12例，好转者11例，疗效满意。[邢月朋．葶苈生脉五苓散治疗慢性充血性心力衰竭．中西医结合杂志，1983（3）：158]

（13）产后癃闭：林氏报道，用五苓散加减治疗产后尿潴留10例，平均服药2剂即见通畅。方中泽泻、滑石入肺肾而通膀胱，导水以泻邪热；二苓、冬葵、车前，淡渗以泻水热；白术性苦燥，健运脾土以输水；怀牛膝引诸药以下行；以桂枝易官桂，使其蒸化三焦膀胱之气以行水；黄柏泻膀胱之积水，因重阴生阳，积湿生热之故。泽泻、滑石得二苓、车前、冬葵，则下降利水之力足，白术得官桂则上升通阳之效捷，三焦蒸腾，膀胱气化，水道通利，则癃闭自解。[林同鑫．五苓散加减治疗产后癃闭．浙江中医杂志，1966（9）：31]

茯苓甘草汤

【方歌】 汗多不渴此方求，又治伤寒厥悸忧，

　　　　二桂一甘三姜茯，须知水汗共源流。

【白话解】 茯苓甘草汤是治疗伤寒汗后，损伤胃阳，水停中焦，而见口不渴所用之方。又治伤寒后，水气凌心之心悸，厥逆证的优良方剂，方中用桂枝二两，甘草一两，生姜、茯苓各三两，须知健脾利水与发汗同义，即水与汗同源之故。

【药物组成】 茯苓二两　桂枝二两，去皮　甘草一两，炙　生姜三两，切

上四味，以水四升，煮取二升，去滓，分温三服。

【临证用法】

1. 药物用量　茯苓6g　桂枝6g　炙甘草3g　生姜9g

2. 煎服方法　上4味，以水800ml，煮取400ml，去滓，分3次温服。

【方药分析】 本方是治疗太阳病，发汗后表邪未去，水停心下。由于发汗后胃阳被伤，中阳不布，津液不得敷布所致。心阳不足，水停心下，则心下悸动；饮留心下，胸阳被遏，不达四肢，则手足厥冷，为寒气充于四肢所致；水饮内停，气不化津，津停不布，则

口不渴；饮在中焦，因无关于下焦气化，故小便自利。本方证与五苓散证，是论述膀胱蓄水与胃脘水停的不同，有口不渴与口渴，小便利与不利的区别。由于伤寒汗出，表不解，水停中焦，故用茯苓以利水，桂枝以通阳，桂枝配茯苓加强通阳利水的作用；生姜健胃以散水饮，甘草和胃扶中，以益汗后之虚。桂枝合生姜温中蠲饮，以宣散水气。本方与五苓散同治水饮内停之证，但五苓散证为膀胱蓄水，证偏于下，故重用苓、泽以治下焦为主；本方为治水饮停聚，中阳不布，证偏于中，故重用苓、姜以治中焦为主，或为治疗水气内停，不烦、不渴、心悸，肢厥之证的最佳方剂。

【方剂功效】 温胃化饮，通阳渗湿。

【适应证候】 太阳病发汗后，表证不解，出现心下悸，口不渴，四肢不温，手足厥冷。

【临床应用】

1. 古代应用

《伤寒论辨证广注·辨太阳病脉证并治法中》："五苓散、茯苓甘草汤，二方皆太阳标本齐病，表里兼主之剂。何谓标？太阳之经是也。何谓本？膀胱腑是也。经在表，本在里。五苓散证，邪已入腑，表证实微，故方中止桂枝一味以主表，其余四味，皆主里之药也。茯苓甘草汤证，邪犹在经，里证尚少，故方中只用茯苓一味以主里，其余三味，皆主表之药也。"

2. 现代应用

（1）痰饮病：治疗痰饮病，常与苓桂术甘汤合用。如杨氏报道曾治吴某，男，36岁，夏间上山砍柴归来，汗流口渴，饮水2碗，翌晨中脘突觉不舒，历时旬余，渐觉呼吸频促，继则短气似喘，胸胁支满，目眩，食欲减退，精神委靡，小便不畅，舌苔垢，脉弦而滑，辨证为水饮内停，治用健脾燥湿，利水蠲饮之法，拟用苓桂术甘汤加生姜3片、大枣7枚，煎服4剂而愈。[杨济苍．苓桂术甘汤治痰饮的临证记载．福建中医药，1964（5）：36]

（2）水湿停聚证：程某，男，48岁。平时脾气虚弱，常患噫气胃满，消化滞呆之证。后在溽暑季节，贪食瓜果而患腹泻。服健脾利水之剂，腹泻止，而胸脘闷异常，逆气上冲，烦躁不宁，头眩欲呕，心下漉漉作水声，四肢逆冷，舌质淡而苔白腻，脉象沉弦。此为脾不健运，水湿停潴之证。脾居中州，可调剂上下之枢纽，若脾阳不运，水气壅滞中州，不但消化滞呆，而上下之阴阳，亦无法维持平衡。并水为阴邪，水盛则阳感不足，其趋势易上虚下盛，往往产生水气上冲之证。烦躁不宁，为水邪上冲所形成。故以扶阳温胃行水之茯苓甘草汤治之；桂枝15g、茯苓24g、生姜15g、甘草3g。连服2剂，躁烦不作，脘闷消失，冲逆平息，脉象虚软。后以健脾行水之剂调理而愈。（邢锡波. 伤寒论临床实验录. 天津：天津科学技术出版社，1984：88）

（3）心下悸证：阎某，男，26岁。心下跳动不安，三五日必发生一次腹泻，泻则心下悸轻。然不数日，证又复初。脉弦，而小便尚可，舌苔白滑。辨为胃中停饮，饮与气搏之证。若胃中之饮下趋肠间，则大便作泻，而胃证则减，证候随之而轻。然巢穴犹在，去而旋生，则又悸动不安。处方：茯苓24g、生姜24g、桂枝10g、炙甘草6g。服10余剂，逐渐而安。（刘渡舟. 新编伤寒论类方. 太原：山西人民出版社，1984：117）

（4）水厥：因水停心下而致厥者，为水厥。若心肾疾病，出现心功能衰竭水肿，呈类似水饮致厥时，可采用本方化裁治疗。（聂惠民. 伤寒论与临证. 广州：广东科学技术出版社，1993：644）

（5）慢性胃炎：茯苓甘草汤可用于胃阳损伤，水停中焦之慢性胃炎，证见胃脘部胀满，口中黏而不欲饮，上腹部有振水音者，宜本方温胃化饮。若有便溏者，酌加炒薏仁，若有脐下悸者加大枣；若心下悸者，加党参、黄芪。（聂惠民. 聂氏伤寒学. 第2版. 北京：学苑出版社，2005：121）

卷 三

太 阳 方

本卷论述22首方剂，是赵本《伤寒论·辨太阳病脉证并治下》所载之方。其中有治疗胸膈郁热证的栀子豉汤及其加减方栀子甘草豉汤、栀子生姜豉汤、栀子厚朴汤、栀子干姜汤；有治疗少阳病的主方小柴胡汤及其加减方大柴胡汤、柴胡加芒硝汤、柴胡加龙骨牡蛎汤；有治疗阳虚水泛证的真武汤；有治疗太阳蓄血证的桃核承气汤、抵当汤、抵当丸；有治疗结胸证的大陷胸汤、大陷胸丸、小陷胸汤、白散；另有太阳上篇桂枝汤的加减方小建中汤、桂枝加桂汤、桂枝甘草龙骨牡蛎汤、桂枝去芍药加蜀漆龙骨牡蛎救逆汤与治疗水寒郁遏表阳证的文蛤散。

栀子豉汤

【方歌】 山栀香豉治何为，烦恼难眠胸窒宜，

十四枚栀四合豉，先栀后豉法煎奇。

【白话解】 由栀子、香豉组成的栀子豉汤主治的病证是什么呢？本方所治病证的主要症状是心烦、胸中懊恼、不能入睡、胸中窒塞。全方由十四枚栀子与四合香豉组成，其煎法为先煮栀子，后入豆豉，此煎法也有奇妙之处。

【药物组成】 栀子十四个, 擘   香豉四合, 绵裹

上二味，以水四升，先煮栀子，得二升半，内豉，煮取一升半，去滓，分为二服，温进一服，得吐者，止后服。

【临证用法】

1. 药物用量   栀子10g   豆豉30g

2. 煎服方法   以水800ml，先煮栀子，用微火煮至500ml，加入豆豉，再煮取300ml，去掉药渣，分为两份，温服150ml。

3. 关于得吐者止后服   本方服后是否出现呕吐，即本方是否为吐剂，历代医家认识颇不一致。如成无己、柯韵伯等认为是吐剂；陈修园、张隐庵等认为不是吐剂；此外，还有的医家认为服后应有汗出，理由是本方为清宣之剂，有透达郁热的解表作用。从临床来看，服栀子豉汤后，有得吐而解者，有不吐而解者，有得汗而解者，有不汗而解者，也有不吐不汗而解者。因此，笔者认为此方非为吐剂，即使服药后出现呕吐，亦多因病邪郁结较重，服汤后宣散开郁，郁热发越而导致呕吐，此可视为郁热外出之象。由于呕吐已使郁热外达，故可因此而停药，但并不能因之而将其作为涌吐之剂。

【方药分析】 栀子豉汤在《伤寒论》中为治疗汗吐下后，无形热邪郁于胸膈证的主方。本证之轻者，可见 "心烦不得眠"，重者则见有 "反得颠倒，心中懊恼"。本证除上述之主症外，还因其病位之深浅、火郁之轻重，而见有其他的症状。如热郁气分，影响胸中气机不畅，可见 "烦热、胸中窒"；如由气及血，可见 "身热不去，心中结痛"。除此之外，由于无形热邪郁于胸膈，还可见外有热、

手足温、饥不能食、但头汗出、舌苔薄白或微黄等。

栀子豉汤中，栀子苦寒，体轻上浮，既可清宣胸膈郁热，又可导热下行；豆豉气味轻薄，既能解表宣热，又可和降胃气。二者相伍，清中有宣，宣中有降，是清宣胸膈郁热，解郁除烦之良方。使用本方，须先煎栀子取其味，后纳豆豉取其气，才能发挥栀、豉一清一宣的治疗作用，临证时务须注意。

【方剂功效】 清宣郁热。

【适应证候】

1. 发汗吐下后，无形热邪郁于胸膈，轻者见虚烦不得眠，重者见反复颠倒，心中懊侬。（76）

2. 发汗或攻下后，无形热邪郁于胸膈，影响胸中气机不利，而见烦热、胸中窒塞者。（77）

3. 伤寒五六日，大下之后，无形热邪郁于胸膈，由气及血，气血运行不利，而见身热不去，心中结痛者。（78）

4. 阳明热证，症见脉浮而紧，咽燥口苦，腹满而喘，发热汗出，不恶寒反恶热，身重，误用下法之后，胃中空虚，邪热郁于胸膈，出现心中懊侬，舌上胎者。（221）

5. 阳明病误下后，无形邪热入于胸膈，证见外有热，手足温，心中懊侬，饥不能食，但头汗出者。（228）

6. 下利后，无形郁热未清，留扰胸膈，证见心烦，按之心下软而不硬者。（375）

【禁忌证候】

素体脾阳不足，平日大便溏薄者。（81）

【临床应用】

1. 古代应用

（1）《肘后备急方》：治霍乱吐下后心腹烦满。

（2）《圣济总录》：治蛤蟆黄，舌上起青筋，昼夜不眠。

（3）《小儿药证直诀》：治小儿蓄热在中，身热狂躁，昏迷不食。

（4）《伤寒标本心法类萃》：懊侬烦心，反复颠倒不得眠者，烦热怫郁于内而气不宣通也，或胸满结痛，或烦、微汗出、虚烦者，栀子汤主之。

（5）《伤寒论翼》：此阳明半表里涌泄之和剂也。少阳之半表是寒，半里是热，而阳明之热自内达外，有热无寒，故其外症身热汗出，不恶寒反恶热，身重，或目痛鼻干不得眠；其内症咽燥口苦，舌苔烦燥，渴欲饮水，心中懊侬，腹满而喘。此热半在表半在里也。脉虽浮紧，不得为太阳病，非汗剂所宜。又病在胸腹而未入胃府，则不当下，法当涌泄以散其邪。

（6）《伤寒大白》：《伤寒论》言懊侬，唯太阳阳明发汗吐下后有此症，则知是三阳经阴邪内陷，郁结心胸，而为半表半里之症，非三阴证。故仲景虽立大陷胸汤、人参白虎汤、猪苓汤等，然于懊侬条归于栀子豉汤。今余分各经见症施治，如太阳表邪，用羌活汤合栀子豆豉汤；阳明表证，用葛根汤合栀子豆豉汤；少阳见症，以小柴胡汤合栀子豆豉汤。不见表证，而有邪热内结，则有清里药合栀子豆豉汤。若食滞中焦，栀子豆豉汤加陈枳实；兼有痰凝，小陷胸汤合栀子豆豉汤。此余推广之法也。

（7）《伤寒论求是》：《临证指南医案》用此方加减化裁者凡三十七案，从这些病案分析，既用于外感病如风温、暑湿、秋燥等，又用于杂病如眩晕、脘痞、心痛等；气分郁热固然用之，嗽血、吐血证亦间用之；上中焦病用之，下焦病亦间用之，甚至邪热弥漫上中下三焦亦用之。这就大大扩充了该方的运用范围。将三十七案予以归纳，叶氏运用该方的经验如下。①风温入肺，肺气郁：加入杏仁、瓜蒌皮、郁金等；②暑湿内侵，肺胃不合：参用杏仁、郁金、半夏、陈皮、黄芩等；③秋燥咳嗽：加桑叶、杏仁、沙参、贝母等；④少阳阳明痰火眩晕：佐羚羊角、连翘、广皮白、半夏曲等；⑤胃热遗肺：加杏仁、瓜蒌皮、郁金、石膏等；⑥木火犯胃，纳谷哽噎：加郁金、黄连、半夏、生姜、丹皮、竹茹等；⑦肺胃痰热，脘痞不饥：加杏仁、瓜蒌皮、郁金、桃仁、降香等；⑧吐伤胃津，噫气下泄气：加入橘红、半夏、竹茹、石斛；⑨肠痹大便不通：加瓜蒌皮、杏仁、郁金、枇杷叶、紫菀、枳壳、蔻仁；⑩热邪内郁，胃中不和：加半夏、枳实、广皮白、杏仁、桔梗等；湿热散布三焦：加杏仁、枇杷叶、滑石、薏仁、通草、茯苓皮等；积劳再感，湿热发黄：加连翘、赤小豆、通草、花粉，并煎送保和丸；嗽血、吐血：加杏仁、桔梗、瓜蒌皮、郁金、苏子、降香等；肝郁胃痛：加杏仁、瓜蒌皮、郁金、竹茹、半夏曲等。

（8）《伤寒论类方汇参》：东垣用治痘出烦躁者；王孟英用治暑热霍乱、兼解暑证误服桂附而致殆者；周凤岐用治卒然发呃不止，用栀子豉汤一服即安。

2. 现代应用

（1）外感热病初起：邪在气分之轻证，见发热、胸闷不适、舌尖红、苔薄黄者。

（2）肝炎、胃炎、自主神经功能紊乱、神经官能症等属于胸膈郁热者。

（3）郁热胃痛：急慢性胃炎、胃溃疡属郁热在里，症见胃脘疼痛，口干便燥，舌红苔黄，可加入小陷胸汤。

（4）郁热心烦不眠：由神经官能症或自主神经功能紊乱及其他原因所致之郁热心烦不眠，症见胸中满闷、烦乱不宁，夜卧少寐，口燥咽干，脉细略数，舌红苔黄者，可加入生地、百合、远志、麦冬、酸枣仁等。

（5）郁热呕恶：由于无形郁热留扰胸膈，症见身热不退、虚烦卧起不安，呕吐苦水或欲呕不得，恶心难耐，胸脘痞塞，脉数寸盛，舌红苔微黄，可加陈皮、竹茹之属。

（6）小儿肺胃蕴热：症见口疮舌红，或牙龈肿痛，便燥舌红者，可以本方合入竹叶石膏汤。

（7）其他：由于本方药物简练，毕竟力薄，因此临床应用多随证加味，如外感热病表邪未清者加牛蒡子、薄荷、金银花、芦根；里热盛者加连翘、黄芩；由于内热而引起的咽痛、吐血、鼻衄加白茅根、金银花；湿重而伴胸闷呕恶者加枳实、厚朴、茯苓；秋燥咳嗽加桑白皮、杏仁、北沙参、贝母等。

栀子甘草豉汤、栀子生姜豉汤

【方歌】 栀豉原方效可夸，气羸二两炙甘加，

若加五两生姜入，专取生姜治呕家。

【白话解】 栀子豉汤原方的效用优良，已可夸耀，若因误治伤气或邪火食气而出现少气者，可加入二两炙甘草以益气，如果在原方的基础上加入五两生姜，则是为了取生姜降逆之功以治疗在栀子豉汤证的基础上兼见呕吐之症。

【药物组成】

栀子甘草豉汤

栀子十四个, 擘　甘草二两, 炙　香豉四合, 绵裹

上三味，以水四升，先煮栀子、甘草，取二升半，内豉，煮取一升半，去滓，分二服，温进一服，得吐者，止后服。

栀子生姜豉汤

栀子十四个, 擘　生姜五两　香豉四合, 绵裹

上三味，以水四升，先煮栀子、生姜，取二升半，内豉，煮取一升半，去滓，分二服，温进一服，得吐者，止后服。

【临证用法】

栀子甘草豉汤

1. 药物用量　栀子10g　炙甘草6g　豆豉30g

2. 煎服方法　以水800ml，先煮栀子、炙甘草，取500ml，再加入豆豉，煮取300ml，分为两份，温服一份。

栀子生姜豉汤

1. 药物用量　栀子10g　生姜15g　豆豉30g

2. 煎服方法　以水800ml，先煮栀子、生姜，取500ml，再加入豆豉，煮取300ml，分为两份，温服一份。

3. 关于得吐者止后服问题参考栀子豉汤。

【方药分析】　此二方皆为栀子豉汤的加减方。栀子甘草豉汤是在原方的基础上加用炙甘草，主治栀子豉汤证而兼见少气者。少气即短气之谓，其原因是误治伤气或邪热伤气，故加用炙甘草以益气。栀子生姜豉汤是在原方的基础上加入生姜，主治栀子豉汤证而兼呕者。呕症的产生是由于热郁胸膈，影响胃气不和所致，故加生姜以降逆止呕，同时生姜也可佐香豉以开胃进食，佐栀子以宣发火郁。

【方剂功效】

栀子甘草豉汤：清宣郁热，兼以益气。

栀子生姜豉汤：清宣郁热，降逆止呕。

【适应证候】

栀子甘草豉汤：栀子豉汤证兼见少气者。（76）

栀子生姜豉汤：栀子豉汤证兼呕者。（76）

【禁忌证候】

素体脾胃虚寒而大便溏泄者。（81）

【临床应用】

由于此二方均系栀子豉汤的加减方，故其临床应用范围与栀子豉汤相似，凡栀子豉汤所治之证兼见少气者可用栀子甘草汤，而兼见呕者可用栀子生姜豉汤。

栀子厚朴汤

【方歌】 朴须四两枳四枚，十四山栀亦妙哉，

下后心烦还腹满，止烦泄满效兼该。

【白话解】 栀子厚朴汤由厚朴四两、枳实四枚、山栀十四枚组成，其主治病证为伤寒下后，正气受损，表邪化热内陷，郁于胸膈之中，滞于脘腹之间，所致心烦、腹满、卧起不安之证。本方的功用是清热除烦与宽中消满兼而有之。

【药物组成】 栀子十四个,擘 厚朴四两,炙,去皮 枳实四枚,水浸,炙令黄

上三味，以水三升半，煮取一升半，去滓，分二服，温进一服，得吐者，止后服。

【临证用法】

1. 药物用量 栀子10g 炙厚朴12g 炒枳实12g

2. 煎服方法 以水700ml，煎取300ml，去药渣，分为二份，温服一份。

3. 关于得吐者止后服问题参见栀子豉汤。

【方药分析】 栀子厚朴汤为《伤寒论》治疗伤寒下后，正气受损，邪气化热乘虚内陷，无形热邪郁于胸膈之中，滞于脘腹之间所致之证。由于无形邪热郁于胸膈，扰于心神，故而心烦；邪热滞于胃脘，胃气不降，气机受阻，故见腹满；邪热扰心而心烦，壅遏气机而腹满，故起卧不宁，烦满难耐。由于病机为无形邪热作祟，郁热并未与有形实邪相结，故无疼痛拒按，大便不通等证。治当用栀子厚朴汤清热除烦，宽中消满。方中栀子苦寒，既可清透郁热，解郁除烦，又可导火下行；厚朴苦温，行气消满，枳实苦寒，破气消痞。三物相合，则具清热除烦，宽中除满之力。本方可看作栀子豉汤与小承气汤之变方。由于邪热内陷胸膈，下及脘腹，病位较栀子豉汤证为深，故不用豆豉之发散宣透；由于本证无有形邪热内积，故不用大黄之推荡攻下，而用栀子之清宣透邪。服药后，郁热得以清宣，气滞得以下达，故心烦腹满之症可除。

【方剂功效】 清热除烦，宽中消满。

【适应证候】 伤寒表证下后，热邪郁于胸膈之中，滞于脘腹之间所致之心烦、腹满、卧起不安之证。（79）

【禁忌证候】 平素脾胃虚寒，大便溏泄者。(81)

【临床应用】

1. 古代应用

(1)《伤寒大白》：栀子豆豉汤，治心烦懊恼，腹不满，重在懊恼；此方去豆豉，加厚朴、枳实，治心烦、腹满，不懊恼，重在腹满。观此二方加减治烦，全在懊恼腹满二症上分别。小便不利，加木通；大便结，有下证，加大黄。

(2)《医学摘粹》：实邪在上，故用厚朴、枳实泄满而降逆，栀子吐浊瘀而降烦也。

2. 现代应用

(1)胸膈郁热：刘渡舟治董某，女，37岁。病心中烦懊，不能控制，必须跑出屋外，方得小安，并且脘腹胀满，如有物塞之状，大便无秘结，小便黄，切其脉弦数，舌苔黄腻，辨为心胸热郁，下及于胃，为疏栀子厚朴汤原方，服1剂而愈。(刘渡舟. 新编伤寒论类方. 太原：山西人民出版社，1984：74)

(2)凡栀子豉汤下所列诸证，病位偏下，界于脘腹之间者，可用本方治之，或于栀子豉汤中加用厚朴、枳实二味以行气除满。

栀子干姜汤

【方歌】 十四山栀二两姜，以丸误下救偏方，

微烦身热君须记，辛苦相需尽所长。

【白话解】 栀子干姜汤由十四枚栀子和二两干姜组成，在《伤寒论》中是作为救治伤寒表证误以丸药攻下后所致病证而使用的救逆之方，在使用时一定要牢记本证的主要见症是微烦、身热不去（另从"医以丸药大下之"的治疗经过及方中用干姜温中来看，应有下利，腹满疼痛等证）。本方以干姜之辛温与栀子之苦寒相配，可起到各尽所长，既清上焦之热，又温脾家之寒的功效。

【药物组成】 栀子十四个，擘　干姜二两

上二味，以水三升半，煮取一升半，去滓，分二服，温进一服，得吐者，止后服。

【临证用法】

1. 药物用量　栀子10g　干姜6g

2. 煎服方法　用水700ml，煮栀子、干姜，取300ml，去药渣，分为两份，温服一份。

3. 关于得吐者止后服问题参见栀子豉汤。

【方药分析】　栀子干姜汤在《伤寒论》中是为伤寒表证误用丸药大下之后所致病证而设。此证上有无形之邪热郁于胸膈，下有虚寒生于脾胃，治热则碍寒，治寒则碍热，故以栀子干姜汤寒温并用，清上而温下。方中栀子苦寒，清中有宣，宣中有降，善清无形邪热之内郁；干姜辛温，温中有补，补中有行，独擅温补脾家虚寒之长。二药相合，一清一温，一治上一治下，各司其职，且有相互监制之妙，既可使栀子不伤中阳，又可使干姜不助郁热。

【方剂功效】　清热除烦，温中暖脾。

【适应证候】　伤寒表证误用丸药大下之后，无形热邪郁于胸膈，虚寒生于脾胃之上热下寒证，出现身热不去，微烦，下利，腹满疼痛者（80）。

【临床应用】

1. 古代应用

（1）《杨氏家藏方》：治阴阳痞结，咽膈噎塞，状若梅核，妨碍饮食，久而不愈（方名二气散）。

（2）《太平圣惠方》：以本方加薤白治赤白痢疾。

（3）《伤寒大白》：阳证烦躁用栀子，阴证烦躁用干姜。今因本是阳证，宜清不宜下，反误下之，身热不去而微烦，故以二味合用。仲景常以一味解表药，一味清里药和解表里之邪，今以化出一味寒药一味热药，和解冷热不调误下后之身热心烦，极开化方用药之妙。

（4）《伤寒论翼》：或以丸药下之，心中微烦，外热不去，是知寒气留中，而上焦留热，故任栀子以除烦，用干姜逐内寒以散表热，此甘草泻心汤之变方也。

（5）《医学入门》：以生姜易干姜，名栀姜饮，主治郁热脘腹作痛。

2. 现代应用

（1）胃热脾寒吐血：多见于胃、十二指肠溃疡出血，症见胸膈不适，心烦难耐，呕吐鲜血量多，舌红，苔薄黄，大便溏泄，脉虚无力，用此方时可加入白及、藕节炭等。

（2）寒热错杂之胃脘痛：如慢性胃炎、慢性胆囊炎所致之胃脘痛，见症寒热错杂，可以此方合半夏泻心汤治之。

真武汤

【方歌】 生姜芍茯数皆三，二两白术一附探，

便短咳频兼腹痛，驱寒镇水与君谈。

加减歌曰： 咳加五味要半升，干姜细辛一两具，小便若利恐耗津，须去茯苓肾始固。下利去芍加干姜，二两温中能守住。若呕去附加生姜，足前须到半斤数。

【白话解】 真武汤由生姜、芍药、茯苓各三两，白术二两，炮附子一枚组成，其主治证的症状以小便不利，或咳嗽频作，腹痛（除此之外尚有四肢沉重疼痛、自下利、头眩、身瞤动、振振欲擗地、身热等）为主，此证乃因肾阳虚水气泛溢所致，本方的主要功效为驱除阴寒，镇摄水邪，故对此证有较好的疗效。

本方的加减法如下：

若咳，乃因水寒之邪射肺，肺气上逆，故加干姜、细辛各一两，五味子半升以温肺散寒，摄敛肺气；若小便利者则不须利水，反恐伤损阴液，故须去茯苓；若下利者，是阴盛阳虚较甚，因芍药苦泄，有通便之效，故去之，加干姜以温中散寒，暖脾固肾而止利；若呕者，乃水寒犯胃，胃失和降，当去附子，加生姜以温散水饮，降逆止呕（因附子为本方主药，以不去为佳）。

【药物组成】 茯苓　芍药　生姜各三两，切　白术二两　附子一枚，炮，去皮，破八片

上五味，以水八升，煮取三升，去滓，温服七合，日三服。

【临证用法】

1. 药物用量　茯苓9g　芍药9g　生姜9g　白术6g　炮附子9g

2. 煎服方法　以水1600ml煮上药，微火煮取600ml，去药渣，温服140ml，1日服3次。

【方药分析】 真武汤为《伤寒论》治疗肾阳虚，水气泛溢的主方。本方所治之证或因太阳病过汗伤及肾阳，或由少阴病阳气日衰而成，由于肾阳虚不能化气行水，水寒在内，泛溢周身上下，故见证颇为复杂。由于肾为水脏，膀胱为水府，水寒困于下焦，肾阳虚气化失职，则小便不利；水寒之气浸渍于四肢，经气运行不畅则四肢沉重疼痛；水气内停，浸渍于肠间则下利；肾阳虚，虚阳外越，则见身热；水气上凌于心则心下悸；水气上冲蒙蔽清

阳则头目晕眩；肾阳虚筋脉失于温煦，加之水气浸渍则身体筋肉跳动，全身振颤不定每欲仆倒。由于水气变动不居，随气机上下而攻冲，故此证每多或然之症。如水气犯肺则咳，水走肠间则下利，水气犯胃则呕。本方用炮附子以壮肾中之阳，补命门之火，以使水有所主；白术苦温，燥湿健脾，使水有所制；术附同用，还可温煦经脉以除寒湿；生姜宣散，且助附子以温阳，是于主水之中有散水之意；茯苓淡渗，佐白术健脾，是于制水中有利水之用；芍药活血脉，利小便，又可敛阴和营制姜附刚燥之性，使之温经散寒而不伤阴。诸药合之，温肾阳以消阴翳，利水道以去水邪，共奏温阳利水之效。

由于所治之证有或然之症，故此方也有加减之法。若见水寒犯肺之咳，则加干姜、细辛温肺以散寒，加五味子以敛肺气；若小便利者不须利水，故去茯苓；若见阴盛阳衰之下利甚者，则去芍药之苦泄，加干姜以温中散寒；若见水寒犯胃而呕者，可加重生姜用量，以和胃降逆。

【适应证候】

1. 太阳病发汗，大汗伤阳，阳虚水泛，症见其人仍发热，心下悸，头眩，身瞤动，振振欲擗地者。（82）

2. 少阴病，肾阳不足，水气内动，症见腹痛，小便不利，四肢沉重疼痛，自下利，或兼咳，或兼小便利，或兼下利，或兼呕者。（316）

【临床应用】

1. 古代应用

（1）《王氏易简方》：此药不唯阴病伤寒可服，若虚劳人憎寒壮热，咳嗽下利，皆宜服之，因易名为固阳汤，增损一如前法。

（2）《直指方》：治少阴肾证，水饮与里寒合而作咳，腹痛下利，于本方加干姜、细辛、五味子。凡年高气弱，久嗽能用。

（3）《资生篇》：误汗伤阳，筋惕肉瞤，亦为水逆，真武汤主之。

（4）《济阴纲目》：真武汤治伤生冷饮食，数日后发热腹痛，头目昏沉，四肢疼痛，大便自利，小便或利，或涩，或呕，或咳，并宜服之。

（5）《伤寒全生集》：凡伤寒四五日腹痛小便自利，四肢沉重，疼痛下利者，此有水也，真武汤主之。

（6）《类聚方广义》：治痿病，腹拘挛，脚冷不红，小便不利，或不禁者，腰酸，腹痛，恶寒下利日数行，夜间尤甚者，此名疝痢，宜此方。又久痢见浮肿或呕者亦良。产后下利肠鸣腹痛，小便不利，肢体酸软，或麻痹有水气，恶寒发热，咳不止，成劳状，尤为难治。

（7）《伤寒绪论》：不得眠者皆为阳盛，切禁温剂，唯汗吐下后虚烦，脉浮弱者，因津液内竭，则当从权用真武汤温之。

（8）《临证指南医案》：用此方治疗湿痰积聚水饮；湿邪伤脾肿胀；单腹胀；呕吐、泄泻因水饮所致者。

（9）《医学摘粹》：若饮积于上，气不化水，致饮留心下而化饮时，真武汤主之。

2. 现代应用

凡是病机符合心肾阳虚，水邪泛溢者，皆可斟酌用之，据有关报道，多用于以下疾病：

（1）风湿性心脏病、高血压性心脏病、克山病所致心力衰竭：如关氏报道对风湿性心脏病所致心力衰竭应用真武汤治疗能使水肿很快消退，心脏血液循环也随之改善（关世林. 真武汤治疗风心病心衰. 广西中医杂志，1966，4：22）。裴氏报道以真武汤为主随证加减治疗结核型克山病63例，结果显效10例，有效17例，无效24例，死亡12例，观察到本病皆属阴证、里证、寒证、虚证，用攻下祛邪法可使病情迅速恶化（高钦颖. 名方研究应用精选. 西安：西北大学出版社，1993：199）。

（2）慢性气管炎、哮喘、肺气肿等呼吸系疾病：多见久咳不已，甚则喘息，痰多稀白，白苔水滑，脉沉弦，证属阳虚水寒射肺，用本方加五味子、干姜、细辛、款冬花。

（3）肺源性心脏病：徐氏报道以本方为主随证加减治疗肺源性心脏病19例，临床控制5例，显效8例，有效3例，无效3例（高钦颖. 名方研究应用精选. 西安：西北大学出版社，1993：199）。用此方治疗本病时可加入猪苓、泽泻、桂枝、泽兰叶、丹参、人参等。

（4）慢性肾炎、慢性肾盂肾炎、肾病综合征：陈氏报道用此方治疗慢性肾炎30例，有效24例，有效率为80%。马氏报道治疗慢性肾炎肾病型12例，完全缓解9例，部分缓解3例（高钦颖. 名方研究应用精选. 西安：西北大学出版社，1993：199）。

（5）梅尼埃病：姚氏报道用本方加味治疗梅尼埃病41例，痊愈35例，好转6例。［姚天源. 从真武汤治疗41例内耳眩晕证试论中医肾开窍于

耳．福建中医药，1982（5）：38］

（6）闭经：侯氏报道用本方加味治疗阳虚寒盛之闭经60例，治愈54例，有效4例，好转6例。［侯锡武．真武汤加味治疗肾阳虚闭经60例．辽宁中医杂志，1981（1）：46］

（7）慢性胃炎、胃下垂、胃及十二指肠溃疡：症见胃脘疼痛，泛恶欲呕，时吐涎沫，畏寒喜暖，手足清冷，脉沉弱，舌淡苔白滑，可以本方加党参、吴茱萸、大枣、砂仁。

（8）慢性肠炎：症见腹痛下利，小便不利或小便清长，日久不愈，脉沉而迟，舌胖苔白，属心肾阳虚者，以本方加猪苓、泽泻、桂枝、泽兰叶、薏仁，以干姜易生姜。

（9）外感发热：日本冈野氏用本方治疗10例急性外感发热者，全部有效（高钦颖．名方研究应用精选．西安：西北大学出版社，1993：199）。又王庆国报道治一例外感发热病人，先用辛凉解表，继投养阴透热之剂，均未获效，反日渐加重。自觉小腹发热，日晡热甚，如火焚之状，背恶寒，头昏闷，午后则剧，而心悸不安，腹胀满不欲食，口虽渴但不欲饮，饮之则反涌吐清涎，小便清利，形体消瘦，面色无华，苔白有津，脉浮无根，用真武汤加肉桂、龟甲、龙骨、牡蛎，连服2剂，恶寒消失，发热减轻，4剂各证消失。

（10）脑震荡后遗症：来氏报道治疗一例唐性患者，男57岁。因头部曾被砍伤，留有脑震荡后遗症，每疲劳或感冒时发作，症见面壁侧卧，不敢移动，稍动则头痛剧烈，畏光，心烦，面色黯淡，舌苔白滑，脉沉细，诊为阳虚气滞，升降失司，用本方加细辛，用1剂，头痛减半，续服1剂，头痛止，加减共服24剂，观察17年未复发。［来春茂．真武汤临床应用．云南中医学院学报，1979（1）：43］

（11）可逆性手足紫绀症：如吴氏报道曾治邓某，男，17岁。四肢末梢与耳鼻处遇冷则发生青紫已两个月，全身有麻木感，腰酸、恶寒、盗汗、不寐、纳减、面黄，脉弦细而迟，苔白腻，诊断为可逆性低温血凝现象并发手足紫绀症。证属寒湿重症，治以真武汤加桂枝、炙甘草，并配合针灸，服药5剂，病情明显好转。［吴刚．真武汤治疗可逆性手足紫绀症一例．江西中医药，1957（1）：29］

（12）寒湿痹症：来氏报道曾治周某，男，18岁。因冬天参加筑路工程，某晨起床时两手筋脉拘挛，紧握不能伸，勉为用力，痛不可支，舌苔白腻，以真武汤加桂枝、当归、黄芪、炙甘草、大枣。服两剂后减轻，6剂而愈。以本方治疗寒湿痹证时，可适当加入草乌、羌活、牛膝、杜仲等药。［来春茂．真武汤临床应用．云南中医学院学报，1979（1）：43］

（13）低血压性眩晕：因低血压而致之眩晕，症见头眩，心悸，小便少，伴见泻下，脉虚弱，舌苔白滑者，用此方有效，临证时可加入黄芪、升麻、人参等物。（高钦颖．名方研究应用精选．西安：西北大学出版社，1993：199）

（14）高血压病属阳虚水逆者：蒲辅周曾治马某，女，70岁，患高血压已3年，头晕，头痛，耳鸣不聪，劳累则加重，形体日渐发胖，小便有时失禁，晚间尿频，痰多，怕冷，手足偏凉，饮水则腹胀，饮食喜温，血压230/118mmHg。六脉沉细，右甚，舌偏淡苔滑。证属阳虚水逆，用真武汤加半夏、生龙牡，连续服药20剂，血压下降，症状明显减轻。（中医研究院．蒲辅周医疗经验．北京：人民卫生出版社，1979：176）

（15）其他：近年来个案报道用此方治疗术后伤口不愈、神经官能症、多发性神经炎、坐骨神经痛、胃切除后的"倾倒综合征"、窦性心动过速、高血压、头痛、脑血管硬化、不全性右束支传导阻滞、甲状腺功能低下、营养不良性水肿、阑尾炎、静脉栓塞、疝气、小儿多汗症、舞蹈病、脑积水、功能失调性子宫出血、妇女不孕症、先兆流产、产后恶露不绝、更年期综合征、肝硬化腹水、尿毒症、痢疾、胃下垂、老年性震颤、鼻窦炎、缺乳等属于心肾阳虚，水气为患者。

（16）羊水过多：罗氏报道以真武汤加减治疗56例慢性羊水过多，除3例发生早产为失败病例，余均正常分娩，治愈21例，显效17例，有效13例，无效5例，产后随访婴儿发育良好。［罗田．真武汤加减治疗羊水过多的临床观察．辽宁中医杂志，2004（6）：488］

小柴胡汤

【方歌】 柴胡八两少阳凭，枣十二枚夏半升，

　　　　　三两姜参芩与草，去渣重煎有奇能。

加减歌曰： 胸烦不呕除夏参，蒌实一枚应加煮。若渴除夏加人参，合前四两五钱与，蒌根清热且生津，再加四两功更钜。腹中痛者去黄芩，芍加三两对君语。胁下痞硬大枣除，牡蛎四两应生杵。心下若悸尿不长，除芩加茯四两侣。外有微热除人参，加桂三两汗休阻。咳除参枣并生姜，加

入干姜二两许，五味半升法宜加，温肺散寒力莫御。

【白话解】 小柴胡汤以柴胡八两为主药，是治疗少阳病的主方，方中其他药物为大枣十二枚，半夏半升，生姜、人参、黄芩、炙甘草各三两，其煎煮法为先煎诸药，待煮好后再去滓重煎，这一特殊的煎法具有十分奇妙的作用。

加减法曰：若胸中烦而不呕者，去半夏、人参，加瓜蒌实一枚；若渴者，去半夏加大人参的用量至四两半，并加入瓜蒌根四两以清热生津；若腹中痛者，去黄芩，加入芍药三两；若胁下痞硬者，去大枣，加牡蛎四两；若心下悸，小便不利者，去黄芩，加茯苓四两；若渴，外有微热者，去人参，加桂枝三两，并温覆取微汗；若咳者，去人参、大枣、生姜，加五味子半升，干姜二两，以温肺散寒。

【药物组成】 柴胡半斤　黄芩三两　人参三两　半夏半升，洗　甘草炙　生姜各三两，切　大枣十二枚，擘

上七味，以水一斗二升，煮取六升，去滓，再煎取三升，温服一升，日三服。

若胸中烦而不呕者，去半夏、人参，加瓜蒌实一枚；若渴，去半夏，加人参合前成四两半、瓜蒌根四两；若腹中痛者，去黄芩，加芍药三两；若胁下痞硬，去大枣，加牡蛎四两；若心下悸、小便不利者，去黄芩，加茯苓四两；若不渴，外有微热者，去人参，加桂枝三两，温覆微汗愈；若咳者，去人参、大枣、生姜，加五味子半升，干姜二两。

【临证用法】

1. 药物用量　柴胡24g　黄芩9g　人参9g　半夏10g　甘草9g　生姜9g　大枣15g

2. 煎服方法　以水2400ml，煮上药至1200ml，去药渣，再煎至600ml，温服200ml，1日3次。

【方药分析】 小柴胡汤是《伤寒论》治疗少阳病的主方，病入少阳，邪气居于半表半里，致使少阳枢机不利，正邪相争，进退于表里之间，邪胜则恶寒，正胜则发热。由于正邪相争，各有进退，故寒来而热往，热来而寒去，寒热交替而作，谓之往来寒热。少阳之脉下胸中而贯膈，络肝属胆，循胸胁，邪郁少阳，经气不利，故胸

胁苦满。肝胆气郁,疏泄不利,故神情默默而寡言。肝木郁滞,影响脾胃之受纳运化,故不欲饮食。少阳胆木内寄相火,气滞则火郁,郁火扰心则烦。少阳不和,胆热犯胃,胃失和降,以致频频作呕。以上皆少阳病之主证,其病机总由少阳受邪,枢机不利所致,故以和解为治。本方药物可分为三组:一是柴胡配黄芩。柴胡味苦微寒,气质轻清,以疏少阳经中之邪热;黄芩苦寒,气味较重,可清少阳胆腑之郁火。二药相合,经腑同治,清疏并行,使气郁得达,火郁得发,枢机通利,胆腑清和,半表之邪从外而解,半里之热从里而彻。二是半夏配生姜。一则调理胃气降逆止呕,一则佐柴芩以逐邪,一则行甘枣之泥滞。三是人参、炙甘草、大枣相配,其用有三。一者,扶正祛邪。由于病入少阳,正气有衰,故以此以益中气,和营卫,助正抗邪;二者,防邪内入。因少阳为阴阳之枢,正虚之时,外邪易入三阴,故遵"见肝之病,知肝传脾,当先实脾"的原则,预为固护,使邪气不得内传。三者,抑制柴、芩之苦寒,以防伤害脾胃之气。本方药虽七味,但配合巧妙,既有柴芩之苦寒清降,又有姜夏之辛开散邪,复有参枣草之甘补调中,七药相辅相成,寒热并用,既能疏利少阳之枢,又能条达气机升降,更使内外宣通,气血条达,是和解之良剂,故后世称其为"和剂之祖"。

本方用去滓再煎之法,乃因方中药物性味有寒温之差,苦甘辛之异,功用又有祛邪扶正之别,去滓再煎可使诸药气味醇和,有利于透邪外达,而无敛邪之弊,此正如徐灵胎所云:"再煎则药性和合,能使经气相融,不复往来出入。"

由于少阳病多或然之症,故本方又设加减之法。若胸中烦而不呕,是热聚胸膈,未犯胃腑,热聚不得以甘补,胃气不逆则不必以辛散,故去人参、半夏,加瓜蒌实一枚以除热荡实;若渴,是木火内郁,犯及阳明,胃燥津伤,故去半夏之辛燥,加人参之量至14g,更加甘苦清润之瓜蒌根12g以清热生津;若腹中痛者,是土被木乘,脾络不和,故去黄芩之苦寒,加芍药9g于土中泻木,和络缓急止痛;若胁下痞硬,乃邪郁少阳之经,阻遏较重,故去大枣之壅滞,加牡蛎12g以咸寒软坚;若心下悸,小便不利,为三焦决渎失职,水饮内停,故去黄芩之苦寒,加茯苓12g以利水宁心;若不渴外有微热,是太阳表证未罢,无里热伤津之象,故去人参之壅补,加桂

9g以解外；若咳者，属肺寒气逆，故去人参、大枣之甘温壅气，生姜之辛温宣散，加干姜6g、五味子15g以敛肺降逆。

由于本方寒温并用，攻补兼施，既可和解少阳半表半里之枢机，又可调畅肝胆脾胃，既可扶正祛邪，又可宣通内外，故在《伤寒论》中除主治少阳病外，又可治疗其他多种病证，而后人更在《伤寒论》的基础上，进一步扩大了其主治病证的范围，而应用于许多疾病的治疗。

【方剂功效】 和解少阳。

【适应证候】

1. 伤寒中风，邪入少阳，枢机不利，症见往来寒热，胸胁苦满，默默不欲饮食，心烦喜呕，或胸中烦而不呕，或渴，或腹中痛，或胁下痞硬，或心下悸、小便不利，或不渴、身有微热，或咳者。（96、97）

2. 伤寒四五日，三阳合病，以少阳之邪为主，症见身热恶风，颈项强，胁下满，手足温而渴者。（99）

3. 伤寒邪入少阳，枢机不利，脾胃虚寒，木邪克土，症见阳脉涩，阴脉弦，腹中拘急而痛者。（100）

4. 妇人中风或伤寒，热入血室，症见得病七八日后续得寒热，发作有时，经水适断，如疟状者。（144）

5. 厥阴病，正气得复，邪气转出少阳，症见呕而发热者。（379）

6. 伤寒差后，余热未尽，症见差后更发热者。（394）

7. 太阳病不解，转入少阳，症见胁下硬满，干呕不能食，往来寒热，脉沉紧或弦者。（266、37）

8. 柴胡汤证误下后，邪气仍在少阳，但正气偏弱者。（101、103、149）

9. 伤寒阳微结证，症见伤寒五六日，头汗出，微恶寒，手足冷，心下满，口不欲食，大便硬，脉沉紧者。（148）

10. 少阳阳明并病，症见发潮热，大便溏，小便自可，胸胁满不去者。（229）

11. 少阳阳明并病，症见胁下硬满，不大便而呕，舌上白苔者。（230）

12. 三阳合病，症见脉弦浮大而短气，全腹胀满，胁下及心痛，久按之气不通，鼻干，不得汗，嗜卧，一身及目都黄，小便难，发潮热，时时哕，耳前后肿，经针刺治疗后病情减轻，但外症不解，病过十余日，脉仍浮者。（231）

13. 伤寒少阳之邪未解，兼阳明里实，误用丸药攻下后，症见胸胁满而呕，日晡所发潮热，已而微利者，先服小柴胡汤以解外，后以柴胡加芒硝汤主之。（104）

【禁忌证候】

1. 太阴表证，误用攻下后，致使脾虚不运，寒湿停郁肝胆之经，症见不能食，胁下满痛，面目及身黄，颈项强，小便难者。（98）

2. 脾虚失运而寒饮内停，症见渴欲饮水而呕者。（98）

【临床应用】

1. 古代应用

（1）《伤寒活人书》：以本方加白术、麦冬名柴胡半夏汤，主治痰热头痛，利膈除烦闷，手足烦热，营卫不调，肢节拘挛，身体疼痛，嗜卧少力，饮食无味，并兼治五饮、消痰癖。

（2）《素问病机气宜保命集》：以本方加石膏、知母、黄芪，名增损柴胡汤，主治产后经水适断，感于异证，手足牵搐，咬牙昏冒。

（3）《苏沈良方》：归纳小柴胡汤的适应证为五点：一是治往来寒热；二是治烦热；三是治身热；四是治心烦胁下满；五是治伤寒瘥后更发热者。

（4）《宣明论方》：以本方去半夏、大枣，加当归、芍药、大黄名为柴胡饮子，主治骨蒸积热，寒热往来，高热寒战，及伤寒发汗不解，或口干烦渴，或下后余热未愈，汗后劳复，或骨蒸肺萎，喘咳等。

（5）《景岳全书》：用本方合平胃散，名柴平汤，治湿疟，一身疼痛，手足沉重，寒多热少，脉濡。

（6）《伤寒六书》：以本方去人参、半夏，加羌活、葛根、桔梗、芍药、白芷，名柴葛解肌汤，具有解肌清热，除表散邪之功。主治风寒外感，郁而化热，证见恶寒渐轻，身热增盛，无汗头痛，目疼鼻干，心烦不眠，目眶疼痛，脉浮数微洪长。若此证无汗，恶寒甚者，去黄芩加麻黄，冬月宜加，春宜少，夏月去之加苏叶。

（7）《伤寒蕴要》：以本方去黄芩加桂枝、芍药，名柴胡建中汤，主治腹痛恶寒，自汗恶风，腹痛发热等证。

（8）《寿世保元》：以本方加大黄、枳壳，名驱瘴汤，主治感受岚瘴溪源蒸毒之气，其状血乘上焦，病欲来时，令人迷困，甚则发狂躁，亦有呕而不能言者，皆由败血瘀血毒涎聚于脾经所致。

（9）《六科准绳》：以本方合四物汤并加白术、茯苓、黄芪，名三合汤，主治产后虚劳发热。

（10）《张氏医通》：以本方加枳壳、桔梗，名为柴胡桔梗汤，主治少阳寒热，痞满。

（11）《十便良方》：用本方去大枣，加麦门冬、竹叶，名人参饮子，主治阳毒伤寒，四肢壮热，心膈烦躁，呕吐等。

（12）《济阴纲目》：用本方治妇人风邪，带下五色。

（13）《东医宝鉴》：以本方加生地，名为柴胡地黄汤，主治妇人产后往来寒热，少阳脉弦。

（14）《名医方考》：疟发时耳聋胁痛，寒热往来，口苦喜呕，脉弦者，名曰风疟，小柴胡汤主之。

（15）《直指方》：小柴胡汤治男女诸热出血，血热蕴隆，于本方加乌梅。

（16）《皇汉医学》：小柴胡汤加橘皮汤不仅治恶心呕吐有效，即呃逆及干咳频发诸病，亦有奇效，若热炽烦渴者，加石膏，祛痰困难者，更加桔梗。

（17）《伤寒论附翼》：本方为脾家虚热四时疟疾之圣药。

2. 现代应用

（1）感冒、流感及上呼吸道感染：屏南县中医院报道用本方加减治疗上呼吸道感染203例，平均退热时间为1.64天（西医对照组为2.23天）。据中日友好医院著名老中医印会河经验，治疗外感病，凡病人自觉寒热往来为主的一般均可以本方之柴胡、黄芩、半夏三药为基础，见发热（不论高热和低热）即加石膏；大便二日未行者，即加生大黄（后下）；有咽痛、鼻塞等上呼吸道症状即加山豆根、鱼腥草；无汗加薄荷；一般疗效满意。临床表明该方对虚人感冒、胃肠型感冒、感冒发热时间久而不退，且见少阳证者疗效颇佳。

（2）疟疾：刘氏报道用本方治疗疟疾14例，均服1～2剂而愈，其经验表明，采用小柴胡汤原方加常山、槟榔等治疗间日疟、三日疟，其优点是对于一般抗疟药失败，以及新发或复发的疟疾，均有确实疗效，且不易复发。[刘光汉. 小柴胡汤治疗间日疟、三日疟经验介绍. 中医杂志，1959（4）：41]

（3）肝炎、肝硬化：用小柴胡汤治疗肝病的报道屡见不鲜。如吴氏用本方治各型肝炎（包括肝硬化）78例，均证明对肝功能异常引起的发热、肝大或疼痛，以及两胁部的痞硬重压感等症状均有较好的治疗作用。[吴德钊. 治疗各型肝炎（包括肝硬化）78例疗效分析. 江苏中医，1962（2）：13]

（4）斑疹伤寒：据报道本方治疗60例，总有效率为100%。（高钦颖. 名方研究应用精选. 西安：西北大学出版社，1993：67）

（5）胸膜炎：田氏报道用小柴胡汤治疗急性胸膜炎28例，治疗时间病程长者10天，短者1天，一般服药1～3天胸痛止，胸膜摩擦音消失，咳嗽发热也随之缓解，结果痊愈25例，减轻2例，无效1例。[田德仁. 小柴胡汤治疗急性胸膜炎28例. 山东医刊，1957（3）：22]

（6）胃炎：李氏报道用本方治疗具有明显胆汁反流的慢性胃炎36例，用药一个月后，疼痛消失32例，好转4例，镜检发现33例胆汁反流消失，浅表性胃炎有不同程度的好转，但萎缩性胃炎无明显改变。[李康. 小柴胡汤加味治愈胆汁反流性胃炎近期疗效观察. 中医杂志，1984（9）：40]

（7）小儿消化不良、厌食症、泄泻：何氏报道用本方加减治疗小儿厌食症50例，均获满意疗效。方用小柴胡汤去大枣，加香附、郁金、陈皮、麦芽、薄荷。心烦盛者加夜交藤、合欢皮；舌苔厚腻者加藿香、紫苏梗；脘腹气胀者加木香、青皮。[何建业. 小柴胡汤加减治疗小儿厌食症. 中医杂志，1985（11）：843]

（8）慢性肾炎、肾病综合征：张氏报道1例慢性肾炎病人，全身浮肿，中等腹水，肾功能极坏，日排尿量仅600～700ml，复因沐浴感冒，病情加重，体温40℃，经用青霉素而热不退，尿量更少，且因其出现少阳证，乃用小柴胡汤加陈皮、瓜蒌，2剂体温恢复正常，尿量增至3200ml，浮肿及腹水亦显著减退。[张琴松. 小柴胡汤有利尿作用. 福建中医药，1964（5）：封三]

（9）更年期综合征、经前期紧张症：由于本方具有疏肝解郁作用，故对这两种病证有效。

（10）胆囊炎、胆石症：小柴胡汤治疗胆系疾病疗效确实，有关方面的报道甚多。用本方治疗胆系疾患，多根据病情加入枳实、枳壳、郁金、茵陈、青皮、大黄等药。

（11）妊娠恶阻：王氏报道用本方加减治疗妊娠恶阻效果明显。其基本方为小柴胡汤原方，若脾胃气虚较甚，少气懒言者，加炒白术、茯苓；中虚气滞腹胀者，加广木香、砂仁、陈皮；痰饮内停，胸脘满闷者，加重半夏用量，更加茯苓、陈皮；肝胃不和，呕吐酸水，胁胀嗳气，心烦口苦者，加苏梗、黄连、竹茹；胃阴不足，舌红口干者，加北沙参、麦门冬、芦根、石斛；气阴两虚，神疲乏力，呕甚出血者，加乌梅、麦门冬、代赭石、仙鹤草、阿胶。[王春生. 小柴胡汤治疗妊娠恶阻. 中医杂志，1986（5）：347]

（12）扁桃体炎：日人铃木氏报道用本方治疗扁桃体炎15例，有效率为66.6%。矢数氏报道用本方治疗该病也有明显效果。[矢数道明. 小柴胡汤应用. 汉方临床，1968（5）：11]

（13）精神神经性疾病：印氏临床治疗顽固性失眠、心烦、多梦、头痛以及狂、癫等精神神经性疾患，辨证属少阳胆经热证，引动神魂不安，无论西医诊断为神经官能症，或是精神分裂症，基本上均以小柴胡汤加减辨证施治，精神分裂症每加礞石滚痰丸，疗效满意。[印会河. 论大小柴胡汤. 广东医学，1982，9：26]

（14）心绞痛：邵氏以小柴胡汤治疗心绞痛46例，疗效满意。其基本方是以小柴胡汤加当归、川芎、附子。一般不改动药味，只是随证调整各药用量，结果服5剂而疼痛明显减轻者11例，服20剂而疼痛停止者35例，最多服药28剂。临床症状消失，心电图均有不同程度的改善。[邵桂珍. 加味小柴胡汤治疗心绞痛41例临床观察. 河南中医，1986（3）：18]

（15）咳嗽：汪氏报道用小柴胡汤治疗郁火咳嗽50例，以小柴胡汤为基本方，去人参、大枣，更加五味子、干姜、杏仁、枳壳等。观察结果，服1剂咳减，2剂咳大减，3剂而愈者23例，3剂咳减、6剂咳嗽痊愈者21例，连服3～6剂而未痊愈者6例。[汪新象. 小柴胡汤加减治疗郁火咳嗽50例初探. 中医杂志，1986（5）：283]

小建中汤

【方歌】 建中即是桂枝汤，倍芍加饴绝妙方，
饴取一升六两芍，悸烦腹痛有奇长。

【白话解】 小建中汤的药味组成就是在桂枝汤的基础上，倍用芍药至六两，再加饴糖一升而成，该方治疗伤寒夹虚所致的心悸、心烦、腹中拘急而痛等症有神奇的效果。

【药物组成】 桂枝三两，去皮 甘草二两，炙 大枣十二枚，擘 芍药六两 生姜三两，切 胶饴一升

上六味，以水七升，煮取三升，去滓内饴，更上微火消解，温服一升，日三服。呕家不可用建中汤，以甜故也。

【临证用法】

1. 药物用量　桂枝9g　炙甘草6g　大枣6g　芍药18g　生姜9g　饴糖50g

2. 煎服方法　用水1400ml，煮桂枝、炙甘草、大枣、芍药、生姜，取600ml，去药渣，加入饴糖，再用微火煮至饴糖溶化，分为3份，每次服200ml，每日服3次。

3. 应用注意以呕吐为主症，且时日较长之病人禁用小建中汤，其原因是小建中汤属甘甜剂，呕吐病人服后易加重呕吐的病情。

【方药分析】　小建中汤即桂枝汤倍用芍药加饴糖而成，是《伤寒论》治疗脾胃虚寒，气血不足，复因外感邪扰，以致心悸、心烦、腹中拘急疼痛的主方。方取桂枝汤外能调和营卫，内能调和脾胃及气血阴阳。本方又在桂枝汤的基础上，重用饴糖以温养脾胃，倍用芍药以增益营血。方虽为桂枝汤加味而成，但已变解肌祛风，调和营卫之方而为温补里虚之剂。方中桂枝配炙甘草、大枣、饴糖、辛甘化阳，以温补脾胃之虚；芍药配炙甘草、大枣、饴糖酸甘益阴，以滋养阴血；生姜辛温，开胃进食，以增胃之受纳。且芍药与饴糖相伍，又能于补土中以伐木，缓肝气之横逆，温中缓急以止痛。诸药相合，能使脾胃健运，气血得充，阴阳平调，营卫调和。由于本方有温中健脾之效，故取名"建中"。建中者，有建立中气之意。脾胃居中州，为营卫气血生化之源，中气立则化源足，五脏皆可得养，故本方为补益中气，治疗五脏虚劳病的基本方。夹虚伤寒用此方，不仅可以健脾胃，益气血，治悸烦，而且有扶正祛邪之功。

本方与桂枝汤只一味之差，然组方法度有别。桂枝汤是以桂枝为君，辛甘发散，以解肌祛风，调和营卫为主；本方以饴糖为君，配芍药酸甘化阴，以温补中州，益阴和营，缓急止痛为主。因此临床使用该方时，一是要注意选择适应证，二是要注意桂枝与芍药之比例，三是必当应用饴糖，如此方不失仲景立意之妙。

【方剂功效】　建中补脾，调和气血。

【适应证候】

1. 体虚感邪，因里气先虚，心脾不足，气血双亏，复被邪扰，以致伤

寒二三日，心中悸而烦者。（102）

2. 中焦虚寒，气血不足，复因邪入少阳，少阳胆邪乘于脾胃，而见脉浮取而涩，沉取而弦，腹中拘急疼痛者。（100）

【禁忌证候】

胃中湿热所致呕吐禁用本方。（102）

【临床应用】

1. 古代应用

（1）《金匮要略》：治阴阳两虚之虚劳，症见心悸，衄血，腹中痛，梦失精，四肢酸痛，手足烦热，咽干口燥者。另治虚劳萎黄及妇女虚寒腹痛。又以本方加黄芪，名黄芪建中汤，治男妇虚劳诸不足。

（2）《备急千金要方》：以本方加黄芪名黄芪建中汤，治男女因积冷气滞，或大病后不复常，四肢酸重，骨肉酸疼，呼吸少气，行动喘乏，胸满气急，腰背强痛，心中虚悸，咽干唇燥，面体少色，或饮食乏味，胁肋腹胀，头重不举，多卧少起，甚者积年，轻者百日，渐至瘦弱，五脏气竭，则难复常，六脉俱不足，虚寒乏气，少腹拘急，羸瘠百病。

（3）《圣济总录》：以本方去大枣治非时便血。

（4）《徐氏指南》：治失血，虚者以阿胶代胶饴。

（5）《济阴纲目》：治胃虚不能摄血，吐血自汗，即以本方用阿胶代胶饴。

（6）《医理真传》：以本方加附子，治头面畏寒。

（7）《经方实验录》：以本方治脾虚木乘，腹痛喜按，痛时自觉有寒气自上下迫，脉虚弦者。

2. 现代应用

（1）虚寒性胃脘痛：凡慢性胃炎、胃及十二指肠溃疡，胃下垂，胃酸过多症，胃酸过少症引起胃脘疼痛，喜温喜按，得热得食则减，面色苍白或萎黄，脉虚而无力者，皆可以本方加减治疗。寒甚者加干姜或良姜，疼甚者加元胡、川楝、乌药，虚甚者加黄芪、人参，吐酸者加煅瓦楞子、煅牡蛎、左金丸，胃酸少者加乌梅、五味子、百合。

（2）慢性肝炎：肝炎日久不愈，克乏脾土，以成肝木克脾之证，症见胁痛隐隐连及脘腹，喜温喜按，喜卧倦怠，大便溏泄，面色苍白或青黄，舌质淡青或淡白，苔薄白，脉虚弦者。可酌加柴胡、白梅花、香橼皮等疏肝理气之品。如刘渡舟曾治一李某，患慢性肝炎肝区作痛，周身无力，服活血通络药无效。舌淡，脉弦按之无力。辨证为脾虚不能培土、肝血无养而作痛，用小建中汤原方，3剂而痛止。

（3）虚寒性腹痛：凡慢性肠炎、胃肠功能紊乱、肠系膜淋巴结核所引起的腹痛绵绵或拘急，喜温喜按，得热则舒，大便溏泄，脉虚无力，舌淡苔白者，可以此方加味治之，临证时可酌加白术、人参、茯苓、附子、乌药等。

（4）低热：排除慢性炎症之长期低热，遇劳则发，畏寒，面白无力，倦怠懒言，舌淡，脉虚无力者，用本方有效。

（5）自汗盗汗：体虚自汗或盗汗，证属阳虚者，可以本方为主治疗。自汗加黄芪、西洋参；盗汗加浮小麦、煅牡蛎粉。

（6）贫血、黄胖病：贫血日久，面色及肤色萎黄，面浮似肿，体倦乏力，气短懒言，脉细弱或虚大无力，舌淡，用此方加阿胶、当归、黄芪、熟地。

（7）遗精：遗精，每因劳而发，心悸气短，夜寐多梦，面色萎黄，食少便溏，四肢困倦，舌淡，苔薄白，脉细弱，以本方加龙骨、牡蛎、金樱子。

（8）瘰疬或结核轻症：症见疲劳，低热，盗汗，肩酸微咳，体瘦乏力，不欲饮食，脉虚舌淡者。

（9）产后体虚：产后失血过多，或难产后体虚，兼见腹中疼痛，或少腹拘急，痛引腰背，自汗身疲，舌淡脉虚，以本方加当归，名当归建中汤，也可随证加入黄芪、人参、川芎、桃仁等补气活血之品。

（10）上睑下垂：上眼睑下垂，晨起病轻，午后加重，精神困倦，食欲不振，症重者目珠不能转动，视一为二，苔薄白舌淡有齿痕，脉虚无力。用本方加升麻、黄芪、桔梗、柴胡等。

（11）过敏性紫癜，血小板减少性紫癜：紫癜色紫黯淡，多呈散在性出现，时起时消，反复发作，过劳则加重，神情倦怠，心悸气短，头晕目眩，食欲不振，面色苍白或萎黄，舌质淡，苔白，脉弱。用本方加黄芪、龙眼肉、当归、仙鹤草、血余炭等。

（12）室性早搏：刘氏报道以小建中汤原方加减治疗室性早搏60例，心率60～70次/分的32个病例中，29例心悸、胸闷、呼吸困难症状不同程度减轻，心电图示早搏减少。3例无效，心率75～90次/分的28个病例中10例有效，18例无效。[刘涛，中医实验方剂学杂志，2005，11（6）：50]

大柴胡汤

【方歌】 八柴四枳五生姜，芩芍三分二大黄，

半夏半升十二枣，少阳实证下之良。

【白话解】 大柴胡汤由柴胡八两，枳实四枚，生姜五两，黄芩、芍药各三两，大黄二两，半夏半升，大枣十二枚组成，其主要功效是攻下少阳兼阳明之实邪。

【药物组成】 柴胡半斤　黄芩三两　芍药三两　半夏半升,洗　生姜五两,切　枳实四枚,炙　大枣十二枚,擘

上七味，以水一斗二升，煮取六升，去滓，再煎，温服一升，日三服。一方加大黄二两，若不加，恐不为大柴胡汤。

【临证用法】

1. 药物用量　柴胡24g　黄芩9g　芍药9g　半夏15g　生姜15g　枳实12g　大枣6枚　大黄6g

2. 煎服方法　以水2400ml，煮上列各药至1200ml，去药渣，再煎至600ml，温服200ml，每日服3次。

3. 关于是否有大黄问题　《伤寒论》原文所列大柴胡汤的药物组成无大黄，但方后注有"一方加大黄二两，若不加，恐不为大柴胡汤"之文，另据《金匮玉函经》卷七所载大柴胡汤方后注云："一方无大黄，然不加不得名大柴胡汤也。"另外《金匮要略》、《金匮玉函经》所载大柴胡汤有大黄，而在《伤寒论》中所用大柴胡汤多为攻下实邪而设，所以本方应以有大黄为是。

【方药分析】 在《伤寒论》中大柴胡汤是为治疗少阳病兼阳明里实证而设。邪在少阳未解，由于枢机不利，正邪分争，故可见发热或往来寒热，胸胁苦满等症；因邪热不仅侵入少阳，而且内并阳明，热壅于胃，胃气上逆，故见呕吐剧烈而不止；由于阳明胃热结聚，故不仅胸胁苦满，而且心下拘急，甚则心中痞硬；因少阳气机壅遏较重，失于疏泄，故由单纯少阳病之默默不欲食而变为郁郁微烦。除此之外，从临床上看，还可见不大便、口苦、舌苔黄、脉弦有力等。此证少阳未解，而病邪兼入阳明，若单从少阳和解，则阳明之燥实不去，若单从阳明攻下，则少阳又有禁下之例。既不可不下，又不可不和，故设大柴胡汤和解与通下并行，双解少阳、阳明之邪。

本方是小柴胡汤去人参、炙甘草，加芍药、枳实、大黄而成。因少阳病未解，故以小柴胡汤以和解少阳，但因兼有阳明里实，故去人参、炙草以免助邪增热，加枳实、大黄以利气消痞、通下热结。加芍药的功用有三：一者以缓心下之急痛，一者以滋阴液而除烦，一者助枳实、大黄而泄热通便。生姜增至五两，乃因其呕吐剧烈而不止，故加大其量以增降逆止呕之力。诸药相合，既可和解少阳之邪，又可通泻阳明之实，故为少阳阳明两解之剂。

【方剂功效】 和解少阳，通下里实。

【适应证候】

1. 感邪日久，少阳阳明并病，症见呕不止，心下急，郁郁微烦者。（103）

2. 少阳兼阳明腑实，症见发热，汗出不解，心中痞硬，呕吐而下利者。（165）

3. 伤寒十余日，热结在里，复往来寒热者。（136）

【禁忌证候】

因本方属攻下邪热之剂，故里虚者禁用。

【临床应用】

1. 古代应用

（1）《金匮要略》：治腹部胀满，按之心下满痛者，当以大柴胡汤下之。

（2）《伤寒绪论》：治伤寒发斑已尽，外热已退，内实不大便，谵语者。

（3）《卫生宝鉴》：以本方去半夏、枳实、大枣，加人参、当归、甘草，名柴胡饮子，治一切骨蒸劳热，积热发作，或寒热往来，蓄热寒战，及伤寒发汗不解，或不经发汗，传受表里俱热，口干烦渴，或表热入里，下证未全，下后热未除及汗后余热劳复，或妇人经病不快等。

（4）《直指方附遗》：治下痢，舌黄口燥，胸满作渴，身热，腹胀，谵语。

（5）《伤寒大白》：少阳症不得卧，又有下症者，用大柴胡汤；若腹痛大便结，寒热未除，尚带三阳表邪者，即有下症，未可攻下，止以大柴胡汤双解表里。

（6）《证治汇补》：治大便不通之呃逆。

（7）《餐英馆治疗杂话》：当今之半身不遂而不语者，世医顾虽名为中风，然肝积塞经络，阻气血之顺行，而成半身不遂者颇多。故肝实者，可用此方，然当以左胁至心下有凝，或于左胁筋脉拘挛，按之则痛，大便秘而喜怒等症为目的。

（8）《和田家之口诀》：男女共栉，每次脱发，而发少与年不相应者，是为肝火所致，用此方大效。

（9）《伤寒指掌》：少阳之邪不解，炽入阳明胃腑，外症耳聋颧红，发热便秘，舌苔边红，中燥黄，乃二阳合病也，仿大柴胡意，用柴、芩、枳实、连翘、赤芍、制大黄微下之。

（10）《医学摘粹》：以本方加元参、生地，治瘟疫中于少阳之经，传阳明胃府，呕吐内实可下者。

2. 现代应用

（1）胆囊炎、胆石症、胆道蛔虫：近年来，以大柴胡汤治疗胆囊炎、胆道蛔虫、胆石症的报道屡见不鲜，如黄氏用大柴胡汤加元胡、川楝子等治疗胆囊炎40例，其中30例痊愈，5例好转（黄银富．加减大柴胡汤治急性胆囊炎40例．福建中医药，1961，3：1）。蔡氏报道用大柴胡汤治疗胆道疾患7例，其中急性胆囊炎2例，胆石症1例，胆石症合并胆囊炎3例，总胆管结石合并胆汁性肝硬化1例，结果全部有效（蔡景高．大柴胡汤治疗胆道疾患．江苏中医，1962，1：14）。用本方治疗胆道系统疾病，可根据不同病情加入元胡、川楝、郁金、茵陈、海金沙、金钱草、木香等。

（2）胰腺炎：自1958年以来，各地根据祖国医学"六腑以通为用"的学说，在急性胰腺炎的治疗中取得了显著的成绩。如天津南开医院报道中西医结合非手术治疗急性胰腺炎400例，取得了令人鼓舞的效果。他们所用的清胰汤（柴胡、黄芩、白芍、大黄、胡连、木香、元胡、芒硝），其实就是大柴胡汤加减而成。（天津南开医院．中西医结合治疗急腹症．新医药学杂志，1972，2：40）

（3）肝炎：据报道用该方加减治疗肝炎18例，痊愈1例，有效15例，无效2例。韩氏报道20例，均获痊愈（高钦颖．名方研究应用精选．西安：西北大学出版社，1993：72）。用此方治疗肝炎时，一是正确选择适应证，一般以湿热蕴结气机郁滞较重者为目标，二是在用药时可酌情加用茵陈、郁金、栀子等利胆退黄药。

（4）急慢性阑尾炎：据报道以此方加减治疗急慢性阑尾炎56例，治愈率达94.6%（高钦颖．名方研究应用精选．西安：西北大学出版社，1993：73）。临床使用时可参用大黄牡丹皮汤、薏苡附子败酱散，并酌加清热解毒药物。

（5）急性扁桃体炎：据报道用本方加减治疗急性扁桃体炎36例，全部治愈。（高钦颖．名方研究应用精选．西安：西北大学出版社，1993：73）

（6）胃溃疡穿孔：河南医学院第一附属医院报道用大柴胡汤加减治疗胃溃疡穿孔100例，吉林医科大学外科报道163例，天津金刚桥医院报道234例。他们的疗法除了胃肠减压外，均以大柴胡汤加减。天津南开医院报道398例，80%的病人3天内体温恢复正常，97%的病人5天内腹膜炎体征消失，远期随访118例，疗效仍然很好者55.9%，尚好者31.4%，不好者仅为12.7%。据他们的经验，以大柴胡汤为基本方，腹腔感染重者加多金银花、连翘；大便秘结不下者加芒硝；瘀血重者加桃仁、红花、赤芍；郁滞重者加郁金、香附等。用法：第1剂从胃管灌入，以后每日1剂口服。（天津南开医院．中西医结合治疗胃溃疡穿孔．中华医学杂志，1974，2：66）

（7）耳鸣：日人池田氏报道用本方治疗22例耳鸣患者，显效3例（13.6%），有效1例（4.5%），微效6例（27.3%），无效12例（54.6%）。（高钦颖．名方研究应用精选．西安：西北大学出版社，1993：73）

（8）新陈代谢性疾病：日人坦氏报道用本方治疗高脂血症65例，服药后症状的改善率为50%~65%，总改善度达71%，整体安全度达95%，有用度为70%（高钦颖．名方研究应用精选．西安：西北大学出版社，1993：73）。寺师氏报道用大柴胡汤加地黄治疗糖尿病患者2例，取得了满意的疗效，作者认为本方具有调整新陈代谢的作用，对于实证者有良效（寺师睦济．大柴胡汤加地黄治疗糖尿病2例．汉方临床，1968，4：37）。寺师氏还用大柴胡汤合桃核承气汤或桂枝茯苓丸加红花、薏仁治疗痛风2例效果显著。（寺师睦济．痛风病2例治验．汉方临床，1968，3：34）

（9）皮肤病：对青年痤疮、丹毒、带状疱疹、皮肤瘙痒症、斑秃等属于气郁热盛或湿热内蕴者，可以本方治疗，加用清热凉血润燥疏风等药，有较好的疗效。

（10）肾盂肾炎、膀胱炎、泌尿系结石：对肾盂肾炎、膀胱炎、泌尿系结石见有小腹疼痛拘急，小便淋痛，发热或往来寒热，舌苔黄燥，脉弦有力者，用本方加金钱草、白茅根等清热通淋药有较好的疗效。

（11）帕金森病：日本矢数氏报道用此方治疗帕金森病10余例，全部治愈。（高钦颖．名方研究应用精选．西安：西北大学出版社，1993：73）

（12）其他：个案报道还有用此方治疗感冒，百日咳，痢疾，乙脑，传染性单核细胞增多症，阻塞性黄疸，大叶性肺炎、支气管哮喘，脑出血，脑梗死，荨麻疹，中耳炎，咽峡炎，高血压，胃扭转，顽固性呃逆，过敏性紫癜，三叉神经痛，偏头痛，面瘫，精神分裂症，肝脓肿，妊娠呕吐，急性结膜炎，角膜溃疡，梅尼埃病，鼻衄，鼻窦炎，牛皮癣，中暑，产后发热，腮腺炎，疟疾，癫痫，糖尿病，痛风，月经不调，单纯性肥胖，等等。对于上述疾病使用本方时，应紧紧抓住湿热或肝胆郁热或肝胃郁热，气机阻滞的病机，并适当予以加减化裁，方能收到满意疗效。

柴胡加芒硝汤

【方歌】　小柴分两照原方，二两芒硝后入良，

　　　　　误下热来日晡所，补兼荡涤有奇长。

【白话解】　柴胡加芒硝汤的药物组成是取小柴胡汤原方分量的三分之一，再加入二两芒硝（后入）而成，其主治的病证为大柴胡汤证误用攻下后，正气偏虚，而少阳阳明邪热未清，表现为日晡所发潮热，胸胁满而呕，微利，其方即可补正气之虚，又兼荡涤少阳阳明邪热之能。

【药物组成】　柴胡二两十六铢　黄芩一两　人参一两　甘草一两，炙　生姜一两，切　半夏二十铢，本云五枚，洗　大枣四枚，擘　芒硝二两

　　　上八味，以水四升，煮取二升，去滓，内芒硝，更煮微沸，分温再服，不解更作。

【临证用法】

1. 药物用量　柴胡8g　黄芩3g　人参3g　炙甘草3g　生姜3g　半夏5g　大枣3g　芒硝6g

2. 煎服方法　上药除芒硝外，以水800ml，煮取400ml，去药渣，加入芒硝，再用微火煮沸，分为两次，每次服200ml，如服药后未效，可再服。

【方药分析】　柴胡加芒硝汤是《伤寒论》为少阳阳明并病的大柴胡汤证误用丸药攻下之后，正气偏虚而少阳阳明邪热未除之证所设的权变之法。本证因伤寒日久不解，邪入少阳阳明之经，但医者辨证不明，误用丸药攻下，因丸药性缓，不能荡涤胃肠之燥实，更不能清透少阳之邪热，然苦寒通下之性反留中而致利，以致形成正气偏虚，少阳阳明之热未清之证。由于少阳之邪不解，枢机不利，干

犯胃腑，故症见胸胁满而呕；因阳明之热邪壅聚，故见日晡所发潮热；因丸药苦寒之性留中不去，故不见大便燥结之症，反见微利之候。此证经误治后，病邪未解，潮热未罢，仍是少阳兼阳明里实，不过毕竟处于下后之微利，故不可与大柴胡汤，而是先以小柴胡汤以和解少阳，冀其上焦得通，津液得下，胃气因和，身然汗出而解。若服用小柴胡汤不愈者，方可服柴胡加芒硝汤治之。

本方用小柴胡汤和解少阳，加芒硝以泻热润燥。与大柴胡汤相较，不用枳实、大黄、芍药者，乃因其下后胃肠受损，正气较虚，里有燥热而结实未甚，故不用行气荡涤之品，而用芒硝之咸寒润下，泻热去实。因正气不足，故留参、草以益气和中。本方剂量为小柴胡汤的三分之一，芒硝二两，亦属小量，故为和解通下之轻剂。

【方剂功效】 和解少阳，泻热润燥。

【适应证候】 伤寒日久不解，邪入少阳阳明，误用丸药攻下后，正气偏虚，邪热未除，症见胸胁满而呕，日晡所发潮热，微利，服小柴胡汤后病证不解者。（104）

【临床应用】 古今文献中记载单用此方者甚少，往往作为小柴胡汤的加减法用之。现今临床上凡是小柴胡汤证兼见阳明里热而不甚者，皆可以此方治之；另外，大柴胡汤证见有正气偏虚者，也可以此方治之。故其临床应用可参见小柴胡汤与大柴胡汤条下所载之内容。

桃核承气汤

【方歌】 五十桃仁四两黄，桂硝二两草同行，
膀胱热结如狂证，外解方攻用此汤。

【白话解】 桃核承气汤由桃仁五十个，大黄四两，桂枝、芒硝、炙甘草各二两组成。本方主治热邪结聚下焦膀胱之位，症见如狂，少腹急结者，但临床应用时应注意必须待表证已解之后才可使用本方。

【药物组成】 桃仁五十个，去皮尖　　大黄四两　　桂枝二两，去皮　　甘草二两，炙　　芒硝二两

上五味，以水七升，煮取二升半，去滓，内芒硝，更上火，微沸下火，先食温服五合，日三服，当微利。

【临证用法】

1. 药物用量 桃仁25g 大黄12g 桂枝6g 炙甘草6g 芒硝6g

2. 煎服方法 上药除芒硝外，以水1400ml，煮取500ml，去药渣，加入芒硝，然后再用小火煮至微沸下火。每次服100ml，饭前服，每日3次。

3. 服药后反应 服药后见微利是药已中病之征。

【方药分析】 桃核承气汤是《伤寒论》中太阳病蓄血轻证的主治方。蓄血轻证是由太阳表邪不解，循经化热入里，与血相结于下焦而成。由于邪热与瘀血相搏结于下焦之位，气血凝滞不通，故少腹疼痛胀满而拘急不舒；因瘀血浊热上扰心神，神明被扰，故有视听言动时慧时昧之如狂。血与热结，气血不通，故当活血化瘀，通下瘀热。本方中大黄苦寒、芒硝咸寒，功能泻热破结，且大黄尚可去瘀生新；加之桃仁活血化瘀以破蓄血，则瘀热之邪可得通下；桂枝之用，不在解表，而在辛温以通阳气，因通阳即可行阴，理气则能行血，血行而结散；甘草调和诸药，且可防攻邪之品以伤正。全方相合，祛邪与护正兼顾，泻热与行瘀并行，理气与行血同治，服药后热泻瘀行而诸证自除。

【方剂功效】 活血化瘀，通下瘀热。

【适应证候】 太阳表邪循经入里，与瘀血结于下焦，症见少腹急结，如狂，小便通利，表证已解者。（106）

【禁忌证候】 上证表邪未罢者。（106）

【临床应用】

1. 古代应用

（1）《伤寒总病论》：治产后恶露不下，喘胀欲死，服十瘥十。

（2）《儒门事亲》：妇人月事沉滞，数月不行，肌肉不减，《内经》名为瘕，为沉也。沉者月事沉滞不行也，急宜服桃仁承气汤加当归，大作剂料服，不过三服，立愈，后用四物汤补之。

（3）《直指方》：桃仁承气汤治下焦蓄血，漱水迷忘，小腹急痛，内外有热，加生蒲黄。

（4）《脉因证治》：桃仁承气汤治血热夜发热者。

（5）《传信尤易方》：治血淋，桃仁承气汤空心服效。

（6）《妇人良方大全》：本方治瘀血，少腹急痛，大便不利或谵语，口干漱水不咽，遍身黄色，小便自利，或血结胸中，手不敢近腹，或寒热昏迷，其人如狂。

（7）《济阴纲目》：桃核承气汤治下痢紫黑色者，热积瘀血也，腹痛后重异常，以此下之。

（8）《备急千金要方》：以本方去桂枝，加蒲黄、大枣，治跌打损伤，胸腹中有瘀血，呼吸困难者。

（9）《瘟疫论》：以本方去桂枝，加当归、芍药、丹皮，治疗瘟疫昼夜发热，日晡益甚，既投承气，昼日热减，至夜独热，由于瘀血未行者。

（10）《重订通俗伤寒论》：以本方去桂枝，加五灵脂、生蒲黄、生地、犀角汁（现水牛角代），治下焦瘀热，热结血室，谵语如狂，小腹串痛，带下如注，腰痛如折者。

（11）《医方类聚》：瘀血经闭，痛经，产后恶露不下，脉沉实或涩。

（12）《证治大还》：治胸中气塞，上吐紫黑血，属瘀血内热盛者，或打扑内损有瘀血者，本方加减下之。

（13）《类聚方广义》：治痢疾身热腹中拘急，口干唇燥，舌色殷红，便脓血者。淋家少腹急结，痛连腰腿，茎中疼痛，小便涓滴不通者，利水不能治，若用此方则两便通利，苦痛立除。小便癃闭，小腹急结而痛者；打扑疼痛，不能转利，二便闭涩者亦良。

（14）《方舆》：桃核承气汤，治产后恶露涩滞，脐腹大痛者；胎死腹中，胞衣不出，血晕等诸证亦佳。

（15）《柯氏方论》：此方治女子月事不调，先期作痛与经闭不行者最佳。

2. 现代应用

（1）精神分裂症：用本方治疗精神分裂症，应以病机属瘀热相结者为对象，如用本方治疗2例产后发狂，精神失常而伴少腹坚满的病人，药后下黑便而愈。

（2）流行性出血热：吉林省桦甸县人民医院用中西医结合方法治疗流行性出血热58例，对少尿期的病人采用本方治疗，对改善肾功能有较好的疗效。[吉林桦甸县人民医院. 中西医结合治疗流行性出血热58例临床观察. 新医药学杂志，1973（10）：20]

（3）血管性头痛、肌紧张性头痛或外伤后头痛：一般以头痛如劈或如针刺，面红目赤，大便秘结，口渴等作为投药指征，用本汤加川芎、全虫、僵蚕等，效果甚佳。如秦氏以本方加减治疗外伤后头痛10例，经较长时间用药后全部治愈。［秦增寿.桃核承气汤加减治疗外伤性头痛.河南中医，1983（4）：11］

（4）高血压、动脉硬化：一般以面红带血丝、腹胀满疼痛、便秘作为投药指征。如陈氏以本方治疗一例高血压轻度脑出血的病人，诊断为实热性中风、痰瘀两结证而获效。［陈玉英.略论瘀血的证治.上海中医药，1963，10：17］

（5）外伤瘀血：广州中医学院西医学习中医班用本方加归尾、赤芍、红花、苏木、牛膝、虻虫之类药物，治疗5例胸腰椎骨折的病人，取得满意的疗效。（高钦颖.名方研究应用精选.西安：西北大学出版社，1993：57）

（6）瘀血性闭经：以本方加活血理气之品，如当归、川芎、赤芍、红花、香附等对瘀血性闭经有效，如伴有痛经时，可加元胡、川楝、乌药等。

（7）前列腺炎、前列腺肥大：前列腺炎、前列腺肥大病人症见小便淋涩或点滴不通，或便涩兼血，少腹急结者，用本方加滑石、车前子、木通、金银花等清热渗利之品常可取效。

（8）急性坏死性肠炎：据报道用本方治疗坏死性肠炎22例，治愈19例，死亡2例，1例转外科治疗（高钦颖.名方研究应用精选.西安：西北大学出版社，1993：57）。用本方治疗此病时，应以小腹绞痛拘急，大便不下或便下少量血性脓液，小便淋痛涩滞，身热，舌质紫黯为指征。

（9）糖尿病：熊氏把30例本病患者分为中药组与中西药合用组，用本方治疗后，中药组有效率为90%，中西药组总有效率为80%。认为本方对于大多数糖尿病患者，不但具有类似口服西药磺酰脲类药的降低血糖的作用，同时还具有降血脂、防治并发症的作用，且副作用明显少于对照组。（熊曼琪.临证实用伤寒学.北京：中国科学技术出版社，1991：368）

（10）肠结核、粘连性肠梗阻：见有大便不下，腹痛剧烈，痛如针刺，固定不移，舌苔黄燥或舌质紫黯有瘀点或瘀斑者，用此方破瘀泻热，通下腑实，每获良效。

（11）雀斑、痤疮、冻疮、荨麻疹：上述皮肤疾病属于瘀热内结者，用本方加减治疗有效，尤其是女性患者伴有月经不调，大便秘结者效果更好。

（12）暴发性痢疾：对暴发性痢疾，见有腹中急疼，小便涩滞，大便不下，或便下少许脓血，高热不退，神志昏迷，谵语，舌苔黄燥，脉弦数者用本方有良效。如裴氏用本方治疗暴发性痢疾26例，治愈22例，死亡2例，转院治疗2例。[裴飞学. 新订桃核承气汤治疗暴发性痢疾的体会. 新中医，1973，4：44]

（13）更年期综合征、经前期紧张症：日人原田氏用本方治疗更年期综合征12例，有效率为83.3%。对于经前期紧张症见有月经色黑有块，经期不准，大便秘结，心烦急躁，胸胁满闷，舌质紫黯，脉弦数者用本方加香附、郁金、柴胡效果明显。

（14）盆腔炎、附件炎、子宫内膜炎、宫外孕、产后恶露不下、经闭、痛经：对于上述妇科疾患，凡属于瘀血内结，或瘀热内结者具有良好的效果。

（15）视神经炎、中心性视网膜炎、眼底出血：前述的内眼病见有视力急剧或逐渐减退，眼球疼痛或如针刺，眼底检查见有视神经乳头苍白或充血，全身症状伴有心烦急躁，胸胁满闷，舌质黯或有瘀斑瘀点，脉弦或弦数者，可用本方治疗而取效。

（16）其他：另有个案报道用本方治疗反应性精神病、癔症、脑震荡后遗症、坐骨神经痛、蛛网膜下腔出血、慢性肾炎、肾病综合征、手术后尿潴留、习惯性便秘、痔疮、血瘀型不孕、子宫内膜异位、产后血栓性脉管炎、虹膜炎、蛲虫病、单纯性肥胖、溃疡病合并出血、风湿性关节炎、梅尼埃病、癫痫、破伤风、白塞病、牙痛、牛皮癣、过敏性紫癜、肺结核、胎盘残留、淋病性尿道狭窄等，也有不同的效果。

柴胡加龙骨牡蛎汤

【方歌】 参芩龙牡桂丹铅，芩夏柴黄姜枣全，

枣六余皆一两半，大黄二两后同煎。

【白话解】 柴胡加龙骨牡蛎汤的药物构成为人参、黄芩、龙骨、牡蛎、桂枝、铅丹、茯苓、半夏、大黄、生姜、大枣，除大枣为六枚，大黄为二两外，其余诸药的用时均为一两半，煎药时须注意大黄应后下。

本方所用的药物分量是按《金匮玉函经》与《外台秘要》所载，若按宋本《伤寒论》的剂量则不同，可参考下面的药物组成。

【药物组成】 柴胡四两 龙骨 黄芩 生姜切 铅丹 人参 桂枝去皮 茯苓各一两半 半夏二合半，洗 大黄二两 牡蛎一两半，熬 大枣六

枚，擘

上十二味，以水八升，煮取四升，内大黄，切如棋子，更煮一两沸，去滓，温服一升。本云，柴胡汤今加龙骨等。

【临证用法】

1. **药物用量** 柴胡12g 龙骨 黄芩 生姜 铅丹 人参 桂枝 牡蛎 茯苓各5g 半夏8g 大黄6g 大枣10g

2. **煎服方法** 上述各药除大黄外，用水1600ml，煮取800ml，再加入大黄煮一两沸，去药渣，每次服200ml。

【方药分析】 柴胡加龙骨牡蛎汤是《伤寒论》中少阳兼表里三焦俱病的主治方。本病由于伤寒日久不解，且误用攻下之法，致使正气受损，邪入少阳，少阳枢机不利，表里三焦之气不和，故见症复杂。因少阳枢机不利，胆火内郁，决断失职，则胸满烦惊；少阳相火上炎，加之胃热上蒸，心神被扰，则谵语；三焦枢机不利，决渎失职，膀胱失于气化，则小便不利；阳气内郁而不得宣达，三阳经气不利，则一身尽重，不可转侧；综上可知，本证乃邪气弥漫，表里俱病，虚实互见，虽有三阳证见，但以少阳为主，故治疗以小柴胡汤和解为主，加减化裁以治兼证。

本方以小柴胡汤去甘草，加桂枝、茯苓、大黄、龙骨、牡蛎、铅丹而成。因邪入少阳，故以小柴胡汤以和解枢机，扶正祛邪；加桂枝、茯苓，以助太阳气化而行津液，通利三焦而利小便；加大黄以泻阳明之热，和胃气而止谵语；加龙骨、牡蛎、铅丹以重镇而安神明，止烦惊；因邪热弥漫全身，故去甘草之缓。诸药相合，使少阳枢机得利，三焦通达，气化以行，里热得清，神明得安而诸证悉除。

【方剂功效】 和解泻热，镇惊安神。

【适应证候】 伤寒八九日后，误用下法，致胸满烦惊，小便不利，谵语，一身尽重，不可转侧者。（107）

【临床应用】

1. **古代应用**

（1）《伤寒论类方》：本方下肝胆之惊痰，治癫痫必效。

（2）《经验集录》：本方治小儿连日壮热，实滞不去，寒热往来，惊悸。

（3）《类聚方广义》：本方治狂证，胸腹动甚，惊惧避人，兀坐独语，昼夜不眠，或多猜疑，或欲自死，不安于床者；又治痫症，时时寒热交作，郁郁悲愁，多梦少寐，或恶接人，或屏居暗室，殆如劳瘵者；狂癫二证，亦当以胸胁苦满、上逆、胸腹动悸为目的。癫痫，居常胸满上逆，每月二三发者，常服此方，则免屡发之患。

（4）《餐英馆治疗杂话》：此方用于痫症及癫狂，屡屡得效。当今之病人，气郁与肝郁者十有七八。肝郁者，为痫证之渐，妇人肝郁与痫证尤多。若能理解此汤之意，当今难病则不难治矣……然而不见癫症，因有肝郁症而逐渐增剧，心腹膨胀，或痞塞于胸中而满，小便不利，肩背气塞之病人，妇人为多，此证非气郁，乃肝郁也。柴胡加龙骨牡蛎汤甚为有效，但必须以胸满为标准。

（5）《古方药囊》：胸中满而有堵塞不通感，焦躁易惊，小便难，胡言乱语，身体困倦，重则身动不遂，于大病中亦发生此证，平素气郁甚，亦发此证者，大便秘结为甚。

2. 现代应用

（1）癫痫：以该方治疗癫痫屡有报道，如张氏用本方治疗癫痫病常获良效（张克敏.柴胡加龙骨牡蛎汤的临床应用.陕西中医药，1974，5：54）。又如蓝氏用该方加减治疗癫痫36例，痊愈18例，好转11例，无效7例（高钦颖.名方研究应用精选.西安：西北大学出版社，1993：57）。日人坂口氏也认为本方是治疗癫痫病的有效方剂。（杨百茀.实用经方集成.北京：人民卫生出版社，1996：216）

（2）神经官能症：陈氏用本方治疗神经官能症50例，取得较好疗效（陈威.柴胡加龙骨牡蛎汤治疗郁证型神经官能症.陕西中医，1984，12：4）；杨氏报道用本方治疗郁症型神经官能症35例，均获满意疗效。［杨培泉.柴胡加龙骨牡蛎汤治疗郁证35例.山东中医，1984（3）：24］

（3）精神分裂症：用本方治疗精神分裂症的个案病例屡有报道。如周氏用本方与铁落饮配合，治疗13例早老性精神病（其中10例经检查证明为脑萎缩），痊愈3例，显著进步8例，稍进步1例，无效1例，观察到本方无任何副作用。［周康.运用辨证论治治早老性精神病13例报告.上海中医药杂志，1958（11）：30］

（4）甲状腺功能亢进：喻氏报道用本方变通治疗甲亢100例，显效50例，有效41例，无效9例。据报道用本方治疗8例，全部有效。（高钦颖.名方研究应用精选.西安：西北大学出版社，1993：57）

（5）高血压：用本方治疗痰热上扰型高血压有效。

（6）更年期综合征：张氏报道用本方治疗某女，44岁，半年来月经紊乱，两月一行，近日双目怒视，言语多时絮絮不休，时或默不理人，厌食，失眠，睡中惊惕多梦，有时惊叫，恶闻闹声，厌光，厌生人，喜孤居斗室。大便硬，胸满口苦，舌苔薄黄浊腻，脉沉弦。用本方治疗，共服50余剂，诸证消失，观察2年未复发。（张志民. 伤寒论方应用法. 杭州：浙江科学技术出版社，1985：90）

（7）脑震荡后遗症：据中日友好医院印会河经验，以本方治疗脑震荡后遗症以头痛，失眠，心烦，惊悸为主症，舌苔黄，脉弦者，疗效甚佳。

应用注意：方中铅丹固然能镇惊安神，但本品有毒，曾有中毒病例文献报道，用时必须谨慎。若小量暂时应用尚可，若需久服或大量服用者，则以生铁落、磁石代之为宜，不仅较为稳妥，且疗效肯定。

桂枝去芍药加蜀漆牡蛎龙骨救逆汤

【方歌】 桂枝去芍已名汤，蜀漆还加龙牡藏，

　　　　五牡四龙三两漆，能疗火劫病惊狂。

【白话解】 桂枝去芍药汤已是一个独立的方剂，桂枝去芍药加蜀漆牡蛎龙骨救逆汤是在桂枝去芍药汤原方的基础上，再加入蜀漆、龙骨、牡蛎而成。这三味药的用量分别是，牡蛎五两，龙骨四两，蜀漆三两，本方可用以治疗由于火劫所致的惊狂证。

【药物组成】 桂枝三两,去皮　甘草二两,炙　生姜三两,切　大枣十二枚,擘　牡蛎五两,熬　蜀漆三两,洗去腥　龙骨四两

上七味，以水一斗二升，先煮蜀漆，减二升，内诸药，煮取三升，去滓，温服一升。本云，桂枝汤今去芍药加蜀漆、牡蛎、龙骨。

【临证用法】

1. 药物用量　桂枝9g　甘草6g　生姜9g　大枣6枚　牡蛎15g　蜀漆9g　龙骨12g

2. 煎服方法　上7味，以水2400ml，先煮蜀漆，当煮至2000ml时，加入其他药物，继续煮至600ml，去掉药渣，分为3份，每次服200ml。

【方药分析】 桂枝去芍药加蜀漆牡蛎龙骨救逆汤是治疗太阳表

病误用火劫发汗后导致亡阳惊狂的主方。本病因太阳表病误用火疗迫劫取汗，以致汗出过多，心阳随汗外泄，阳虚不能养神，则心神浮越不敛，故发生惊狂，卧起不安。本方以桂枝汤去芍药，更加蜀漆、龙骨、牡蛎而成。方取桂枝甘草相合之辛甘，温养心阳，以救心阳之亡失；生姜大枣调合营卫，补益中焦，以充化源，并能助桂枝甘草温补阳气；龙骨牡蛎皆属重镇之品，可安神明以定惊；而牡蛎与蜀漆相配，又能涤化痰浊，安神止狂。蜀漆即常山之苗，味辛苦而性寒，用于本方尚可去火疗过程中进入心胸的火邪，今临床上多以常山代之。本方去芍药者，一因其味酸苦而性阴柔，非亡阳所宜，二因其能牵制桂枝之性，不利于辛甘补阳之法发挥急救心阳之效，故去之。诸药合用，可共奏温复心阳，潜镇安神，化痰开窍，止狂救逆之功。本证因火劫致逆而成病，故本方相应名曰救逆汤。

【方剂功效】 补益心阳，镇惊潜敛，兼祛痰安神。

【适应证候】

伤寒太阳表证，医生误用火法强制取汗，导致心阳亡失，症见惊悸狂乱，起卧不安，精神失常者（112）。

【临床应用】

1. 古代应用

历代医家对本方的运用多遵仲景之旨，用于心阳虚兼痰浊内扰所致之惊狂证，而对本方的扩展应用较少。

2. 现代应用

（1）心脏神经官能症：症见心胸满闷，心悸心慌，胆小易惊，不能安寐，脉细小，舌质淡，或见白腻苔。用本方治疗有较好效果。

（2）癔症：常见于女性有癔症性格特征者，发病时患者大哭大笑，大喊大叫，蹬足捶胸，手舞足蹈，甚者乱唱乱骂，撕衣咬物，常有装模作样的戏剧性表演。舌苔白腻，脉弦细或细小，可用本方治疗而取效。

（3）阳痿早泄：症见阳痿不举或举而不坚，胆怯多疑，心悸易惊，面白少气，精神不振，寐不安宁，临事即泄，精气清冷，舌质淡青，苔薄白或腻，脉弦细。用本方加入补肾之品如淫羊藿、菟丝子、蛇床子等效果甚佳。

（4）心虚惊恐：由心阳虚所致之惊恐证，可用本方为基础略事化裁而治之。如《伤寒论方医案选编》载，一男性患者，36岁，病因大惊而起，日夜恐惧而不敢独宿，即使有人陪伴也难安寐而时惊醒。白天不敢独行，即使有人陪伴也触目多惊而畏缩不前。每逢可怕之事，即自发呆而身寒肢厥并阴囊内缩，手足心汗出。发作之后则短气尿多，饮食减少。舌质淡，苔白，脉弦。以本方去蜀漆，加远志、桂圆肉、浮小麦，服3剂而夜寐渐安，恐惧感明显减轻，发呆次数大减，可以独自外出行走，不再需人陪伴。

（5）据王氏经验，此方治疗由于自主神经功能紊乱所致的忽寒忽热、心神不宁、口干心悸、肢寒等症状，以及癔症、神经官能症、更年期综合征、精神分裂症、女性青春期交感神经兴奋占优势的某些疾病有良效。（王占玺. 伤寒论临床研究. 北京：科学技术文献出版社，1983：168）

桂枝加桂汤

【方歌】　气从脐逆号奔豚，汗为烧针启病源，
　　　　　只取桂枝汤本味，再加二两桂枝论。

【白话解】　自觉有气从脐下上冲心胸，发作时有难以耐受而欲死之感者，叫作奔豚病，本病的由来是由于用烧针的方法发汗，致使心阳受伤所致。桂枝加桂汤为治疗此种病的主方，本方即是取桂枝汤原方，再加入二两桂枝而成。

【药物组成】　桂枝五两，去皮　芍药三两　生姜三两，切　甘草二两，炙　大枣十二枚，擘

上五味，以水七升，煮取三升，去滓，温服一升。本云，桂枝汤今加桂满五两。所以加桂者，以能泄奔豚气也。

【临证用法】

1. 药物用量　桂枝15g　芍药9g　生姜9g　炙甘草9g　大枣6枚

2. 煎服方法　上5味，以水1400ml，煮取600ml，去药渣，分3次温服。

【方药分析】　本方为《伤寒论》治疗奔豚证的主方。奔豚之名，始见于《内经》，继见于《难经》，其后《诸病源候论》释之曰："奔豚者，气上下游走，如豚之奔，故曰奔豚。"《金匮要略》指出："奔豚病从少腹起，上冲咽喉，发作欲死，复还止。"这基本上描述了此证的主要临床表现。临床上所见到的此类病证常是病人自觉有一股气从下向上而冲逆，发作时，先觉脐上或脐下悸动，旋即

逆气上冲心胸，痛苦异常。其气所过之处，则有各种症状出现，如气至胃脘，则见脘腹胀满；气至心胸，则胸闷气促，心悸不宁；气冲咽喉，则憋闷窒息欲死，甚则冷汗淋漓；气上冲巅顶，则晕眩跌仆。逆气复还于下，则诸证消失。本证的特点是时发时止，呈阵发性发作，间歇期则无痛苦。对此类病证，现代医学有诊为神经官能症者，有诊为癫痫病者，亦有诊为自主神经功能紊乱者。中医认为本病的病因有两种，其一是因受惊而发，其二是因受寒而发，本方所主为后者。据原文所载，本方所主之证，乃因用烧针取汗，汗出腠理开，针孔处受寒邪所袭而不得疏散，故红肿如核。劫汗内伤心阳，阳虚阴乘，水寒之气乘虚上犯心胸，故发为奔豚。其治法是先以艾炷灸针处之赤核各一壮，以温散其寒，再内服本方以温心阳而平冲逆。

本方由桂枝汤加重桂枝用量而成。方取桂枝甘草辛甘合化，温通心阳；芍药甘草酸甘合化以和荣阴；生姜大枣能佐桂、甘以化生荣卫之气。本方用桂枝增量至五两，其意在即可解肌通阳，又可平冲降逆。因本证心阳不足，故加大用量以增补益心阳之功；因下焦水寒之气乘机上犯，而桂枝有降逆气之功，故加大用量以平冲降逆。

本方与桂枝汤、桂枝加芍药汤药味组成相同，但因为方中桂枝与芍药的比例不同，而各有不同的功效。桂枝汤中桂芍等量，散收相平，开合相须，相反相成，重在调和营卫，解肌走表；桂枝加芍药汤中芍药多于桂枝，敛大于散，故重在缓中和里；本方中桂枝多于芍药，其旨在于平冲降逆而治奔豚。临证时应加以区别应用。

【方剂功效】 温通心阳，平冲降逆。

【适应证候】

太阳表证，用烧针取汗，针孔处受寒，发生红肿如核，而自觉内有气从少腹上冲心者。（117）

【临床应用】

1. 古代应用

古人用此方多遵仲景之意，用于心阳虚下焦水寒之气乘虚上冲所致之奔豚。

2. 现代应用

（1）奔豚病：用本方治疗奔豚病的个案屡有报道。如：

刘渡舟曾治一崔姓妇，自觉有一股气从两腿内踝，沿阴股向上冲动，至少腹则腹胀，至心胸则心悸胸闷，头出冷汗，精神极度紧张，有死亡的恐惧感，日作三四次，兼见腰酸带下，面色青黄不泽，舌胖质嫩，苔白而润，脉弦数无力。用桂枝加桂汤，另服黑锡丹二钱，共服5剂而愈。（刘渡舟. 伤寒论诠解. 天津：天津科学技术出版社，1983：76）王庆国曾治一9岁男孩，患病一年余，自觉有一股冷气自小腹上冲，冲至脘腹则拘紧而痛，冲至心胸则胸闷，冲至咽喉则憋气，冲至头则头晕，暂时失去感觉，外人则看其呆坐或呆立。病呈阵发性，一日1～10次不等。医院怀疑为症状性癫痫或小舞蹈病。查其舌质淡，舌苔白滑，脉弦细。用桂枝加桂汤，服7剂而症状消失。黄氏对440例肝郁气滞及其有关证候进行分析，指出奔豚气病主要是边缘系统、下丘脑、自主神经功能失调、交感神经功能偏亢、腹腔神经丛功能紊乱或病损，皮质内抑制过程减退，间脑释放所致。440例观察组中，包括神经、消化、泌尿生殖、心血管、呼吸系统等40多个病种。[黄炳山. 奔豚气与梅核气之临床及现代病理基础. 辽宁中医杂志，1981（9）：21]

（2）冠心病心律不齐：自觉有气上冲，便发生早搏，心律不齐，心胸憋闷，舌质淡润，脉细弦者，用本方有效。

（3）脑外伤后综合征：左氏认为脑外伤后综合征的临床表现多样而复杂，一般来说以自主神经功能失调和癔症样症状为主。中医认为气滞血瘀、痰湿中阻是发生本病的主要机理，常见肝脾不和或脾胃不和诸证。其以本方加赤芍、桃仁、礞石、石菖蒲、远志、马尾连、瓜蒌治疗30例脑外伤，其中有23例服药2～3个月症状基本消失，6例明显好转，1例略有好转。[左凤云. 对脑外伤后综合征的治疗体会. 新医药学杂志，1977（9）：23]

（4）其他：临床上神经官能症、胃炎、更年期综合征、慢性结肠炎、神经性头痛见有心胸不适，有气上冲感者可以本方治之。

（5）偏头痛：郭氏报道用桂枝加桂汤加减治疗23例患者，近期疗效一般都在服药3～5剂后头痛减轻（12例）少则1～3剂（5例）多则6～10剂（4例），无效2例。[郭令茹. 桂枝加桂汤治疗偏头痛23例. 陕西中医函授，2000（4）：25]

桂枝甘草龙骨牡蛎汤

【方歌】 二甘一桂不雷同，龙牡均行二两通，

火逆下之烦躁起，交通上下取诸中。

【白话解】 桂枝甘草龙骨牡蛎汤中用二两炙甘草，一两桂枝，两味药的用量是不同的，而龙骨牡蛎则都是用二两，本方主治用火法致误后，又误用下法，更误用烧针，一误再误三误，导致心阳虚损所致的烦躁证。本方的功用是取龙骨牡蛎重镇之品抑亢阳以下交于阴，取桂枝辛温之品启阴气以上交于阳，最妙在炙甘草一味，其用量在本方中偏多，意在资助中焦，而使上下之气交通于中土而烦躁自平。

【药物组成】 桂枝一两，去皮 甘草二两，炙 牡蛎二两，熬 龙骨二两

上四味，以水五升，煮取二升半，去滓，温服八合，日三服。

【临证用法】

1. 药物用量 桂枝3g 炙甘草6g 牡蛎6g 龙骨6g

2. 煎服方法 上4味，以水1000ml，煮至500ml，去药渣，分3次，每次温服160ml，1日3次。

【方药分析】 桂枝甘草龙骨牡蛎汤是《伤寒论》治疗心阳虚烦躁证的主方。本方所治的心阳虚烦躁证是由伤寒病误用火疗致逆后，又误行攻下，再加烧针，一逆而再逆，损伤心阳，致使心阳虚不能敛养神气，使心神浮越所致。方用桂枝甘草辛甘化合，以温通心阳；龙骨牡蛎潜镇安神以治烦躁。诸药相合，使心阳得复，心神得潜而烦躁得除。

【方剂功效】 补益心阳，潜镇安神。

【适应证候】 伤寒病，误用火法致逆，又行攻下，再用烧针劫汗，使心阳虚损，心神浮越而烦躁者。（118）

【临床应用】

1. 古代应用

古代医家对本方的应用多遵仲景之意，用于心阳虚烦躁或心阳虚心悸之重证。

2. 现代应用

（1）心阳虚之心悸怔忡：症见心悸怔忡，胆小易惊，多汗面白，舌淡苔薄白，听诊或心电图检查见有心动过速或心律不齐。可见于风心病、肺

心病及甲亢所致心脏病患者，临床应用时可酌加远志、炒酸枣仁、人参、茯苓等。

（2）心阳虚之烦躁不眠：症见心烦难以入睡，或睡中易醒，或多梦纷纭，胆小易惊，或伴见心悸怔忡，舌质淡，脉细小或沉弱，可酌加黄芪、人参、五味子、茯苓等。

（3）心气虚之寐中遗尿：症见睡中遗尿，尿频而量少，面色苍白，神疲乏力，四肢倦怠，小便清长，心悸易惊，脉沉迟无力，舌淡苔白。用本方时可加用益智仁、桑螵蛸、五味子、川断等。

（4）心阳虚遗精：孙氏治一男性，证属心阳虚遗精，方用本方加金樱子、覆盆子，服10剂，诸证大减，后以归脾丸巩固，追访2年未复发。（孙溥泉. 伤寒论医案集. 西安：陕西科学技术出版社，1986：116）

（5）老年中风：韩氏报道用本方加味治疗老年中风73例。结果基本治愈15例，显效47例，无效7例，死亡4例。[韩玉秀. 桂枝甘草龙骨牡蛎汤加味治疗老年中风73例. 浙江中医杂志，1987（3）：106]

（6）神经官能症、癔症：丁氏用本方治疗癔症、神经官能症，取得了较好的疗效。[丁世名. 桂枝甘草龙骨牡蛎汤加味治疗神经官能症38例. 湖北中医杂志，1983（1）：11]

（7）甲状腺功能亢进：阳氏报道用桂枝甘草龙骨牡蛎汤加减治疗甲状腺功能亢进38例，治愈19例，好转16例，无效3例，疗程最短45天，最长150天，平均为77天。[阳怀来. 桂枝甘草龙骨牡蛎汤治疗甲状腺机能亢进症38例. 实用中医杂志，1996（3）：3]

抵当汤

【方歌】　大黄三两抵当汤，里指任冲不指胱，
　　　　　　虻蛭桃仁各三十，攻下其血定其狂。

【白话解】　抵当汤中用三两大黄为主药，其主要作用为攻下在里之瘀热，但此处之里是指任脉与冲脉，而不是膀胱。方中还有三十个虻虫，三十条水蛭，三十枚桃仁（此系按《金匮玉函经》用量，若按《伤寒论》当为桃仁二十枚）。全方可攻瘀泄热而止狂乱。

【药物组成】　水蛭　虻虫各三十个，去翅足，熬　桃仁二十个，去皮尖　大黄三两，酒洗

上四味，以水五升，煮取三升，去滓，温服一升。不下更服。

【临证用法】

1. 药物用量　水蛭15g　虻虫15g　桃仁15g　大黄（酒洗）9g

2. 煎服方法　上4味，以水1000ml，煮取600ml，去药渣，温服200ml。

3. 见效停药　服药后如瘀血得下而症减者，即应停服，以免药过伤正。

4. 不效更服　如服药后瘀血不下，可更服之。

5. 正虚慎用　体弱、年迈、孕妇当慎用或禁服。

【方药分析】　抵当汤为《伤寒论》治疗太阳与阳明蓄血重证的主方。太阳与阳明蓄血重证，皆因病人素有瘀血，加之又感外邪在表不解，随经入里，与瘀血结聚下焦而成。太阳之蓄血重证，以精神失常，如狂或发狂为主，兼见少腹急结或硬满，小便自利；阳明之蓄血重证，以喜忘为主，兼见大便硬而色黑易下，或脉浮数而消谷善饥。由于两者皆属邪热与瘀血结于下焦，故均以抵当汤主之。

本方用酒洗大黄、桃仁、水蛭、虻虫，可谓集活血化瘀药之大成，非一般活血剂所能比拟。方中水蛭、虻虫直入血络，行血破瘀，药力峻猛，有单刀直入之势；又得酒洗大黄泻热逐瘀以推荡，桃仁行血化瘀之滑利，可谓相得益彰。四药合用，血行瘀下，诸证自解。

【方剂功效】　破血逐瘀。

【适应证候】

1. 太阳蓄血发狂证太阳病，六七日，表证仍在，其人发狂，脉微而沉，反不结胸，少腹硬满，小便自利者。（124）

2. 太阳蓄血如狂发黄证太阳病，身黄，脉沉结，少腹硬，小便自利，其人如狂者。（125）

3. 阳明蓄血喜忘证阳明病，其人喜忘，屎虽硬，大便反易，其色黑者。（237）

4. 阳明蓄血便结证病人无表里证，发热七八日，脉浮数，下后脉数不解，消谷善饥，至六七日不大便者。（257）

【禁忌证候】

湿热发黄证，症见身黄，脉沉结，少腹硬，与太阳蓄血证相仿，但无

如狂发狂，而小便不利者。（125）

【临床应用】

1. 古代应用

（1）《金匮要略》：妇人经水不利，抵当汤主之。本方亦治男子膀胱满急，而有瘀血者。

（2）《眼科锦囊》：抵当汤治腹中有块，或妇人眼疾因血行不利者，及打扑损伤眼。

（3）《类聚方广义》：堕扑折伤瘀血凝滞者，心腹胀满，二便不通者，经闭少腹硬满，或眼目赤肿、疼痛，不能瞻视者，经水闭滞，腹底有症，腹皮见青筋者，皆宜此方。若不能煮服者，为丸以温酒服下，亦佳。

（4）《古方药囊》：下腹胀，小便频，然小便出者佳，病人心情不适，胡言乱语，或喋喋不休，杂乱无章者，甚者健忘，不得要领；或无故发怒，时而悲伤者，大便色黑者；无故食亢，食之再食亦不足者，大便色黑者；口唇干燥者，严重腹满，甚则坐卧不宁等，供使用本方时参考。

（5）《伤寒大白》：血蓄下焦，沉结牢实，直至小腹硬满，不得不用此方。

（6）《血证论》：治实热经闭，小腹结痛，大便黑色。亦治瘕、跌打折伤。

（7）《伤寒论类方》：桃核承气乃治瘀血将结之时，抵当乃治瘀血已结之后也。

2. 现代应用

（1）血瘀经闭：用本方治疗血瘀经闭的报道较多，如邓氏用本方治血瘀经闭、少腹硬满拒按者有效。张志民用本方治一室女停经11个月者，症见腹部膨胀似孕妇，按之坚硬如石，用本方加减服一月有余，腹部平复，月经正常而愈。（张志民. 伤寒论方运用法. 杭州：浙江科学技术出版社，1884：21）

（2）血瘀痛经：用本方治疗血瘀痛经有佳效。印会河曾用本方治疗两例顽固性痛经，一例是子宫狭窄，一例有双侧结核性输卵管炎、输卵管不通、散在性子宫肌瘤，均以本方化裁而治愈。（印会河. 抵当汤新用. 北京中医学院学报，1980，3：17）

（3）晚期血吸虫病肝脾肿大：罗氏报道用本汤治疗51例晚期血吸虫病肝脾肿大者，观察治疗一段时间后肝脾都有不同程度的缩小。[罗惠森. 中

医治疗晚期血吸虫病49例报告．广东中医，1957（3）：11]

（4）精神分裂症：根据《伤寒论》用本方治疗发狂、如狂的论述，以本方治疗精神分裂症因血瘀有热所致者有较好的疗效，尤以少女之青春期精神病伴有月经不调者为佳。

（5）脑血栓形成：对脑血栓形成急性期症见发热、神昏、或谵语遗尿、大便秘结不下，手足偏废，舌苔黄燥、脉弦劲有力者，可用本方攻下瘀热而取效。

（6）慢性前列腺炎急性发作：张志民治疗一男性患者，有淋病史，20日前发作，头痛肢楚，腹痛，下利日10余次，所下为泥状红色黏液，6日后开始尿血，尿时尿道刺痛，尿后痛减，尿中杂有少许血水，伴头痛、耳鸣、胸闷，少腹硬满疼痛拒按，用本方合桃核承气汤，服3剂而各症均除，后以当归芍药散2剂善后而愈。（张志民．伤寒论方运用法．杭州：浙江科学技术出版社，1884：164）

（7）脑震荡后遗症、外伤性癫痫：用本方治疗脑震荡后遗症，症见头痛固定不移，夜眠不实，多梦健忘，或脑外伤后之癫痫病，舌质黯脉沉涩者，每有良效。

（8）跌打损伤瘀血凝滞之心腹满痛：跌打损伤后，瘀血凝滞所致心腹满闷，疼痛不已，伴见烦躁难耐，舌质青黯，脉沉涩者，可急以此汤煎服以破除瘀血。

（9）健忘：抵当汤治健忘证属瘀血所致者效佳，据已故河南名医周连三先生经验，此证临床常见面色晦黯或紫黑，毛发干枯而少光泽，眼眶青紫，口唇发绀，舌紫或有瘀斑，漱水不欲咽，脉多弦大，大便不爽者居多，只要有以上见症，对于便色漆黑有泽、少腹硬满之症不必悉具。喜忘而阳事易举之症，服本方多效。（张志民．伤寒论方运用法．杭州：浙江科学技术出版社，1884：164）

（10）据张志民经验，用此方时，瘀血在上者，加桂枝、大黄酒制；瘀血在下者，重用水蛭，以破下焦污积之血，同时酌增桃仁以滑利之，并加川牛膝以引药下行；热重瘀甚者，增大大黄之量；兼湿热者加黄柏；脉沉结、兼有寒热错杂之证，另加附子以通阳破结，又有泻下止痛之功。陈自明用本方送服大黄加地黄，名之通经丸，证实人虚者宜之。（张志民．伤寒论方运用法．杭州：浙江科学技术出版社，1884：164）

抵当丸

【方歌】 卅五桃仁三两黄，虻虫水蛭廿枚详，

捣丸四个煎宜一，有热尿长腹满尝。

【白话解】 抵当丸由三十五个桃仁（此系《金匮玉函经》用量，若按《伤寒论》应为二十五个），三两大黄，虻虫、水蛭各二十枚组成，其使用方法为将上药共捣，分为四丸，煮服一丸，主治太阳蓄血证见有发热、小便自利、少腹硬满者（当有如狂发狂等证）。

【药物组成】 水蛭二十个，熬 虻虫二十个，去翅足，熬 桃仁二十五个，去皮尖 大黄三两

上四味，捣分四丸，以水一升，煮一丸，取七合服之，时当下血，若不下者更服。

【临证用法】

1. 药物用量 水蛭10g 虻虫10g 桃仁20g 酒制大黄9g

2. 煎服方法 将上4味共捣烂，分为4份，合为4丸。服用时取1丸，以水200ml煮之，待煮至140ml时，停火，取药汁服之。

3. 见效停药 服药24小时后，如见下血者，为药已取效，当停服。

4. 不效更服 若服药24小时后，无下血者，为药轻而病重，可再煎丸服。

【方药分析】 抵当丸为《伤寒论》治疗太阳蓄血重证但病势较缓者的主方。太阳蓄血重证之病势较缓者，乃因太阳表热随经入里与瘀血相结滞而成，此证与抵当汤证相较，仅见少腹满，未见少腹硬，也未见如狂或发狂，说明热与瘀均较轻，故用丸药缓攻而不用汤剂攻下。本方药物组成与抵当汤完全相同，但本方中水蛭、虻虫的用量减少了三分之一，桃仁增加了5个，且改汤为丸，以取峻药缓攻之意，是于破血逐瘀药中别出一法。

【方剂功效】 缓攻瘀结。

【适应证候】 太阳蓄血重证而病势较缓，症见少腹满，小便自利者。（126）

【临床应用】

1. 古代应用

（1）《本事方》：有人病伤寒七八日，脉微而沉，身黄，小腹胀满，脐

下冷，小便利，予服以抵当丸，下黑血数升，狂止，得汗解。

（2）《经方实验录》：常熟鹿苑伯之妻，经停数日，腹中有块攻痛，自知非孕，医予三棱、莪术，多剂未应。予以抵当丸三钱，开水送下。入夜，病者在床上反复爬行，腹痛不堪，天将旦，随大便下污物甚多，其色黄白红夹杂不一，痛乃大除。次日复诊，予加味四物汤调理而愈。

2. 现代应用

（1）卵巢囊肿破裂：日人矢数道明治一26岁妇女，妊娠4个月，某日右下腹突发剧烈疼痛，辗转不安，右回盲部可触及鸡卵大肿块。与大黄牡丹皮汤，但次日自觉渐渐腹满，右下腹部肿块肿大显著，达到儿头大小，当时在痛苦之时，突然疼痛消失。诊为卵巢囊肿破裂，与抵当丸，日下黑便数次，数日后下腹瘀血已消，肿块恢复原形。后以手术取出破裂之囊肿，后生3胎。（矢数道明. 临床应用汉方处方解说. 北京：人民卫生出版社，1983：305）

（2）瘀血发热作渴：损伤跌仆，或手术后，或内出血后，瘀血内积而化热，症见发热不退，心腹急满，或腹中作痛，舌质紫黯或有瘀斑，脉沉涩或沉结，可用此方治之使瘀行热退而症除。

（3）据张琪教授经验，本方对结核性（干性）胸膜炎、结核性腹膜炎、肝脾肿大、炎症包块等均有一定的治疗作用。[张琪. 积聚症一例治疗介绍. 哈尔滨中医，1965（9）：17]

（4）抵当汤后所载诸证，凡病势稍缓者，均可改方为丸，缓为调理而取效。

大陷胸丸

【方歌】 大陷胸丸法最超，半升葶苈杏硝调，

项强如痉君须记，八两大黄取急消。

【白话解】 大陷胸丸的治法最为超凡不俗，方用葶苈子、杏仁、芒硝各半升，大黄八两，本方主治大结胸证之病位偏上者，此证的辨证要点是除心胸部位结硬疼痛外，尚有项强不舒如柔痉的症状，这一点一定要牢记不忘。

【药物组成】 大黄半斤　葶苈子半升，熬　芒硝半升　杏仁半升，去皮尖，熬黑

上四味，捣筛二味，内杏仁、芒硝，合研如脂，和散，取如弹

丸大一枚，别捣甘遂末一钱匕，白蜜二合，水二升，煮取一升，温顿服之，一宿乃下，如不下，更服，取下为效。禁如药法。

【临证用法】

1. 药物用量　大黄24g　葶苈子25g　芒硝25g　杏仁25g　甘遂末（备用）

2. 煎服方法　将大黄、葶苈子捣细过筛，加入芒硝、杏仁共同研细合匀，丸如弹丸大小的药丸（约重9g）。用时取药一丸，另取甘遂末1g，以白蜜40ml，水400ml，煮药丸与甘遂末至200ml，一次温服。

3. 见效停药　服药后经一夜当泄利，此为药物取效的反应，见泄利后当停药。

4. 不效更服　如一夜后无泄利，可再依前法继服，以服药后泄利为效。

5. 药后禁忌　参照桂枝汤条下之服药禁忌。

【方药分析】 大陷胸丸是《伤寒论》用以治疗热实结胸证病位偏上者的主方。热实结胸乃太阳表邪化热内入，与痰水结滞胸膈之位所形成，其见症以胸膈与心下部硬满疼痛、按之石硬，发热为主，但由于病位有上中下之不同，病情也有轻重之分，大陷胸丸所治者即为热实结胸证之病位偏上者。此证除心下硬满疼痛外，尚有项背强直，俯仰困难，并见汗出，故原文中称"项亦强，如柔痉状"。这些症状的出现是由于热与水结而病位偏上，项部经脉受阻，津液不布，经脉失养，加之在里之水热蒸腾所致。本证如用大陷胸汤则因其药性趋下，恐直达下焦而无法祛除在上之邪，故改汤为丸，治以峻药缓攻之法。本方是以大陷胸汤为基础，更加杏仁、葶苈子、白蜜而成。方中大黄、芒硝、甘遂合用，既可泻热破结，又能攻逐水饮，为本方之主药。因其病位偏上，故用杏仁宣肺利气，葶苈子泻肺利水，务使肺气宣达而水之上源疏畅，则凝结高位之邪必将随之而下。本方作用峻猛，但由于采取煮丸之法，硝、黄、葶、杏合研，仅取如弹丸一枚，用量不大，且方又有白蜜，味甘而缓，使泻下之力缓缓而行，不至于一掠而过，而有遗邪于上的弊端。方后注云："一宿乃下，如不下，更服，取下为效。"这与服大陷胸汤后"得快利，止后服"比较，显然有丸缓而汤峻之意。

【方剂功效】 泻热逐水，峻药缓攻。

【适应证候】 太阳病变证，热实结胸病位偏上，症见心下硬满疼痛，兼见项背强直，俯仰困难，并见汗出者。（131下）

【临床应用】

1. 古代应用

（1）《备急千金要方》：本方不用甘遂，蜜丸如梧子大，服七丸，名练中丸，主宿食不消，大便难。

（2）《伤寒总病论》：虚弱家，不耐大陷胸汤，即以大陷胸丸下之。

（3）《医宗金鉴》：治水肿肠澼初起，形气俱实者。

（4）《类聚方广义》：治痰饮疝证，证见心胸痞塞结痛，痛连项背者。

（5）《伤寒论辨证广注》：大抵结胸证水逆于肺，喘胀胸满者，宜用之。

（6）《伤寒指掌》：若结胸身有微热，头自汗出，胸中漉漉有声者，水结胸也，大陷胸丸主之。

（7）《伤寒大白》：结胸而至颈项亦强，胸邪十分紧实，用大陷胸汤，恐过而不留；陷胸丸，恐滞而愈结，今煮汁服之，则婉转逐邪。

2. 现代应用

（1）凡"大陷胸汤"条下所载之诸证体质偏弱，正气偏虚，以及病势偏重于上者，可以本方化裁治疗。

（2）慢性支气管炎、哮喘、肺气肿、胸膜炎、胸腔积液等病属于水热互结，病势偏盛于上，形证俱实者，可用本方化裁治疗。如刘渡舟曾治罗某，素有茶癖，每日把壶常饮，习以为常，身体硕胖，面目光亮，每以身健自豪，冬季感受风寒后，自服青宁丸与救苦丹，病不效而胸中硬满疼痛，呼吸不利，项背拘急，俯仰为难。诊其脉弦而有力，舌苔白厚而腻。辨为饮伏胸膈，而风寒又化热入里，热与水互结于上，乃大陷胸丸证，为书原方改丸为汤，服1剂，泻下两次，而胸中顿爽，又服1剂，泻下4次而病愈，自此饮茶之嗜亦淡。（刘渡舟. 新编伤寒论类方. 太原：山西人民出版社，1984：81）

（3）失语：郭氏报道，曾治一女，因受精神刺激而突然失语。以大陷胸丸加半夏、瓜蒌、代赭石治之，一剂后泻黏粪液100ml余，语言恢复，后原方减半续服2剂，诸证皆愈。[郭训礼. 大陷胸丸治验三则. 河南中医药学刊，1994，9（5）：61]

大陷胸汤

【**方歌**】 一钱甘遂一升硝，六两大黄力颇饶，

日晡潮热腹满痛，胸前结聚此方消。

【**白话解**】 大陷胸汤由一钱甘遂、一升芒硝及六两大黄组成，其泻热逐水之功颇强。本方主治之证为水热互结心下的大结胸证，主要症状为日晡所发潮热，腹部满痛，胸前及心下结硬疼痛。

【**药物组成**】 大黄六两，去皮　芒硝一升　甘遂一钱匕

上三味，以水六升，先煮大黄取二升，去滓，内芒硝，煮一两沸，内甘遂末，温服一升，得快利，止后服。

【**临证用法**】

1. 药物用量　大黄18g　芒硝25g　甘遂1g

2. 煎服方法　上3味，以水1200ml，先煮大黄至400ml，去药渣，加入芒硝，再煮一两沸，加入甘遂末，分为两份，温服200ml。

3. 见效停药　服药后如在12小时内见下利较多，为药已中病，当停药。再视病情轻重改用其他药物调理。

4. 不效继进　若服药后未见下利，可于第2日再服200ml。

【**方药分析**】 大陷胸汤为《伤寒论》治疗水热互结所致实热大结胸证的主方。大结胸证由于外邪化热入里，与痰水相结，凝滞于胸膈心下而成。本证主要症状为心下疼痛剧烈，硬满如实而拒按，伴见发热或日晡潮热，短气烦躁，心中懊憹，但头汗出等证。本方乃泻热逐水之峻剂，方中甘遂辛甘而寒，既能泻热，又为逐水之峻药，长于泻胸腹之积水，《本草逢源》记载"水道利，则水气散；谷道利，则宿积除。甘遂行水气则逐宿积，故利水谷道"。大黄苦寒，攻在泻热荡实。芒硝咸寒，意在软坚而破水热之结。大黄配甘遂能清热泻下峻泻水饮；芒硝助甘遂能逐水荡涤邪热。三药相伍，泻热逐水之力迅猛，可使结开热泄水去而诸证悉除。由于本方泻下之力迅猛，且甘遂有毒，故须中病即止，不可过量，故方后注有"得快利，止后服"之告诫。

【**方剂功效**】 泻热逐水开结。

【**适应证候**】

1. 太阳病误用下法，邪热内入与水结所致之实热大结胸，症见心下硬满疼痛，短气躁烦，心中懊憹，但头汗出者。（134）

2. 不因误下的原发性大结胸证，症见脉沉而紧，心下痛，按之石硬者。（135）

3. 太阳病误用下法，邪热内入与水相结的实热大结胸证，并兼阳明腑实，症见不大便五六日，舌上燥而渴，日晡所小有潮热，从心下至少腹硬满而痛，痛甚而拒按者。（137）

【禁忌证候】

结胸证，但脉见浮大，病机属于邪气尚留连在表，或正虚邪实者。（132）

【临床应用】

1. 古代应用

（1）《伤寒论辨证广注》：夫曰膈内，曰心中，曰心下，皆胸之分也。名曰结胸，其实邪结于胃。胃中真气虚，斯阳邪从而陷入于胸，作结硬之形也。

（2）《伤寒来苏集》：治水肿痢疾之初起者甚捷，然必视其人之壮实者施之，若平素虚弱，或病后不任攻伐者，当念虚虚之祸。

（3）《方函口诀》：治胸痛剧者，脚气冲心。

（4）《经方实验录》：介绍王季寅医师亲服大陷胸汤之经过及切身体验，书中云：王氏在旅途中冒大风，腹中暴痛，服大承气汤，数日中共服五剂，下积物虽多，胸腹初稍畅，后仍硬满痛如故，而精神衰惫。后改用大陷胸汤，服后觉此方与前大不相同。前所服硝黄各剂，咽即觉药力直达少腹，服大陷胸汤后，硝黄之力竟不下行，盘旋胸腹之间，一若寻病者然。逾时下黑色如棉油者碗许，顿觉胸中豁朗，痛苦大减，四五剂后，饮食倍进。

（5）《伤寒大白》：热邪传里，内结少腹，用大承气汤；若失汗误下，热邪内陷，作痛胸腹，用大陷胸汤丸。

（6）《类聚方广义》：肩背强者，不能言语，忽然而死者，急以铍针放血，予此方峻泻，可以回九死于一生。

2. 现代应用

（1）急性胰腺炎：郑氏报道用本方加柴胡、黄芩、木香、元胡等组成清胰汤，并结合针刺治疗急性胰腺炎1000例，有效率达95%以上。上海市嘉定县人民医院报告，用大陷胸汤加减治疗急性胰腺炎20例，治疗过程中不禁食，不补液，不用抗生素，其腹痛平均缓解时间为19.5小时，腹痛完全缓解时间为68小时。（辽宁中医研究院.伤寒论方证研究.沈阳：辽宁科

学技术出版社，1984：120）

（2）胆系感染：本方加减治疗胆囊炎、胆石症、胆道蛔虫症、胆道感染共44例，治愈39例。（高钦颖. 名方研究应用精选. 西安：西北大学出版社，1993：59）

（3）肠梗阻：天津南开医院等单位在中西医结合治疗急性肠梗阻中，用本方加厚朴、枳实组成复方大陷胸汤，治疗急性肠梗阻，证见腹痛拒按，腹胀痞满，尿黄赤，苔黄或燥，舌质红，脉洪数，属肠腑热结，正气未衰者有较好疗效；对肠腔积水较多，水走肠间漉漉有声的重型肠梗阻，以甘遂通结汤（本方减芒硝，加桃仁、赤芍、生牛膝、厚朴、木香）治疗，也取得了较好的效果（天津南开医院. 新急腹症学. 北京：人民卫生出版社，1978：212）。

（4）胃溃疡合并穿孔：北京海淀医院报道用本方治疗胃溃疡合并穿孔者23例，服药5～7天均获痊愈。[北京市海淀医院外科急腹症小组. 甘遂硝黄散在外科急腹症中的应用. 中草药通讯，1979（9）：35]

（5）腹膜炎：北京第六医院报道用本方治疗腹膜炎40例，治愈38例，治愈率达95％。（高钦颖. 名方研究应用精选. 西安：西北大学出版社，1993：59）

（6）支气管炎：据报道用本方治疗喘息性支气管炎31例，一般服药2～6剂后均获疗效。（高钦颖. 名方研究应用精选. 西安：西北大学出版社，1993：59）

（7）结核性胸膜炎：据报道用本方治疗结核性胸膜炎有胸水者8例，均获痊愈，2年内随访无复发。邓氏报道也有较好疗效。（高钦颖. 名方研究应用精选. 西安：西北大学出版社，1993：59）

（8）其他：另有用该方变通治疗肺炎、心包炎、精神分裂症、肝脓疡、胃下垂，以及孕妇大小便俱闭、呕哕昏沉、感冒之后饮食过量、胸脘结痛等疾患的个案报道，也取得了较好的效果。

（9）应用注意：①甘遂末为本方主药，须以末冲服，才能充分发挥药效；②甘遂的用量据现代应用经验，以每剂1g为宜；③本方泻热逐水之力峻猛，一般以体质壮实者为宜，且应中病即止，以防伤及正气；④应用本方时一定要抓住阳热之邪内盛，正气不衰的病机方可应用，对于年高体弱之人或孕妇，应忌用。

小陷胸汤

【方歌】 按而始痛病犹轻，脉络凝邪心下成，

夏取半升连一两，栝蒌整个要先烹。

【白话解】 小陷胸汤是治疗小结胸病的主方，小结胸病与大结胸病的区别是病位正在心下，且按之始痛，其病情较大结胸证明显为轻，其病机是由于痰热之邪凝结于心下之络脉而成。本方用半夏半升，黄连一两，栝蒌大者一枚，在煮药时应注意栝蒌实须先煮，然后再下诸药。

【药物组成】 黄连一两　半夏半升，洗　栝蒌实大者一枚

上三味，以水六升，先煮栝蒌，取三升，去滓，内诸药，煮取二升，去滓，分温三服。

【临证用法】

1. 药物用量　黄连3g　半夏12g　栝蒌30g

2. 煎服方法　以水1200ml，先煮栝蒌至600ml，去药渣，再下半夏、黄连，继续煎煮至400ml，去药渣，分3次温服，每次服约130ml。

【方药分析】 小陷胸汤是《伤寒论》治疗小结胸证的主方。小结胸病多为表邪误下，邪热内陷，与心下之痰相结而成。原书中载"小结胸病，正在心下，按之则痛，脉浮滑者，小陷胸汤主之"。"正在心下"，说明小结胸的病位比大结胸"从心下至少腹"的范围为小，仅局限于心下之胃脘部；"按之则痛"，说明其疼痛的程度比大结胸为轻，只是心下硬满，按之始痛，不按则不痛；"脉浮滑"，浮主阳热，其结为浅，滑主痰热，其结未深，属痰热互结，病势轻浅，故称为小结胸。治用小陷胸汤，以清热化痰，开结止痛。小陷胸汤中黄连苦寒，能泻心下热结；半夏辛温，善涤心下痰饮；栝蒌实甘寒滑润，除能荡热涤痰，导痰开结以下行外，尚可助黄连清热，协同半夏化痰。三药配合，相得益彰，使痰热各自分清，结滞得以开散。本证与大结胸虽同为热实结胸，但邪结有深浅，证候有轻重，病势有缓急，病位有大小之不同。大结胸是热与水结，病位在心下至少腹，证见硬满疼痛而不可近，脉以沉紧为主，证重势急，所以当用泻热逐水，用大陷胸汤；小结胸证是热与痰结，病位正在心下，按之则痛，不按不痛，脉以浮滑为主，证轻势缓，所以

当用清热化痰，用小陷胸汤。由于大小结胸证有如此区分，故其药物组成也有区别。小陷胸汤与大陷胸汤相比，黄连之清泄热结，轻于大黄之泻热破结；半夏之化痰开结，缓于甘遂之峻泻逐水；栝蒌实之清热润下，轻于芒硝之软坚泻实。由于本方较大陷胸汤为缓，故名为小陷胸汤。由此可见方有大小，药有缓峻，故治有轻重。

【方剂功效】 清热化痰开结。

【适应证候】 痰热相结于心下，症见心下硬满，按之始痛，不按则不痛，脉浮滑的小结胸证。（138）

【临床应用】

1. 古代应用

（1）《金镜内台方议》：治心下结痛，气喘而闷者。

（2）《医方论》：小陷胸汤非但治小结胸，并且通治夹滞时邪，不重不轻，最为重用。

（3）《医学入门》：小调中汤（即本方加甘草、生姜）善调脾胃，治一切痰水及百般怪病神效。

（4）《张氏医通》：凡咳嗽面赤，胸腹胁常热，惟手足有凉时，其脉洪数者，热痰在胸下也，用此方。

（5）《证治大还》：本方加枳实、栀子治火动其痰而嘈杂者。

（6）《温病条辨》：脉洪滑，面赤身热，头晕，不恶寒，但恶热，舌上黄滑苔，渴欲凉饮，饮不解渴，得水则呕，按之胸下痛，小便短，大便闭者，阳明暑温，水结在胸胁也，小陷胸汤加枳实主之。

（7）《勿误方函口诀》：此方治饮邪结于心下而痛者。瓜蒌实主痛，必用于《金匮要略》胸痹诸方之证。故《名医类案》孙王薄述以此方治胸痹，《张氏医通》治痰热在膈上者。其他治胸满气塞，或嘈杂或肠鸣下利，或食物不进，或胸痛。

（8）《医学纲目》：郑某，因患伤寒，胸腹满，面黄如金色，遂下小陷胸汤，其病良愈。

2. 现代应用

（1）急慢性胃炎、胃脘痛：聂惠民用本方治疗急慢性胃炎证见胃脘隐痛或胀痛，伴有恶心欲吐，大便秘结，口干舌红，苔淡黄且腻，脉弦滑者每取佳效。若兼有心烦胸闷者，可合入栀子豉汤开郁清热除烦；疼痛为甚者，可加元胡、川楝子、香附理气止痛；兼恶心呕吐者，可加陈皮、竹茹、生姜等降逆止呕；兼肝郁痛引胁下者，可合入四逆散解郁止痛；兼嘈杂泛酸者，可加乌贼骨制酸止痛；兼口干少津，胃酸缺乏者，可加乌梅、白芍、甘草、麦冬酸甘化阴而生津。（聂惠民．聂氏伤寒学．第2版．北京：学苑出版社，2005：213）

（2）慢性胆囊炎：张沛虬用本方治慢性胆囊炎证见寒热交作，恶心胸闷，口苦苔黄等，用本方加柴胡、黄芩、枳实、郁金，效果甚佳。（浙江医科大学第一期西学中提高班．伤寒论方古今临床．杭州：浙江科学技术出版社，1983：78）聂惠民以本方合小柴胡汤加枳实、竹茹，治疗慢性胆囊炎症见脘腹疼痛牵引右胁，时时欲呕，口干舌苔黄腻，脉弦滑者，效果理想。（聂惠民．聂氏伤寒学．第2版．北京：学苑出版社，2005：213）

（3）胆道蛔虫症：徐氏报道以小陷胸汤为基本方治疗胆道蛔虫症11例，取得较满意的效果。疼痛剧烈者加川楝子、元胡；便秘者加大黄、桃仁；烦热者加黄芩、竹茹；腹胀者加枳实、莱菔子；驱虫加使君仁、雷丸、槟榔；出现黄疸者加茵陈、栀子；偏寒者加干姜、细辛；制虫加花椒；无浊腻苔亦可加乌梅。［徐先彬．小陷胸汤加味治疗胆道蛔虫病．成都中医学院学报，1980（10）：45］

（4）胸膜炎：本方加味组成加味小陷胸汤（本方加黄芩、黄柏、柴胡、葛根、知母、甘草）治疗3例胸膜炎患者，其中两例服药3天后体温开始下降，至第7天体温降至正常，胸痛消失，食欲增进。另1例则在第3日胸痛大减，寐安纳佳。（浙江医科大学第一期西学中提高班．伤寒论方古今临床．杭州：浙江科学技术出版社，1983：78）

（5）急慢性支气管炎：据报道本方适用于寒邪外束，痰热内阻，肺气宣降失常所致的外感暴喘，如症见咳嗽痰稠，胸痛喘急，且表证未解者，可合用三拗汤。另有报道气管炎兼有痰热郁结者，症见咳嗽黄痰，喘急，或兼身热有汗、口干、苔黄脉数者，用本方加麻杏石甘汤效佳。（浙江医科大学第一期西学中提高班．伤寒论方古今临床．杭州：浙江科学技术出版社，1983：78）

（6）慢性肝炎：聂惠民每用此方合小柴胡汤加茵陈、栀子治慢性肝炎而兼有痰热中阻，症见胃脘胀满，按之疼痛，苔黄腻，脉弦滑者，效果确实。

（7）其他：另有用该方加减化裁治疗自主神经功能紊乱、急性胰腺炎、肺炎、肺心病、冠心病、麻疹合并肺炎心衰、小儿疳积、小儿惊风等取效的个案报道。

文蛤散

【方歌】 水渍原逾汗法门，肉中粟起更增烦，

意中思水还无渴，文蛤磨调药不繁。

【白话解】 文蛤散是《伤寒论》中用以治疗太阳表证误用水灌之后，水寒郁遏表热证的主方。以水灌本不适用于太阳表证，更不属于汗法的范畴，太阳表证误用水灌之后，肌表之热被冷水郁遏不得解，出现肉上粟起，心烦更甚，意欲饮水反不渴等证。此证应以文蛤散治之，方用一味文蛤为散，以沸汤合而服之，以起到既清在表之热，又行皮下之水的功效。

【药物组成】 文蛤五两

上一味为散，以沸汤和一方寸匕服，汤用五合。

身热皮粟不解，欲引衣自覆，若以水之，洗之，益令热劫不得出，当汗而不汗则烦，假令汗出已，腹中痛，与芍药三两如上法（此段本在白散条下，当移于此）。

【临证用法】

1. 药物用量　文蛤15g

2. 煎服方法　上1味为散，以热开水100ml送服15g。

3. 汗出后调理　如汗出后腹中痛者，可加芍药15g于上方中服用。

【方药分析】 文蛤散是《伤寒论》中用以治疗太阳表热被寒水郁遏证的主方。此证之由来，乃因太阳表证误用冷水灌所致。太阳表证，当用汗法解除在表之邪。为以冷水喷淋，灌为以冷水浇浴，皆是古代物理降温退热之法。然太阳表证施以灌之法，则为治不顺理。今当汗不汗，反以冷水灌，非但表不得解，反使腠理更加闭郁，其结果是身热虽可能暂时稍退，但阳郁之热不得散，闭郁于肌腠之中，扰于心神，故而"弥更益烦"，亦即稍过片刻而发热及心烦更重。寒主收引，由于阳热被冷水闭郁，皮毛腠理收敛，寒凝于外，热郁于内，故肌肤上起如粟粒状的"鸡皮疙瘩"，同时可有发热、无汗、身体酸痛等见证。由于心烦及发热，所以病人意欲饮水，但因此证无在内之燥热存在，故而反不渴。这是表阳郁遏致烦

与里热伤津致烦的鉴别要点。本证治用文蛤散，用文蛤一味为散，用沸汤调服。文蛤即海蛤之有纹理者，其性咸寒而质燥，咸寒则可胜热，质燥则能渗散水气。加之沸汤又有发汗解表之用，因此服用后可使肌表之水寒得解，被遏之阳得伸而诸证得除。假如服文蛤散未效，则属病重药轻，可用五苓散以通阳化气兼以解表。

【方剂功效】 行水解表，发散郁阳。

【适应证候】 太阳表证误用灌，证见弥更益烦，肉上粟起，意欲饮水反不渴者。（141）

【临床应用】

1. 古代应用

（1）《千金翼方》：治疳蚀口鼻，数日欲尽，文蛤烧灰，以腊猪脂和涂之。

（2）《普济方》：气虚水肿，以大蒜十个捣如泥，入蛤粉，丸梧子大，每食前白汤下二十丸，服尽，小便下数桶而愈。

（3）《太平圣惠方》：心气疼痛，真蛤粉炒过白，佐以香附末等分，白汤淬服。

（4）《儒门事亲》：雀目夜盲，真蛤粉炒黄为末，以油腊化和，丸如皂子大，内于猪腰子中，麻扎定，蒸食之，一日一服。

（5）《本草纲目》：洁古云，阴盛阳虚，故精泄也，真珠粉丸主之。用蛤粉（煅）一斤，黄柏一斤，为细末，白水丸如梧子大，每服一百丸，空心用温酒下，日二次。

2. 现代应用

现代很少单用本方治疗的报道，多加入复方中应用。

白散

【方歌】 巴豆熬来研似脂，只须一分守成规，

更加桔贝均三分，寒实结胸细辨医。

【白话解】 白散方用巴豆一分，熬黑研如脂，更用桔梗、贝母各三分，三味同为散，主治寒实结胸证。

【药物组成】 桔梗三分 巴豆一分，去皮心，熬黑研如脂 贝母三分

上三味为散，内巴豆，更于白中杵之，以白饮和服，强人半钱匕，羸者减之。病在膈上必吐，在膈下必利，不利进热粥一杯，利

过不止，进冷粥一杯。身热皮粟不解，欲引衣自覆，若以水之，洗之，益令热劫不得出，当汗而不汗则烦，假令汗出已，腹中痛，与芍药三两如上法。

【临证用法】

1. 药物用量　巴豆5g　桔梗15g　贝母15g

2. 煎服方法　将巴豆去皮心，炒黑，去尽油，研如脂备用。另将桔梗、贝母捣为散，加入巴豆，在容器中杵研均匀。应用时取制成的散剂约1g，以白米汤和服。

3. 量人用药　体质壮盛者服1~1.5g，体质弱者服0.5~0.75g。

4. 药后反应　本药服后，病在膈上者，必吐，病在膈下者必下利。一般服药后均有剧烈的呕吐与下利。

5. 热粥促效　如服药后不下利者，可服热粥一杯，以促进药效发挥。

6. 冷粥减效　如服药后下利不止者，可服冷粥一杯，有止利的作用。

7. 自"身热皮粟"至"与芍药三两如下法"应在文蛤散下。

【方药分析】　白散为《伤寒论》治疗寒实结胸证的主方。寒实结胸是相对应于热实结胸而言，"寒实"是指寒水等有形实邪，结胸是指以心下胸膈部位疼痛为主要症状的病证而言。寒实结胸即因寒邪与痰饮结聚于胸膈之位而成的结胸证。本证既以结胸命名，则当见胸胁下或心下硬满而痛，甚则可连及少腹。原文中指出，本证"无热证"，即无发热、烦渴、大便燥结、苔黄燥等热证，这是辨证的重要依据。由于是寒水痰饮之邪结聚于胸膈而使气机阻结，所以用白散温寒逐饮，除痰破结。本方由桔梗、贝母、巴豆三物组成，因其药色皆白，故名白散，又由于药有三味，故也称三物白散。方中用辛热大毒之巴豆，攻逐寒水，泻下冷结，作用十分峻猛，正如《本草汇言》中所说"性甚刚猛，攻关拔固，功过牵黄，摧滞逐实，力浮硝戟"，故为方中主药。更用贝母化痰解郁而开结，桔梗开提肺气，既可利肺散结而去痰，又可载药上行，使药力作用于上。三药相合，可将寒水痰饮一举排出体外。方后注云："病在膈上必吐，病在膈下必利。"这是服药后的反应。因本方属温下寒实之剂，故欲加强其泻下作用，可进服热粥，以促进药效的发挥；如下利太过，又可进食冷粥，以抑制其泻下作用。因其药性峻猛，故用白饮和服，既能保养胃气，又能监制巴豆之毒性。因其药性峻猛，故又有因人体质强弱而增减药量之法，以免药过而伤正。

结胸有热实与寒实之分。热实结胸病性属阳热实证，病机是热与痰水相结；寒实结胸病性为阴寒实证，病机是寒与痰水相结。二者的证候同中有异。热实者，证见心下痛，按之石硬，甚则从心下至少腹硬满疼痛而手不可近，或见项强如柔痉，脉见沉紧；寒实者，证见类似热实结胸证之胸胁心下硬满疼痛的症状，但无热象，常有畏寒喜暖、咳喘气逆、短气等证。前者治当泻热逐水，用大陷胸汤；后者治当温下寒实，用白散。

【方剂功效】 温寒逐水，除痰破结。

【适应证候】 因寒邪与痰水相结胸膈而成的寒实结胸证，症见心下或胸胁部位硬满而痛，咳喘气逆，畏寒喜暖，无热证者。（141）

【禁忌证候】

禁用于热实结胸。

【临床应用】

1. 古代应用

（1）《金匮要略》：桔梗白散，即本方，治肺痈咳而胸满，振寒，脉数，咽干不渴，时出浊唾腥臭，久久吐脓如米粥者。方后注云：强人饮服半钱匕，羸者减之，在膈上者，吐脓血，膈下者泻出，若下多不止，饮冷水一杯则定。

（2）《伤寒指掌》：太阴腹满时痛，误下之，胸下结硬，而成寒实结胸，无热症者，与三白小陷胸汤（即本方）。邵评：腹满时痛，太阴寒邪，误与寒药下之，寒邪与痰相结，成寒实结胸，与热实结胸不同，故用温通一法。

2. 现代应用

（1）肺痈：王氏用本方治疗肺痈5例（包括初晚期不同的病例，都是用苇茎汤、葶苈大枣泻肺汤、桔梗汤、泻白散以及青霉素治疗多日而不效者），取得满意疗效。一般下午服药，至晚上泻下数十次，服冷粥一碗而泻止，次日热退，胸畅，咳减痰消，继以肃肺化痰收功。［王焕庭. 桔梗白散治疗肺痈的经验. 中医杂志，1955（4）：55］

（2）白喉：杨氏用本方合《本事方》雄黄解毒丸加黄连，命名为利喉散，治疗白喉呼吸梗阻101例，痊愈82例，未愈19例做气管切开，治愈率为81.1%。[杨少仙.利喉散治疗由白喉引起的喉阻塞，江苏中医，1959（11）：21]

（3）痫病狂乱：对痰气郁结，症见精神抑郁，表情淡漠，寡言呆滞，或语无伦次，或喃喃自语，喜怒无常，动作怪异，伴见胸膈督闷，口多痰涎，脉滑大有力，舌苔白腻或灰褐者，可用本方劫夺痰涎。

（4）寒实结胸：王氏以此方治疗一寒实结胸病人而取效。患者男性，25岁，痰湿素盛，时值冬日劳动后汗出感寒而受病，胸胁胀痛，甚如锥刺，咳嗽痰多，冷恶欲呕，伴有头晕目眩，纳食不香，大便不行，无发热气急。曾用中西药治疗十余日无明显好转。治用三物白散1.5g，每日两次，服药第一次后腹泻4次，次日服用两次后，便中夹有痰涎样白冻6次，症状减轻。第3日又服两次，又泻下多次。后以六君子汤调理而痊。[王治强，等.三物白散治疗寒实结胸1例.中医杂志，1982（7）：7]

（5）寒痰食结：张志民曾治一男性患者，61岁。素有痰饮，赴宴归途感寒，第二日就诊，患者以手抚摸胸腹，诉头晕地转，泛泛欲吐。症见喉中痰鸣，痰涎满口，语言不清胸腹板硬，两手冷，舌质黯红，舌苔黄白浊腻，脉寸关浮滑有力，尺沉，大便3日未下。治以三物白散加麻黄，以三药煎送巴豆霜0.1g。药后半小时，即涌吐痰涎食物残渣，1小时后开始肠鸣腹痛，随之泻下痰水粪便。吐泻后诉头晕减，神清，胸腹宽舒，手转温。次日以桂枝人参汤调理而愈。（张志民.伤寒论方运用法.杭州：浙江科学技术出版社，1985：172）

（6）急性肾功能衰竭：王氏报道用白散各等分，研细末，每次口服600mg或装入胶囊，温开水送下，内服一天不超过2次，以大便通利为度，治疗5例急性肾功能衰竭患者，其中3例服用后尿闭，呕逆，谵妄，惊厥等症缓解，相继痊愈，2例亚急性肝坏死合并肾衰者，昏迷后死亡。[王长有."三物白散"抢救急性肾功衰竭.陕西中医，2002，23（4）：340]

卷　　四

太　阳　方

本卷论述共20首方剂，其排列顺序基本是赵本《伤寒论·辨太阳病脉证并治下》原著之方，包括柴胡桂枝汤、柴胡桂枝干姜汤、半夏泻心汤、十枣汤、大黄黄连泻心汤、附子泻心汤、生姜泻心汤、甘草泻心汤、赤石脂禹余粮汤、旋覆代赭汤、桂枝人参汤、瓜蒂散、黄芩汤、黄芩加半夏生姜汤、黄连汤、桂枝附子汤、桂枝附子去桂加白术汤、甘草附子汤、白虎汤和炙甘草汤，所主病证涉及太阳病兼变证和太阳病类似证等。

柴胡桂枝汤

【方歌】 小柴原方取半煎，桂枝汤入复方全，
　　　　阳中太少相因病，偏重柴胡作仔肩。

【白话解】 小柴胡汤取原方剂量之半，加入桂枝汤之半，遂成为太少合方的复方，主治太阳与少阳相因为病。方以柴胡汤为主，既能和解少阳，亦借其运转枢机之力，助桂枝散太阳之邪。

【药物组成】 桂枝一两半，去皮　黄芩一两半　人参一两半　甘草一两，炙　半夏二合半，洗　芍药一两半　大枣六枚，擘　生姜一两半，切　柴胡四两

上九味，以水七升，煮取三升，去滓，温服一升。

本云人参汤，作如桂枝法，加半夏、柴胡、黄芩，复如柴胡法，今用人参作半剂。

【临证用法】

1. 药物用量　桂枝4.5g　黄芩4.5g　人参4.5g　炙甘草3g　半夏4.5g　白芍4.5g　大枣6枚（破开）　生姜4.5g（切）　柴胡12g

2. 煎服方法　上9味，用水1400ml，煮取600ml，去滓，每日服3次，每次服200ml，温服。

【方药分析】 本方是桂枝汤和小柴胡汤的合方，在剂量上是各取原方剂量的1/2。但由于生姜、大枣和炙甘草为二方所共有，故此三物仅用桂枝汤的1/2，而不再加上小柴胡汤的1/2。如果加上小柴胡汤中的1/2量，则其用量分别应为二两半、三两和十二枚，这样此三物即恢复了原方用量，而不再是半剂，在本方超过柴胡、黄芩和桂枝、芍药的用量，过于甘缓，不利于外散风邪，运转枢机。所以姜、枣、草必须只取桂枝汤的1/2，才使本方成为真正的"半煎"。本方以柴胡汤为主，方名柴胡桂枝汤，而不是桂枝柴胡汤，故曰

"偏重柴胡作仔肩"。仔肩，责任。桂枝汤调和营卫，解肌驱风，以和解太阳，治发热、微恶寒、肢节烦疼等外症；小柴胡汤清泻相火，运转枢机，以和解少阳，治微呕、心下支结等里证。小柴胡汤运转枢机，枢机一转，人体正气通畅，故小柴胡汤也有助桂枝汤以解散太阳外邪的作用。

柴胡桂枝汤主治太阳证与少阳证同时并见的病证，此太阳病少阳病二者之间存在相互影响的关系，太阳表气外郁，则少阳枢机亦为之不利。反过来，少阳枢机郁滞，则太阳之表邪亦难解散，所以说"阳中太少相因病"，即太少二证互相影响，相因为病。小柴胡汤治少阳证，和解少阳，运转枢机；桂枝汤治太阳证，调和营卫，疏散风邪。然二方之中，又以小柴胡汤的作用为主，小柴胡汤又以其主药柴胡的作用为主，在本方中其用量独重，既可以疏泄少阳，运转枢机，去少阳之邪，同时其辛散之性，又可以助桂枝汤去太阳之邪。故原书中陈蔚说"藉小柴胡汤以达太阳之气，从枢以转出。"

【方剂功效】　和解少阳，调和营卫。

【适应证候】　太阳少阳同病：发热，微恶风寒，肢节烦疼，微呕，心下支结，外证未去者。（146）

【临床应用】

1. 古代应用

（1）《外台秘要》：仲景伤寒论，疗寒疝腹痛者，柴胡桂枝汤。

（2）《三因极一病证方论》：柴胡加桂汤（即本方）治少阳伤风四五日，身热恶风，颈项强，胁下满，手足温，口苦而渴，自汗，其脉阳浮阴弦。

（3）薛立斋：治伤寒发热，自汗或鼻鸣干呕，或痰气上攻等证。

（4）《类聚方广义》：发汗失期，胸胁满而呕，头疼身痛，往来寒热，累日不愈，心下支撑。饮食不进者；或汗下之后，病犹不解，又不加重，但热气缠绕不去，胸满微恶寒，呕不欲食者，过数日而如愈不愈者，间亦有之。当先发热之期用此方，重复取汗。治疝家腰腹拘急，痛连胸胁，寒热休作，心下痞硬而呕者。妇人，无故憎寒壮热，头痛眩晕，心下支结，呕吐恶心，肢体酸软，或痿痹，郁郁恶对人，或频频欠伸者，俗谓之"血道"，宜此方，或兼服泻心汤。

（5）《伤寒准绳》：柴胡桂枝汤治疟，身热汗多者。

（6）《卫生宝鉴》：治一切肌骨蒸热，寒热往来，或伤寒五六日，发热，潮热，发汗不解；或汗后余热劳复，脉洪实弦数，大便秘结；妇人产后经病不快者，用本方去桂枝、半夏、大枣、生姜，加大黄、当归。

2. 现代应用

（1）体虚感冒或流感发热证：此类病证多素体虚寒，复感外邪，表气闭郁，表现身热微恶寒，全身关节酸楚不适，呕恶纳呆，胸胁满闷，舌苔腻微黄或白腻；少数病人可见咽痛，脉数，用本方治疗效果颇佳。若身热较高，柴胡用量可适当加大。咽痛明显者可加桔梗、玄参、薄荷。

（2）早期肝硬化：肝病日久不愈，由气及血，由经入络，形成早期肝硬化，出现腹胀、疼痛如刺，面色黧黑，舌质紫黯，边有瘀点等。血液检查见 A /G 倒置，Ｔ Ｔ Ｔ 指数异常，用本方减去人参、大枣之甘壅，另加鳖甲、牡蛎、红花、茜草、土元等软坚散结、活血养血之品。一般服 30 剂，可见明显好转。［李鸿璞. 祖国医学治疗肝硬化的临床观察. 中华医学杂志，1956（2）：129］

（3）风湿病：症见四肢烦痛，同时兼有胸胁苦满，或胁背作痛等，用本方治疗效果满意。本方有显著的抗炎作用。

（4）肝气窜：患者自觉有一股气在周身走窜，或上或下，或左或右，气窜之处，则有或痛或胀之感。有的患者用手拍打气窜之处。可能随之出现呃逆或嗳气的症状。此证多属于现代医学所称的神经官能症，以老年妇女为多见，用本方疗效明显，其效果优于逍遥散和柴胡疏肝散。

（5）慢性胆囊炎或胆石症：长期服用排石利胆、清热解毒之品后，脾阳受损而见胸胁支满、胆囊区疼痛、口苦恶心、纳呆便溏，舌苔白腻而滑等。以此方加金钱草、蒲公英、红山楂、枳壳等常可获效。

（6）急腹症：对急性胆囊炎、阑尾炎、胰腺炎、肠梗阻而无绝对手术指征者，用此方治疗奏效甚捷。加减法：大多以本方加木香、枳壳、金铃子、延胡索为基础方，如系胆囊炎另加黄柏、瓜蒌实，合并胆石症加金钱草、郁金；胰腺炎痛剧加没药、五灵脂；阑尾炎加桃仁、苡仁、败酱草；肠梗阻加莱菔子、川朴、槟榔。［单县中心医院外科. 大剂量柴胡桂枝汤治疗急腹症. 山东医刊，1960（4）：25］

（7）脂膜炎：用本方加味治疗脂膜炎，取得疗效。

（8）疟疾、寒疝腹痛等：本方可用于疟疾、寒疝腹中痛、妇人不明原因之发热、经前后发热腹痛、癫痫等。

柴胡桂枝干姜汤

【方歌】 八柴二草蛎干姜，芩桂宜三栝四尝，

不呕渴烦头汗出，少阳枢病要精详。

【白话解】 柴胡桂枝干姜汤的组成及剂量分别为柴胡八两，甘草、牡蛎、干姜各二两，黄芩、桂枝各三两，栝蒌根四两。本方主治病证的临床特征为渴而不呕，但头汗出等。其基本病机为少阳枢机不利，对此必须有精细的认识。

【药物组成】 柴胡半斤 桂枝三两,去皮 干姜二两 栝蒌根四两 黄芩三两 牡蛎二两,熬 甘草二两,炙

上七味，以水一斗二升，煮取六升，去滓，再煎取三升，温服一升，日三服。初服微烦，复服汗出便愈。

【临证用法】

1. 药物用量 柴胡24g 桂枝9g 干姜6g 天花粉12g 黄芩9g 牡蛎6g 炙甘草6g

2. 煎服方法 上7味，以水2200ml，煮取1200ml，去滓，再上火煎取600ml，每日服3次，每次服200ml，温服。

第一服时可能出现轻微的烦躁，续服时，若得汗出，疾病便会痊愈。

【方药分析】 本方是在小柴胡汤的基础上，根据临床症状而进行加减而成。本方主治少阳枢机不利，以致相火内郁、水饮内停的病证。少阳病证的基本临床表现如第96条所描述，包括往来寒热、胸胁苦满、默默不欲饮食、心烦喜呕等症。本证在少阳病枢机不利的基础之上，继发水饮内停，所以临床表现有所变化，如少阳病喜呕，本证不呕；少阳病之渴为或然症，本证水饮内停，津液不布，故口渴为必然见症；本证少阳病枢机不利，导致阳气与水饮郁结，不得敷畅流布，郁阳携水饮逆走于上，故见但头汗出。烦躁一症是由相火内郁所致，少阳病诸证多可见到。此外，水饮结于胁下，故见胸胁满微结，水饮内停，则必见小便不利。此数症以及寒热往来等，在《伤寒论》原文中有明确记述，方歌未能尽言之，而学本方者却不可疏忽。

本方柴胡、黄芩运转枢机，清泻相火，以和解少阳。本证相火内郁，灼伤津液，心烦口渴，而且并无呕吐，故去半夏之辛燥，加

栝蒌根清热润燥，生津止渴。枢机不利，邪气壅结于胸胁，胸胁满微结，故去人参、大枣之甘壅，加牡蛎软坚散结。以干姜易生姜，一以无胃气上逆，无须生姜、半夏降逆止呕，一以本证伤寒误下，脾胃之阳伤，寒气内生，干姜正可以温中散寒，且监制黄芩的寒性，避免苦寒进一步损伤脾阳。桂枝通阳化气，可助干姜温中散饮；炙甘草助姜、桂甘温补中。诸药相合，可解散少阳邪气，运转枢机，通阳化气，温中化饮。方后注云："初服微烦，复服汗出愈。"这是服药后枢机运转，阳气布达，邪气外散的表现。

【方剂功效】 和解少阳，温阳化饮。

【适应证候】 少阳枢机不利，兼见脾寒饮停者；胸胁满微结，小便不利，渴而不呕，但头汗出，往来寒热，心烦等。（147）

【临床应用】

1. 古代应用

（1）《外台秘要》：治疟疾之寒多热微，或但寒不热，服一剂如神。

（2）《活人书》：干姜柴胡汤（即本方去黄芩）主治妇人伤寒，经水方来初断，寒热如疟，狂言见鬼者。

（3）《类聚方广义》：劳瘵，肺痿，肺痈，瘰疬瘰疬，痔漏，结毒，梅毒等，经久不愈，渐就衰惫，胸满干呕，寒热交作，动悸烦闷，面无血色，精神困乏，不耐厚药者，宜此方。

（4）《治痢功征篇》：下痢经久不愈，脉数，食欲不振，或口渴腹中动悸，宜本方主之。

（5）《古方家则》：久患赤白带，身瘦乏力，往来寒热而渴者。

（6）《方极》：治小柴胡汤证不呕不痞，上冲而渴。腹中动者。此方所主虽同在胸胁，而较之大小柴胡之证，则不急不硬，腹中无力而微结，此腹多饮或带动悸者也。今人多虚，而疝癖留饮，无所不至，故此药自然行世。

2. 现代应用

（1）疟疾：本方治疗疟疾寒多，微有热，或但寒不热者。

（2）外科疾病：治疗痈疽脓毒经久不愈而有寒热者。

（3）发热：如治疗经前后发热如疟，谵语者，或产后恶露不行而发热者。

（4）神经衰弱：本方可用于治疗神经衰弱而具有本方证特征者。

综合而言，本方用于感冒、胸膜炎、肺结核、关节结核、肋膜炎、肝炎、胆囊炎、黄疸、乳腺小叶增生、月经失调、麻疹、心脏病、癫痫、神经衰弱、精神异常、胃酸过多症等，而具有本方证特点者。本方尤其适用于慢性肝炎，以肝胆余热未清而又伴见太阴脾家虚寒，症见胁痛、腹胀、便溏、腹泻、口干者。若糖尿病而见少阳病证的，本方亦很合适。

现代药理实验研究表明，本方具有明显的镇静作用，这为用本方治疗失眠等神经衰弱提供了依据。

半夏泻心汤

【方歌】 三两姜参炙草芩，一连痞证呕多寻，

半升半夏枣十二，去滓重煎守古箴。

【白话解】 半夏泻心汤干姜、人参、炙甘草、黄芩俱用三两，黄连一两，半夏半升，大枣十二枚，主治心下痞证，其证以呕吐多为特征。本方去滓重煎，此为仲景之旨，古人之训，应当遵守。

【药物组成】 半夏半升，洗 黄芩 干姜 人参 甘草炙，各三两 黄连一两 大枣十二枚，擘

上七味，以水一斗，煮取六升，去滓，再煎取三升，温服一升，日三服。

【临证用法】

1. 药物用量 半夏9g 黄芩9g 干姜9g 人参9g 炙甘草9g 黄连3g 大枣12枚

2. 煎服方法 上7味，用水2000ml，煮取1200ml，去滓；再上火煎取600ml。每日服3次，每次服200ml，温服。

【方药分析】 半夏泻心汤治疗寒热错杂于中焦、脾胃升降失常的心下痞证。寒热错杂于中焦、脾胃升降失常的心下痞证在《伤寒论》中有三种主要类型，本证以痰饮阻胃为主，故其临床特点是"呕多"。痰饮阻胃，胃气上逆，呕多，故本方以半夏为君药，降逆化痰，和胃止呕，其用量为半升，为君药。痞因脾寒胃热，寒热之邪错杂于心下，脾胃升降失常，气机痞塞不通，故既用芩、连，苦寒清热和胃，复用干姜，配合半夏温中散寒。如此辛开苦降，寒温并用，正所以除寒热之错杂结聚而消痞。用人参、炙甘草、大枣甘温益气，补益脾胃，助其运化，恢复其升降之能。诸药合用，共奏

厥功。本方去滓重煎，乃因半夏泻心汤为寒温并用之方，去滓重煎能使药性合和、柔顺，较适宜胃气不得和降的寒热错杂痞。

煎煮二字的用法在《伤寒论》是有区别的，一般而言，煎与煮都是将水烧开，水中有固体药材为"煮"，水中无固体药材为"煎"。所以半夏泻心汤的煎煮方法是先煮，后"去滓重煎"。

【方剂功效】 辛开苦降，寒温并用，和胃消痞。

【适应证候】 心下痞满，呕吐不安，肠鸣下利。（149）

【临床应用】

1. 古代应用

（1）《金匮要略》：呕而下利，心下痞者，半夏泻心汤主之。

（2）《备急千金要方》：治老小下利，水谷不化，肠中雷鸣，心下痞满，干呕不安。煮法后云：并治霍乱，若寒加附子一枚，渴加栝蒌根二两，呕加橘皮一两，痛加当归一两，客热以生姜代干姜。

（3）《类聚方广义》：治痢疾腹痛，呕而心下痞硬，或便脓血者，及饮食汤药后，少腹漉漉有声而转泄者瘕积聚，痛侵心胸，心下痞硬，恶心呕吐，肠鸣下利。

（4）《三因极一病证方论》：泻心汤（即本方）治心实热，心下痞满，身黄发热，干呕不安，溺溲不利，水谷不消，欲吐不出，烦闷喘息。

（5）《伤寒论今释》：用于饮邪并结，致呕吐，或哕逆，或下利者，皆用半夏泻心汤，有特效。

（6）《皇汉医学》：治霍乱，若寒加附子一枚，渴加栝蒌根一两，呕加橘皮，痛加当归一两，客热以生姜代干姜。

（7）《伤寒论新注》：休息痢，世皆认为难治，盖秽物不尽也，宜"笃落丸"（大黄一味），兼用半夏泻心汤之类。

（8）《伤寒指掌》：暑湿伤胃，凡身热，中焦痞满，不饮，不纳，二便不爽，此暑热伤中焦气分，热痰犯胃所致，宜苦辛开泄，半夏泻心汤去甘草、干姜，加杏仁、枳实。

（9）《漫游杂记》：大便干燥结，平时十余日一行，下后肛门刺痛不堪，经数年不愈，脉沉，左右腹积结块，连于心下，此病在腹，不在肛门，得以半夏泻心汤加大黄三分予之，日两服，便利，肛门不痛，然结块未解，其后兼服前方，经三月腹候渐稳。灸背数百壮，遂痊愈。

（10）《伤寒论类方汇参》：湿疟之邪，疟发时，先呕者，服之有效。

（11）《方函口诀》：此方主饮邪并结，心下痞硬者……因饮邪并结致呕吐，或呕逆，或下利者，皆运用之，有特效。

2. 现代应用

现代临床上主要用于治疗胃炎、胃酸过多症、胃下垂、胃溃疡、呕吐、呃逆、肠炎、痢疾、肝炎、妊娠恶阻等病证。魏菊仙主编之《中医名方应用进展》列述本方现代临床应用于发热、头痛、眩晕、失眠、嗜睡、癫痫、胃脘痛、嘈杂、呕吐、呃逆、噎膈、痞证、肺出血、出血、喘证、泄泻、感冒、痢疾、耳鸣耳聋、鼻衄、梅核气、口疮、荨麻疹等69种病症。

（1）上消化道出血：有报道用本方加花蕊石、藕节、白及为基础方，治疗上消化道出血39例，伴肝胃郁热者加丹皮、青皮、栀子炭；气血虚弱者加白术、黄芪、当归；胃阴亏虚者加沙参、玉竹、生地。结果呕血停止，大便潜血连续3次转阴者38例。止血时间为3～6天，平均4.3天。［乐文才．半夏泻心汤治疗上消化道出血39例．湖北中医杂志，1987（3）：22］

（2）急性胃肠炎：有报道用本方治疗急性肠炎100例，若腹泻每日5次以上者黄连加至6g，发热重者加葛根9g，呕吐或腹中冷痛明显者加生姜5g，腹胀明显者加枳壳6g、煨木香9g。经治疗3日后，痊愈78例，好转14例，无效8例，总有效率为92%。［周庆芳．半夏泻心汤治疗急性肠炎100例．浙江中医杂志，1985（4）：155］

（3）浅表性胃炎：有报道用加味半夏泻心汤（即半夏泻心汤加失笑散9g，川朴、石菖蒲各6g，龙葵、丹参各15g）为基础方治疗浅表性胃炎30例。吐酸者加海螵蛸、煅瓦楞、吴茱萸；嗳气加旋覆花、代赭石；热偏重者重用黄芩、黄连、地丁草；寒偏重者重用干姜、半夏。合并十二指肠溃疡，以中焦虚寒突出者，加炙黄芪、桂枝、炒白芍。治疗1个月后，有效者27例，占90%，另3例进行第2疗程治疗仍然无效。（梁民里．加味半夏泻心汤治疗浅表性胃炎30例初步报告．福建中医药，1983（1）：27）如果为糜烂性胃炎，可应用本方加蒲公英和红藤等物。如果为萎缩性胃炎，各随证加减用之。或加蒲公英清热解毒，或加丹参、白芍理血活血，或加香附、降香理气行瘀，或加桂枝、吴茱萸温散寒邪；其湿热重者加苦参、佩兰叶；其兼食滞加鸡内金、炒麦芽；其虚多者加黄芪、当归。如果有肠腺化生加半枝莲、生薏苡仁、鸡内金。慢性浅表性胃炎不可皆作阴虚治疗。如果为反流性胃炎，亦可用本方治疗。

（4）贲门痉挛：有报道治疗贲门痉挛41例，以半夏泻心汤加旋覆花、代赭石为基本方，疼痛加桃仁、延胡索；呕吐加竹茹、茯苓，精神抑郁加柴胡、香附，阴虚者去干姜、党参，加南沙参、麦冬；便秘加大黄。服药5～30剂后痊愈29例，显效8例，无效4例，总有效率为90.2％。[刘浩江. 半夏泻心汤加减治疗贲门痉挛41例. 浙江中医杂志，1987（2）：61]

（5）幽门梗阻：应用本方治疗幽门梗阻50例，半夏10g，黄芩6g，干姜3g，人参3g（或党参10g），炙甘草3g，黄连2g，大枣4枚。呕吐频繁者加代赭石20g。结果：治愈7例，好转38例，无效5例。[黄导同. 甘肃中医学院学报1993，10（3）：21]

（6）口腔黏膜溃疡：用本方治疗口腔黏膜溃疡20余例，一般服药一剂，症状即可减轻，3～5天内获愈。[陈培建. 半夏泻心汤治疗口腔黏膜溃疡. 浙江中医杂志，1980（11，12）：555]

（7）泌尿系统疾病：本方加减可治疗急性泌尿系感染、慢性肾盂肾炎、慢性肾功能衰竭。有报道治疗慢性肾功能衰竭59例，其中早中期之湿浊壅盛型治以调脾和胃降浊法，热化者用半夏泻心汤、黄连温胆汤化裁。[陈学忠，等. 辽宁中医杂志，1984（2）：25]亦有治疗急性中毒所致慢性肾功能衰竭用半夏泻心汤、大黄附子泻心汤等调和阴阳。

（8）失眠：伴有中焦湿热内蕴特征者，可用本方治疗。

十枣汤

【方歌】 大戟芫花甘遂平，妙将十枣煮汤行，
中风表证全除尽，里气未和此法程。

【白话解】 本方大戟、芫花和甘遂等分，用量平均，为末，用肥大枣十枚煮汤送服，如此服法，可达到驱邪而不伤正的效果，十分巧妙。本方所主之悬饮证，初起时尚见太阳中风表证，表里同病。本方必待表邪完全解除之后，但有水饮内结，乃可用之以逐水。

【药物组成】 芫花熬　甘遂　大戟

上三味，等分，各别捣为散。以水一升半，先煮大枣肥者十枚，取八合，去滓，内药末。强人服一钱匕，羸人服半钱，温服之，平旦服。若下后病不除者，明日更服加半钱，得快下利后，糜粥自养。

【临证用法】

1. 药物用量　芫花（熬）　甘遂　大戟三药各等分

2. 煎服方法　将3药分别研为散，用水300ml，先煮肥大枣10枚，取160ml，去滓。根据患者体质强弱用药，体质壮者，取药末1.5～1.8g；体质较弱者，取药末0.7～0.9g，将药物粉末调入其中，温服之，早晨服药。如果泻下之后，其病未除，第二天继续服药，并且将药物剂量增加0.7～0.9g。

病邪完全泻出后，进食糜粥以养胃气。

【方药分析】　本方用芫花、甘遂、大戟，峻下逐水，其中以甘遂最为猛烈，药力峻猛，恐伤人脾胃，损人正气，故以肥大枣十枚煮汤，调服芫花、甘遂和大戟药末，这样使用，即可祛邪而不伤正。然而本方毕竟为峻猛之剂，即使有大枣护胃，还是要注意中病即止，不可过剂。而且还应该注意因人制宜，"强人服一钱匕，羸者服半钱。"即体质壮者，服1.5～1.8g，体质较弱者，服0.7～0.9g。如果得下之后，病未痊愈，第二天继续服药，且适当将药量加大0.7～0.9g。如此慎重，主要还是因为本方攻下之力峻猛。至于早晨服药，其一是因为其时胃中空虚无物，药物进入胃中后不会遇到阻碍，能够较快地进入肠道，这样既能有效地发挥泻下作用，又不至于停留刺激于胃，引起呕吐。其二是因为本方泻下作用迅速，早晨服药，腹泻在白天发生，对患者生活干扰不大。如果服药较迟，则腹泻可能发生于夜间，多有不便。"得快下利后，糜粥自养"，即泻下之后，要用稀糜粥养胃气，不可进食质硬不易消化之物。

本方用于水停胁下的悬饮证，其证初起之时，尚见太阳中风表证，即既有心下痞硬满、引胁下痛、干呕短气等里证，亦有发热、恶寒、头痛、汗出、脉浮等表证。如此表里同病，治之当先解其表，待表邪完全解除之后，视其水饮内结，里气未和，方可攻里，这是仲景为表里同病设立的一条基本治则。如果不这样处理，先攻其里，则可能导致表邪乘虚内陷，使病情变得更加复杂。由于头痛、汗出、干呕等症并非特异性症状，水饮内停也可以导致表气不和，引起发热，水饮干于胃引起干呕，水饮上逆于头引起头痛，所以对于本证表证是否继续存在的判断，关键看恶寒的有无。古人总结的经验认为，有一分恶寒便有一分表证，故倘若恶寒尚在，便是表证尚在；恶寒一罢，便是表证已除，此时才可攻之。

【方剂功效】 攻逐水饮。

【适应证候】 外感后继发性悬饮证：心下痞硬而满，引胁下痛，干呕短气，伴见汗出，发作有时，头痛，下利，等。（152）

【禁忌证候】 悬饮证其表未解者、体虚及孕妇禁用。

【临床应用】

1. 古代应用

（1）《外台秘要》：深师朱雀汤（即本方，大枣用十二枚）治久病癖饮，停痰不消，在胸膈液液，时头眩痛，苦挛，眼睛、身体、手足、十指甲尽黄。亦疗胁下支满，饮辄引胁下痛。

（2）《三因极一病证方论》：控涎丹（即本方去大枣、芫花，加白芥子）治痰涎在胸膈上下者。

（3）《丹溪心法》：舟车丸（即本方去大枣加牵牛、大黄、青陈皮、广木香而成）治证相同，但较十枣汤稍微缓和。

（4）《圣济总录》：三圣散（即本方）治久病饮癖停痰，及胁满支饮，辄引胁下痛。

（5）《方脉正宗》：治五种饮证，芫花（醋煮），大戟（醋煮），甘遂（童便煮）。三处煮过，各等分，焙干为末，每服二钱，大枣十枚，煎汤调下。

（6）《张氏医通》：治悬饮内痛，胁下有水气，脉弦数。

（7）《方极》：治病在胸腹，掣痛者。

（8）《直指方》：治小瘤方，先用甘草煎膏，笔蘸妆瘤四围，干而复妆，凡三次。后以大戟、芫花、甘遂三物为末，米醋调，别笔妆傅其中，不得近着甘草处。次日缩小，又以甘草膏，妆小晕三次，中间仍用大戟、芫花、甘遂如前，自然焦缩。

2. 现代应用

现代用本方治疗渗出性胸膜炎、胸腔积液、肝硬化腹水、慢性肾炎、血吸虫病、顽固性水肿等，见高度水肿而体质壮盛者。

（1）渗出性胸膜炎：张氏报道用本方治疗渗出性胸膜炎51例，疗效满意。胸水在11天内改善者达96%，20天内完全消失者达88.2%，积液平均消失时间为16.2天。作者指出十枣汤治疗本病较之单用西药可提高疗效40%，较之单用抗结核疗法的效果好一倍左右。[张志雄. 中药十枣汤治疗

渗出性胸膜炎51例. 福建中医药，1965（6）：43］

（2）水肿：据报道用本方治疗40例水肿病人，阴水阳水效果均为满意。其中急性肾炎、慢性肾炎皆能消肿，在具体应用时要分辨虚实，属于虚证者先补后攻，或寓攻于补，应当随证而变。（杨百茀. 实用经方集成. 北京：人民卫生出版社，1997：142）

（3）肝硬化腹水：本方可用于肝硬化腹水的治疗，包括血吸虫性肝硬化，在改善症状方面取得良好效果，其退腹水效果较好，一般可于一周为全消。但应中病即止。待症状改善后，应以健脾为主。吴氏报告应用十枣汤治疗各种原因引起的腹水42例，观察到收效有时比西医疗法好，但必须以肾气丸作为巩固疗效的治法，因为腹水最易再次出现。［吴鹰扬. 治疗腹水42例初步观察. 广东中医，1960（8）：393］

（4）小儿肺炎：房氏报道，根据中医"肺与大肠相表里"理论，用肺炎散（即十枣汤）治疗小儿肺炎45例，最小者年龄只有4个月，每次服0.5g，最大者11岁，每天服一次，用大枣10枚煮汤50ml，冲服药粉，治疗中不用抗生素及磺胺类药物。本散可使呼吸困难和中毒症状迅速改善，体温逐渐下降，最后治愈。肺炎散尤对暴发喘型肺炎疗效更显著，副作用亦较轻微。［房念东. 十枣汤治疗小儿肺炎45例临床观察. 山东中医杂志，1981（1）：26］

（5）胃酸过多症：用本方治疗胃酸过多症14例，无一例复发，服法是，将大戟、芫花、甘遂各7.5g研成细末，大枣10枚，先将大枣煎汤2碗，早晨空腹服1碗1小时后，将药末投入另1碗中服下。服后有胸中呕恶、腹内嘈杂感，2小时后开始泻下，泻后自觉疲倦，可用大枣煮粥食之。再用党参、茯苓、橘红、半夏、大枣煎服善后。（王润生，等. 中医复方研究和应用. 北京：中国科学技术出版社，1993：60）

大黄黄连泻心汤

【方歌】　痞证分歧辨向趋，关浮心痞按之濡，

　　　　　　大黄二两黄连一，麻沸汤调病缓驱。

【白话解】　在《伤寒论》中，痞证具有多种类型，虚实寒热，或有夹杂，因而必须辨明其异同。其为热痞者，症见心下痞、按之濡软，关上脉浮。治之用大黄黄连泻心汤清热消痞。其方大黄用二两，黄连一两，用滚开水渍之须臾，绞去滓，分两次温服，旨在使

药力和缓，但去其无形邪热，而不欲泻下。

【药物组成】 大黄二两　黄连一两

上二味，以麻沸汤二升渍之，须臾绞去滓，分温再服。

【临床应用】

1. 药物用量　大黄6g　黄连3g（黄芩6g）

2. 煎服方法　用滚开水400ml，渍泡大黄、黄连（黄芩）约15分钟，用纱布绞取药液，去滓，分成2次温服。

【方药分析】 大黄黄连泻心汤所主之痞为无形邪热壅聚心下所致之痞，即所谓"热痞"者。心下痞，按之濡，这是痞证的一般特征，尤其是无形之气痞的特异性表现，如《伤寒论》说："按之自濡，但气痞尔。"关脉主候中焦心下部位之病变，浮乃无形邪热鼓动气分的表现，故其脉关上浮正是热痞的特异性脉象，充分反映本证乃无形邪热壅聚心下所致。本方按现有版本《伤寒论》所载，是由大黄和黄连二物组成，大黄2两，黄连1两。大黄泻热和胃，黄连（黄芩）清心胃之火。然而苦寒之药，若用火煎煮，必气厚味重，长驱直下，不利于清泻心下无形之热。故取麻沸汤短时间渍泡，绞取汁而服之，取其气之轻扬，薄其味之重浊，以利于清泻心下无形之热，而避其泻下之力。

关于本方的组成，虽然《伤寒论》原文记载是由大黄和黄连二物组成，但现代一般认为可能脱黄芩一味。

【方剂功效】 泄热消痞。

【适应证候】 热痞：心下痞，按之濡，其脉关上浮，舌红，苔黄，口渴，心烦，尿黄，大便干等。（154）

【禁忌证候】 表证未解者不可与服。（164）

【临床应用】

1. **古代应用**

（1）《金匮要略》：心气不足，吐血，衄血，泻心汤主之。

（2）《肘后方》：治乳中瘰疬疼痛方，大黄、黄连各三两，水五升，煮取一升二合，分三服，得下即愈。

恶疮30年不愈者，大黄、黄连各三两为散，洗疮净，粉之且三，无不瘥。又治乳中起瘰疬病痛方：大黄、黄连各三两，水五斤，煮取一升二合，分三服，得下即愈。

（3）《华氏中藏经》：治赤疔方：大黄黄连各一两为末，以生蜜和丸如柏子大，每服三十丸，温水下，以利为度。

（4）《备急千金要方》：大黄黄连泻心汤即本汤，治心气不足，吐血、衄血。三黄圆，治男子五劳七伤，消渴不生肌肉，妇人带下，手足寒热。又三黄汤治下焦积热，不得大便。

（5）《千金翼方》：三黄汤，主解散腹痛胀满之发于卒急者。

（6）《外台秘要》：集验疗黄疸，身体面目皆黄，大黄散，三味各等分。

（7）《三因极一病证方论》：三黄丸治骨蒸热极，耳鸣，面色焦枯，隐曲而膀胱不通，牙齿苦痛，手足酸痛，大小便秘。

（8）《类聚方广义》：中风卒倒，人事不省，身热，牙关紧闭，脉洪大或酣睡大息，频频欠伸者。及后偏枯，瘫痪不遂，缄默不语；或口眼㖞斜，言语謇涩，流涎泣笑；或神志恍惚，如木偶人者，宜此方。又云，解宿醒甚妙。凡痈疽内攻，胸膈冤热，发狂，眼光荧荧，倨傲妄语，昼夜不眠者，若有心下痞，心中烦悸之证，用泻心汤，其效如响。

（9）《活人书》：泻心三黄汤，治妇人伤寒六七日，胃中有燥屎，大便难，烦躁，谵语，目赤，毒气闭塞不得通。如目赤睛痛，宜加白茯苓、竹叶，泻肝余气。

（10）《太平惠民和剂局方》：三黄丸，治三焦积热，上焦有热，攻冲眼目赤肿，头项肿痛，口舌生疮。中焦有热，心膈烦躁，不思饮食。下焦有热，小便赤涩，大便秘结。五脏俱热，即生背疖疮痍。及治五般痔疾、肛门肿痛，或下鲜血。小儿积热亦服之。

（11）《太平圣惠方》：治热蒸在内，不得宣散，先心腹胀满气急，然后身面悉黄，名为内黄。

（12）《保赤全书》：治麻疹赤白痢，里急后重，身黄者。

（13）《张氏医通》：治噤口痢，有积秽太多，恶气熏蒸者，用大黄黄连泻心汤加木香。

（14）《慎斋遗书》：本方兼治牙根烂。牙根烂非胃火也，因肾水不足，大肠膀胱之火横行，而与心火合炽者，须泻心汤加减治之。

（15）《古今医统》：三黄丸治遗精有热者。

（16）《临证指南》：凡吐血成盆碗者，服大黄黄连泻心汤最效。

（17）《眼科六经法要》：本太阳伤风证，服桂枝汤不解，目赤痛，小便黄，大便硬，心下痞，眵多而硬者，予以大黄黄连泻心汤，照《伤寒》法服，须麻沸汤渍之。

2. 现代应用

本方在现代临床上应用较广，可用于治疗吐血、咳血、食管出血、衄血、急性菌痢、急性脑血管病、急性扁桃体炎、疱疹、儿科急症、麻疹后肺炎、痤疮、肝炎、肝豆状核变性、肝性血卟啉病、精神分裂症、复发性口疮、生殖器疱疹、烧伤、褥疮等。

（1）上消化道出血：本方适宜于胃热上冲所致上消化道出血，有经验用本方加仙鹤草、侧柏叶各10g，治疗效果较好。亦有经验用本方与犀角地黄汤合方治之，或用本方加生地、茜草、焦栀子、紫草珠治之。杜氏报告用本方加味治疗上消化道出血，包括胃溃疡出血、十二指肠溃疡出血、食管静脉破裂出血等，结果9例5天内血止，2例7天内血止，1例出血不止改用其他方法。[杜怀棠. 应用《金匮》方治疗上消化道出血21例. 上海中医药杂志，1982（9）：21] 有经验用本方治疗吐血，配合使用梅花针或中指叩击人迎穴，即从穴位中央向外周绕圆形而出，由右至左，每侧叩击3~15分钟，以降气宁血而达止血目的。张氏报告用本方治疗心中阴气不足，阳气独盛，逼血妄行而吐血、衄血者，认为必须辨明其病机是气盛火旺，表现在起病暴，突然发作，来势凶猛，血出如喷射，量多色鲜红。反之，病来缓慢，血出缓而少，无高压喷射状，色不鲜红而黯者，禁用本方。（张志民. 伤寒论方运用法. 杭州：浙江科学技术出版社，1984：122）

（2）急性肺出血：有经验治疗急性肺出血，包括肺结核、支气管扩张、肺癌、心血管疾病等，均经X光确诊。方药用生大黄6g，黄芩3g，黄连2g。治疗105例，显效53例，有效44例，无效8例。[高凤才. 泻心汤治疗急性肺出血105例. 浙江中医杂志，1987，3：105] 还有经验治疗支气管扩张咯血，用大黄、黄连、黄芩各10g，降香、花蕊石各12g。出血多，病情危重者先服云南白药，后服本方加三七粉、白及；咳甚痰多者合二陈汤；痰黄者合麻杏石甘汤加竹茹；脓痰合千金苇茎汤；阴虚者加麦冬、玄参、百合、花粉、芦根；气阴两虚者合生脉散。

（3）小儿急性菌痢：小儿急性菌痢可用生大黄、黄连、黄芩、秦皮、白芍等为基本方，加减应用，每天1剂，水煎汁250ml，分3次微温保留灌肠，3天为1疗程，既方便又有效。

（4）急性脑血管病：对于急性脑血管意外之急性期，可用泻心汤加天麻、莪术、全蝎等水煮取汁鼻饲，或保留灌肠给药，效果较好。国外有人用泻心汤提取剂治疗脑血管障碍，据称有防治脑出血和脑梗死复发的作用。

（5）肝豆状核变性：对本病可用泻心汤加味治疗，每天1剂，水煎连服3～4周为1疗程，同时酌用二巯基丁二钠2～10mg/d，分2～4次静注，青霉胺1～2g/d，分4次口服，一般6～10天为1疗程，可用3～6个月。

（6）肝性血卟啉病：有经验用泻心汤加味，每天1剂水煎连服5～7天，必要时酌配抗感染对症治疗肝性血卟啉病38例，治愈率达100%。亦有用大黄黄连泻心汤加味治疗肝性血卟啉病5例，经3～7天治疗，临床症状消失，尿卟胆原试验阴性。分别经3个月～4年的随访，无复发。作者指出本方是否能够促使卟啉及卟啉前体等代谢产物排出体外，去除引起各种症状的物质基础，还有待今后进一步从临床及实验室资料中探讨证实。[张红兵. 大黄黄连泻心汤加味治疗肝性血卟啉病报告. 中医杂志，1984（6）：47]

（7）精神分裂症：本病可用大黄黄连泻心汤加味治疗，如用生大黄、黄连、黄芩、黄柏、生石膏等，每日1剂，水煎连服，24剂为1疗程，一般用1～2个疗程治疗，有效率可达80%以上。国外有人用泻心汤提取剂7.5g/d，分3次服，连用4周治疗精神分裂症6例，总有效率达90.9%。

（8）复发性口腔溃疡：加味五倍子泻心汤（泻心汤加生地、薄荷、五倍子）加减，每天1剂，水煎连服1～6剂，治疗复发性口腔溃疡。有报道用本方加味治疗小儿急性口疮33例，全部治愈。处方：大黄、黄连、竹叶各3g，黄芩、大青叶各6g，五倍子5g。热甚加生石膏，津伤加玄参、麦冬，口腔溃疡巨大者，外用吴茱萸研末醋调外敷涌泉穴，同时适当给予冰硼散吹入口腔表面，效果甚好。[李细春. 大黄黄连泻心汤治疗小儿急性口疮33例. 湖南中医杂志，1988（4）：44]

（9）高血压：本方有一定的降压效果，临床治疗高血压有效。三黄泻心汤适用于颜面潮红、便秘、眼出血、眼结膜出血等实证表现者。如用本方提取物1.5～2.5g/d治疗高血压，连续2年，数月后血压可从150/105mmHg降至136/87mmHg，心率从76次/分降至70次/分，同时可见血容量有所增加，末梢血管总阻力显著减少，不安、头痛、颈项强直、心悸、胸闷及便秘等症状也有改善。

（10）生殖器疱疹：可用泻心汤加黄柏、银花、大青叶制成膏剂，均匀敷于皮损处，并加激光（氦-氖激光器500mW）照射5～10分钟，每日2～3次，治疗生殖器疱疹，有效率可达97.7%。

（11）烧伤：可用泻心汤加黄柏、地榆、白及，水煎浓缩，混入煅石膏、冰片末、蜂蜜调匀，然后加防腐剂消毒备用，用前清创后，将药液喷洒于创面，每10分钟用1次，连用3次，改用1~2小时喷1次，20~24小时结痂，必要时酌配抗感染对症处理，一般用药4~18天，共治2度烧伤41例，总有效率达100%。泻心汤加紫草、虎杖、地榆、珍珠等共研，过120目筛，消毒，凡士林调制成膏，清创后每天用1~2次，3天逐渐减少用药次数，必要时酌配抗感染对症处理，治疗烧伤，总有效率可达99.8%。

（12）戒断综合征：泻心汤加柴胡、鱼腥草、白芍、枳实等，每天1剂，水煎连服21天为1疗程，治疗阿片成瘾戒断综合征20例，治愈17例，好转3例，总有效率100%，而且治疗后血清可卡因、吗啡、烟碱程度明显减轻。［刘东亮，等. 泻心汤加味治疗戒断综合征. 中国中西医结合杂志，1994，14（2）：92］

（13）痤疮：以本方加知母、黄柏各10g治之，伴囊肿者加夏枯草、皂刺、丹皮；脓疮者加野菊花、连翘。

（14）褥疮：方用黄连、黄芩、黄柏各100g，加冰片5g调匀，过筛，将药敷于创面上，每日1次。若创面无渗出，将药粉以香油适量调匀涂患处，每日1次，有效。

附子泻心汤

【方歌】 一枚附子泻心汤，一两连芩二大黄，
　　　　汗出恶寒心下痞，专煎轻渍要参详。

【白话解】 附子泻心汤的组成及用量为附子一枚，黄连、黄芩各一两，大黄二两。其所主病证的临床特征为心下痞，汗出而恶寒。本方寒温并用，在煎法上专煎附子，轻渍三黄，此要详记。

【药物组成】 大黄二两　黄连一两　黄芩一两　附子一枚，炮，去皮，破，别煮取汁

上四味，切三味，以麻沸汤二升渍之须臾，绞去滓，内附子汁，分温再服。

【临证用法】

1. 药物用量　大黄6g　黄连3g　黄芩3g　炮附子9g

2. 煎服方法　上4味，分成两部分制作。大黄、黄芩和黄连三

物用滚开水渍之，炮附子用水400ml，煮取200ml，去滓；将两种药液混合，分两次温服。

【方药分析】 本方主治热痞兼表阳虚证，由于无形邪热壅聚于心下，故心下痞而按之濡。此外尚可见到里热证常见的舌红、苔黄等症。由于表阳虚于外，故汗出而恶寒。如此里实外虚，里热外寒之证，治之应当寒温并用，攻补兼施，一方面清热泻痞，一方面扶阳实表，故其方既用三黄，又用附子。大黄、黄芩、黄连苦寒，清热泻胃消痞。附子大辛大热，温复表阳。本方在煎法上专煎附子，轻渍三黄。如此煎服，其道理在于：其一，本证在里者为无形邪热壅结，而不是有形实邪阻结，治之但须清气，而不可泻实。若煮三黄，则其味浓厚而其气消散，因而其作用偏走于下，泻实之力多而清气之力少，与本病病机不符。故三黄必须按照大黄黄连泻心汤的方法，用麻沸汤渍之，以厚其气而薄其味。但另一方面，附子扶阳固表，又必须用火力好好煮之，不然其温热之力必定薄弱，不能发挥作用。所以本方"专煎"附子，"轻渍"三黄。其二，附子温热而三黄苦寒，分开提取，可使寒热异其气，生熟异其性，药液虽合为一体，其作用则分开发挥。四药合用，共奏泻热消痞，扶阳固表的作用。

【方剂功效】 泄热消痞，扶阳固表。

【适应证候】 热痞兼表阳虚者：心下痞，恶寒汗出等。（155）

【临床应用】

1. 古代应用

（1）《此事难知》：其人病身热而烦躁不宁，大小便自利，其脉浮濡而无力，按之全无者，附子泻心汤主之。

（2）《张氏医通》：治寒热不和，胁下痞结。

（3）《徐氏六书》：其人病寒热而烦躁不安，大小便自利，其脉浮洪无力，按之全无者，附子泻心汤主之。

（4）《皇汉医学》：但欲寐，甚者，可以饮食未毕而沉睡；又有手指尖微冷者，皆宜此方。中风卒倒者，最难治，予附子泻心汤，间有得效。

（5）《珍本医书集成》：脘腹胀满，心下连少腹，中横一纹，如葫芦状。此中宫痞塞，阴阳结绝。勉进附子泻心汤，温阳泄浊，通便挽危，否则恐致喘汗厥脱。

（6）《类聚方广义》：老人瞀闷昏倒，不省人事，心下满，四肢厥冷，面无血色，额上冷汗，脉伏如绝，其状仿佛中风者，谓之饮郁食厥，宜附子泻心汤。

（7）《伤寒论类方汇参》：阴气乘阳虚，用附子泻心汤。

（8）《伤寒论译释》：急性胃炎，中医名"伤食"，时医例用鸡内金、山楂、神曲等药。古方则以芩、连为主，诸泻心汤方能消除炎症。

2. 现代应用

（1）胃痛：有人报道用本方治疗胃脘痛31例，若腹胀痛甚，窜两胁者，加醋柴胡、炒枳壳，呕恶不能食者加佛手、白蔻仁，气短无力者加炒山药、炙黄芪，大便软者易生大黄为熟大黄，有表证者先解表。结果显效14例，好转15例，无效2例，平均服药4.3剂取效。[李详舒. 附子泻心汤加治疗胃脘痛31例. 北京中医，1986，（6）：38]

（2）食物中毒：兼有心脏衰弱，具脘腹绞痛，泄利不畅，干呕心烦，汗多，肢冷脉弱等证，每能一剂而愈。

（3）老人食晕：本方尚可通治老人食滞瞀闷晕倒，大便不通者。

（4）神经性头痛：有报道以本方治疗神经性头痛收到较好效果，认为本方的应用必须掌握恶寒、自汗出、舌质淡胖、苔黄厚，脉濡数或洪数，重按无力等临床特征。[袁尊山. 附子泻心汤的临床应用. 新医药学杂志，1979（11）：46]

生姜泻心汤

【方歌】 汗余痞证四生姜，芩草人参三两行，

　　　　　一两干姜枣十二，一连半夏半升量。

【白话解】 生姜泻心汤证为太阳病发汗之后所形成的痞证，其方的主药生姜用四两，黄芩、甘草、人参各用三两，干姜用一两，大枣十二枚，黄连一两，半夏半升。

【药物组成】 生姜四两，切　甘草三两、炙　人参三两　干姜一两　黄芩三两　半夏半升、洗　黄连一两　大枣十二枚，擘

上八味，以水一斗，煮取六升，去滓，再煎取三升，温服一升，日三服。

附子泻心汤，本云加附子，半夏泻心汤、甘草泻心汤，同体别名耳。生姜泻心汤，本云理中人参黄芩汤，去桂枝、术，加黄连，

并泻肝法。

【临证用法】

1. 药物用量　生姜12g　半夏9g　黄芩9g　干姜3g　人参9g　炙甘草9g　黄连3g　大枣12枚

2. 煎服方法　上8味，用水2000ml，煮取1200ml，去滓，再上火煎取600ml。每日服3次，每次服200ml，温服。

【方药分析】　生姜泻心汤为半夏泻心汤之变方，将干姜用量减至一两，加生姜四两，即成。本方亦属于寒温并用、辛开苦降之法，用于寒热错杂于中焦，脾胃升降失常，气机壅滞的痞证。然本证病机除了寒热错杂于中，脾胃升降失常以外，还有继发于脾胃运化失职的水饮和食滞，故根据《伤寒论》原文，本证尚有干噫食臭，即嗳气且有食物不化的馊腐气味，肠鸣辘辘，好似雷声滚滚，胁下有水气之声，甚至胁下疼痛，下利等症状。对于本证的治疗，应当寒温并用，辛开苦降，和中消痞，同时还必须化食滞，消水饮。本方用四两生姜为主药，既能降逆和胃止呕，又能化食滞和消水饮。故本方加生姜，并且重量用之，以开胃气，消食滞，散水气。由于用生姜四两，故将原方干姜用量减少，但不能完全去而不用，因为干姜守而不走，化食滞与散水气之力虽稍逊于生姜，但温中散寒之力则过于生姜。本证寒热错杂，中焦脾家有寒，还有赖干姜以温之。二姜、芩、连、半夏合用，辛开苦降，和胃降逆，化食去饮，消痞除满，参、草、枣温中益气，助脾胃升降。本方的煎煮方法也如半夏泻心汤一样，要"去滓重煎"。

【方剂功效】　和胃降逆，宣散水气。

【适应证候】　寒热错杂痞兼水饮食滞者。心下痞硬，胁下有水气之声，或胁下疼痛，心烦，干噫食臭，肠鸣下利等。（157）

【临床应用】

1. 古代应用

（1）《类聚方广义》：凡患噫气干呕，或吞酸嘈杂，或平日饮食每觉心烦满，胁下水饮升降者，其人多心下痞硬或脐上有块，长服此方。

（2）《伤寒论新注》：治卒痛干呕。

（3）《伤寒论新义》：治大病新差，脾胃尚弱，谷气未复，强食过多，停积不化，心下痞硬，干噫食臭，胁下有水，腹中雷鸣，下利发热者，名曰食复，最宜服之。

（4）《续易简方》：治大病新差，脾胃尚弱，谷气未复，强食过多，停积不化，心下痞硬，干噫食臭，胁下有水气，腹中雷鸣，下利发热，名曰食复。

（5）《皇汉医学》：臌胀，自心下处处胀者，实也，生姜泻心汤，大半夏汤。血胀者小腹胀也，先用生姜泻心汤，则块将徐减，若不长用则无益，因有血块，则必凝结留水，其块将渐大也。水解后，再投血胀方则易奏效。凡带下者，水饮下冲脉，结代脉，而下入于脏，与血相结而成带下也。故以生姜泻心汤去其水饮，兼用坐药以去带下。留饮痞硬者，生姜泻心汤主之。嘈杂有水火相持者，停水兼炎症也，治用半夏、生姜、甘草泻心汤之类。无痞者，难用。产后下利者，因娩后屈肠骤伸，有水流也，故遂下利，无其他原因，用此方逐肠中之水。产后咳嗽多因水浸肺，亦可治。澼囊，或称吐水病，有吐水及腐败食物，或水食交吐者，概有胸中嘈杂，痞塞，胁腹挛急，有结而肩背凝痛者，亦有日日、隔日或四、五日必发痛，吐苦酸水或无味之水者，亦有吐前唯有噫气恶心而不痛者，大便秘结之人为多，主方用生姜泻心汤。

（6）《伤寒论类方汇参》：生姜泻心汤之吐，泻心结者最效，兼治禁口痢。

2. 现代应用

本方在现代临床上常用于治疗慢性胃肠炎、胃溃疡、胃下垂、胃痛、胃功能紊乱、呕吐、腹泻、嘈杂等。

（1）慢性消化不良：消化不良，呕吐，腹泻，胃肠功能紊乱者。

（2）胃及十二指肠病变：急慢性胃炎、胃及十二指肠球部溃疡、胃下垂所致的上腹部疼痛，慢性胃肠消化不良，具寒热错杂、水饮食滞特征者，可用本方治疗。有人用本方治疗幽门梗阻52例，完全性梗阻14例，不完全性梗阻38例。治疗前都有不同程度的呕吐，上腹部疼痛和上腹部明显振水音，服药2~5剂解除梗阻者占38.8%，6~10剂者占30.8%，11~15剂者占23%，16~20剂者占15%，治疗后诸证消失，食欲渐增。[刘成极. 生姜泻心汤治疗幽门梗阻52例，辽宁中医杂志，1985，（10）：41]

（3）慢性肝炎：本方可用于慢性肝炎而具有生姜泻心汤证者的治疗。

（4）头痛：本方可用于眉棱骨疼痛的治疗，其用量宜大，鲜生姜30~50g，生半夏30~60g，为1剂，用沸水泡后频频服用，或用武火煎半小时后频频服用，疗效颇佳。

甘草泻心汤

【方歌】 下余痞作腹雷鸣，甘四姜芩三两平，

一两黄连半升夏，枣枚十二擘同烹。

【白话解】 甘草泻心汤证为发生于误下之后的心下痞证，伴见腹中雷鸣。其药物组成及各药物的用量分别为炙甘草四两，干姜、黄芩各三两，黄连一两，半夏半升，大枣十二枚。按照《伤寒论》的用法，大枣要擘开（即破开）之后入煎。

【药物组成】 甘草四两,炙　黄芩三两　半夏半升,洗　大枣十二枚,擘　黄连一两　干姜三两

上六味，以水一斗，煮取六升，去滓，再煎取三升，温服一升，日三服。

【临证用法】

1. 药物用量　炙甘草12g　黄芩9g　半夏9g　大枣12枚（破开）　黄连3g　干姜9g　人参9g

2. 煎服方法　上7味，用水2000ml，煮取1200ml，去滓，再上火煎取600ml。每日服3次，每次服200ml，温服。

【方药分析】 甘草泻心汤也是半夏泻心汤的变方，将炙甘草的用量加大一两即成。本证与半夏泻心汤证相比，病机基本一致，唯本证脾胃之虚较重，下利日数十行，完谷不化，故重用炙甘草四两，作为君药，温中补脾。必须说明的是，本方歌仅言及6味药物，而甘草泻心汤实际上由7味药物组成，现存版本《伤寒论》在传抄过程中，脱落了人参一味，其用量当与半夏泻心汤和生姜泻心汤一致，为三两。甘草泻心汤证发生于太阳伤寒或太阳中风误下之后，即《伤寒论》原文说"伤寒中风，医反下之"。太阳病误下，一方面导致表邪化热，内陷于中，另一方面导致脾胃虚损，寒自内生，内生寒气与外来热邪相互混杂，壅结于中，脾胃升降失常，于是便形成了心下痞证，这就是方歌所说"下余痞作"的意思。另用大枣、人参、干姜助甘草温中培土，半夏、干姜散寒，黄芩、黄连清热，辛开苦降，和胃消痞。

根据《伤寒论》原文，甘草泻心汤胃虚较重，其主要原因可能

有两个方面，一个原因为其人胃气本虚，不堪攻下；另一个原因为误下损伤较重，医生在初次误下导致心下痞后，没有认识到心下痞的产生是由于脾胃虚弱而运化不及所致，反而错误地认为它是热结于内，阻滞不通的表现，又一次用苦寒之药攻下，如此一误再误，使胃气受到较为严重的损伤。故本证除了寒热错杂痞证的心下痞，呕吐等常见表现以外，胃虚的表现较为突出，如下利频繁，日数十行，完谷不化，腹中雷鸣，心下痞而且硬满，心烦不得安等。

本方的煎煮方法也如半夏泻心汤一样，要"去滓重煎"。

【方剂功效】 和胃补中，消痞止利。

【适应证候】 寒热错杂痞而胃虚较重者，心下痞硬而满，肠鸣，下利日数十行，谷不化，干呕，心烦不得安等。(158)

【临床应用】

1. 古代应用

(1)《金匮要略》：狐惑之为病，状如伤寒，默默欲眠，目不得闭，起卧不安，蚀于喉为惑，蚀于阴为狐，不欲饮食，恶闻食臭，其面目乍赤，乍黑，乍白，蚀于上部则声喝，甘草泻心汤主之。

(2)《张氏医通》：如痢下不纳食，俗名禁口，因邪留胃中，胃气伏而不宣，脾气因而涩滞者，香、连、枳、朴、橘红、茯苓之属。头痛心烦，呕而不食，手足温暖者，甘草泻心汤。

(3)《伤寒六书》：动气在上，下之则腹满，心痞，头眩者，宜甘草泻心汤。

(4)《勿误药室方函口诀》：用于产后口糜泻有奇效。此等芩、连，可谓反有健胃之功。

(5)《温知医谈》：治走马疳特奇验。

(6)《类聚方广义》：慢惊风有宜此方者。

(7)《伤寒论类方》：此治上焦不和之痢。

2. 现代应用

现代用于治疗胃肠炎、溃疡病、结肠炎、消化不良、慢性胰腺炎、慢性肝炎、口腔溃疡、白塞综合征等，症见胃虚气痞，肠鸣腹泻者。

(1)慢性腹泻：张氏报道用本方为主治疗22例慢性腹泻，取得较好的疗效。其用量和服法是：炙甘草、党参各12g，黄芩、姜半夏、干姜各9g，黄连3g，大枣6枚。每日1剂，连服6剂为1疗程。经过治疗，18例症状消失后未复发，2例半年后出现反复，2例无效。[张常春．甘草泻心汤治疗慢性泄泻22例．浙江中医杂志，1982（5）：227]

（2）急性胃肠炎：应用重剂甘草泻心汤：甘草60g，干姜45g，大枣30g（去核），黄连15g（捣），半夏100g，黄芩45g。加水2000ml，煎至1000ml，去滓，再浓缩至500ml，分3次服，日服3次，呕吐频繁者先服生姜汁30～50ml，再服药液。治疗急性胃肠炎，全部治愈，未加服西药。[毕明义．重剂甘草泻心汤治疗急性胃肠炎60例．山东中医杂志，1986（3）：14]

（3）消化性溃疡：有报道用本方治疗消化性溃疡41例，获得显著疗效。[胡净．胃及十二指肠溃疡41例的辨证分型及治疗．上海中医药杂志，1965（3）：14]

（4）白塞综合征：白塞综合征与《金匮要略》的狐惑病颇为相似。用甘草泻心汤治疗时，不欲饮食加佩兰，咽喉溃疡加升麻、广犀角（现水牛角代），口渴去半夏加天花粉，目赤加赤芍、夜明砂，口鼻出气灼热加石膏、知母，胸胁满痛加柴胡，湿偏重加赤苓、木通，热偏盛以生姜易干姜；便秘加酒军，五心烦热加胡黄连。同时用《金匮要略》苦参汤外洗，雄黄散熏肛门。[王子和．狐惑病的治疗经验．中医杂志，1963（11）：9]

（5）皮肤科疾病：有人介绍用本方治疗阴部瘙痒证的经验，认为阴部瘙痒溃烂，脓水渗出似狐惑病之蚀于阴者。（王志斌．经方运用举隅．黑龙江中医药，1985（2）：16）另有报道用本方治疗因服磺胺类药物和解热止痛类药物过敏而致口腔及龟头糜烂者12例，效果良好。[甘草泻心汤治疗药物过敏12例．河南中医，1983（2）：41]

（6）本方尚可通治走马疳和产前后糜泻等，辨证为胃素虚而为邪热所搏者。

赤石脂禹余粮汤

【方歌】 赤石禹余各一斤，下焦下利此汤欣，
　　　　理中不应宜斯法，炉底填来得所闻。

【白话解】 赤石脂禹余粮汤由两味药物组成，即赤石脂、禹余粮各一斤，二药入下焦，有收涩固脱止利之功，主治下焦滑脱不禁的下利，这好比用物填塞疏漏的炉底一样。下焦滑脱之下利不宜用理中汤治疗。

【药物组成】 赤石脂—斤，碎　太一禹余粮—斤，碎

上二味，以水六升，煮取三升，去滓，分温三服。

【临证用法】

1. 药物用量　赤石脂48g（碎）　禹余粮48g（碎）

2. 煎服方法　上2味，用水1200ml，微火煮取600ml，去滓，分3次温服。

【方药分析】 临床所见下利具有多种类型，有寒有热，有虚有实，有的在中焦，有的在下焦。下利之属于下焦滑脱者，宜用本方收涩固脱。赤石脂甘酸性温，有收涩止利之功。太一禹余粮味甘而平，亦有收涩止利之功。二药合用，收涩止利，正可以治下焦滑脱不禁的下利。此外，对于下焦滑脱不禁的下利，即赤石脂禹余粮汤证，也可以依据用理中汤治疗无效的经过来判断，所以方歌说"理中不应宜斯法"。

【方剂功效】 涩肠固脱止利。

【适应证候】 下焦滑脱不禁之下利，下利不止，滑脱不禁，病程较长。（159）

【临床应用】

1. 古代应用

（1）《洁古家珍》：治大肠咳嗽，咳则遗矢者，赤石脂禹余粮汤主之。

（2）《幼科发挥》：下利大肠来者，则变化尽成屎，但不结聚，所下皆酸臭者。

（3）《方极》：治毒在脐下而利不止者。

（4）《类聚方广义》：治肠澼滑脱，脉弱无力，大便粘稠如脓，若腹痛干呕者，宜桃花汤，又二方（及赤石脂禹余粮汤和桃花汤）合用亦妙。

2. 现代应用

现代临床本方可用于治疗崩中漏下，白带过多，脱肛，慢性肠炎或慢性痢疾等疾病而属于邪去滑脱不禁者。

旋覆代赭汤

【方歌】 五两生姜夏半升，草旋三两噫堪凭，

　　　　人参二两赭石一，枣十二枚力始胜。

【白话解】 旋覆代赭汤主治"心下痞硬，噫气不除"证，其方

药物组成及各药用量分别为生姜五两，半夏半升，炙甘草和旋覆花各三两，人参二两，代赭石一两，大枣十二枚。

【药物组成】 旋覆花三两　人参二两　生姜五两　代赭一两　甘草三两，炙　半夏半升，洗　大枣十二枚，擘

上七味，以水一斗，煮取六升，去滓，再煎取三升。温服一升，日三服。

【临证用法】

1. 药物用量　旋覆花9g　人参6g　生姜15g　代赭石3g　炙甘草9g　半夏9g　大枣12g

2. 煎服方法　上7味，以水2000ml，煮取1200ml，去滓，再上火煎取600ml，温服，每次服200ml，每日3次。

【方药分析】 本方可以视为生姜泻心汤的变方，去干姜、黄芩、黄连，加旋覆花和代赭石即成。本证主症为心下痞硬，但此一痞硬是由胃虚痰阻、脾胃不得升降，气机痞塞所致，没有寒热错杂的病机，故不用芩、连、干姜，改用旋覆花化痰散结而消痞，降逆和胃以治噫。代赭石重镇降逆，与生姜、半夏配合，和胃化饮而消痞。生姜用量独重，与半升半夏相配，是小半夏汤，能化痰和胃，降逆止噫。人参、炙甘草、大枣补益脾胃。诸药相合，共奏和胃化痰、降逆消痞之功。大枣为补脾的代表药物，本证的治疗如果仅仅化痰降逆，而不益胃培土，从根本上恢复脾胃气机升降之枢的功能，其病必难痊愈，故在化痰降逆的同时，用参、草、枣培土益胃，力始能胜。

【方剂功效】 和胃降逆，化痰下气。

【适应证候】 伤寒发汗，若吐、若下，解后，胃虚痰阻，心下痞硬，噫气不除。（161）

【临床应用】

1. 古代应用

（1）《活人书》：有旋覆代赭汤证，其人咳逆气虚者，先服四逆汤。胃寒者，先服理中丸，再服本方为良。

（2）《伤寒论三注》：治反胃噎食，气逆不降者，无不神效。

（3）《医学纲目》：本方治呕吐之证，大便秘结者。

（4）《伤寒附翼》：旋覆半夏作汤，调代赭末，治顽痰结于胸膈，或涎

沫上涌者最佳，挟虚者加人参甚效。

（5）《医学衷中参西录》：参赭培气汤，即本方去生姜、甘草、大枣，加知母、天门冬、当归、苁蓉、柿饼霜，治膈食、吞咽梗噎不顺，饮食不下者。

（6）《伤寒论古方今临床》：本方加苏梗15g，治疗幽门不全梗阻的恶心呕吐而大便秘结者，常有效。本方用于女子妊娠恶阻有效。

（7）《方函口诀》：此方治生姜泻心汤证之更剧者……病解后，痞硬，噫气，不下利者用之。下利者，用生姜泻心汤……又下利不止而呕吐，或吐宿水者亦有效。

2. 现代应用

（1）消化系统疾病：本方可用于治疗膈肌痉挛，胃及十二指肠溃疡，幽门不全性梗阻，胃扩张，胆道感染，慢性肝炎，呕吐。（辽宁省中医研究院. 伤寒论方证研究. 沈阳：辽宁科技出版社，1984）

（2）咽部异物症（梅核气）：用本方去人参，合半夏厚朴汤，每获捷效。

（3）慢性胃病：有报告用本方治疗慢性胃病38例，包括慢性胃炎和神经性胃炎，都于服药后2～3周症状完全消失，食欲恢复，体力增添。（邢锡波. 伤寒论临床实验录. 天津：天津科学技术出版社，1984）

（4）噎膈：有文献称本方治疗"噎膈"有效。噎膈一证和现代医学中的食管癌类似，本方能否治愈食管癌，还有待探讨。有些作者所称用本方治愈的"噎膈"较为可能的是诸如食管炎、贲门失弛缓症等所致的吞咽障碍。

（5）眩晕呕吐：应用本方水煎服，每日2次，治疗眩晕呕吐50例，结果服药剂数最少2剂，最多18剂，平均6剂，一般3～6剂见效。其中34例显效，14例减轻，2例无效。［陈松筠. 浙江中医杂志，1966，9（7）：30］

（6）浅表性胃炎：应用旋覆花10g，代赭石15g，半夏6g，党参12g，炙甘草9g，生姜3g，大枣6g，肝胃不和者加柴胡6g，脾胃虚弱者加白术10g，胃内蕴热者加黄连3g，每日1剂，水煎服。［王立照. 国医论坛，1993（5）：16］

现代本方广泛用于慢性胃炎，胃及十二指肠溃疡，胃扩张，幽门或贲门痉挛，神经性反胃而属于胃虚痰阻者。亦用于咳嗽、哮喘、咯血、吐血、鼻衄、眩晕、头痛、耳鸣、心悸、失眠等证，而属于胃虚痰阻性质者。本方在临床应用中，常加减使用，若舌红口干者，去人参、生姜，加麦冬、天花粉之属；湿重加茯苓、陈皮；食滞、腹泻加槟榔、白蔻仁；苔黄热盛加黄芩、黄连。本证与生姜泻心汤证有类似之处，但两者病机不同，故前者应用扶正益胃、降逆涤饮之法，而后者用补中和胃、宣散水气，临床应用时应予以鉴别。

桂枝人参汤

【方歌】 人参汤即理中汤，加桂后煎痞利尝，

桂草方中皆四两，同行三两术参姜。

【白话解】 人参汤与理中汤药物组成相同，可视为同一方剂。理中汤加桂枝即成为桂枝人参汤。在煎服法上，本方要求先煮参、草、术、姜，后下桂枝。本方所主病证的临床表现包括心下痞硬与下利。其方桂枝和炙甘草俱用四两，白术、人参和干姜俱用三两。

【药物组成】 桂枝四两,别切　甘草四两,炙　白术三两　人参三两　干姜三两

上五味，以水九升，先煮四味，取五升，内桂，更煮取三升，去滓，温服一升，日再，夜一服。

【临证用法】

1. 药物用量　桂枝12g　炙甘草12g　白术9g　人参9g　干姜9g

2. 煎服方法　上5味，以水1800ml，先煮桂枝以外5味药物，取1000ml，下桂枝，再上火煮取600ml，去滓。每次服200ml，每日服3次，温服。

【方药分析】 本方是理中汤加桂枝而成。其所主病证属于表里同病，在内脾阳虚弱，寒湿中阻，下利不止，心下痞硬；在外风寒郁表，营卫不和，发热恶寒，头身疼痛。治之亦既解其外，且温其里。理中汤温中暖脾，散寒燥湿而止利，加桂枝解散表寒，同时可助理中汤温暖中焦之阳。此证以里虚寒为重，故理中汤先煮，以温中实脾，性味欲其醇厚；桂枝辛温解表，多煮则辛味尽散，不利于解散表邪，故后下。从《伤寒论》本方的方后注看，人参汤的煮药时间是桂枝煮药时间的三倍，这一点读者应当注意。

【方剂功效】 温中解表。

【适应证候】 太阳病误下后脾气虚寒而表邪未解者。下利,利下不止,心下痞硬,发热恶寒,头痛等。(163)

【临床应用】

1. 古代应用

(1)《类聚方广义》:头痛发热,汗出恶风,肢体倦怠,心下支撑,水泻如倾者。多于夏秋间有之,宜此方。按人参汤主温里,此方下利有表证者。

(2)《方极》:治人参汤证而上冲急迫剧者。

(3)《方舆》:初起泻泄痢疾混同者,或泄泻一两日,脓血下,遂为痢者,宜此方。

(4)《医圣方格》:下利,心下痞硬,心腹痛,头汗,心下悸,不能平卧,小便少,手足冷。

2. 现代应用

现代临床主要应用于感冒,流行性感冒,肠炎、结肠炎而具有表寒不解、脾气虚寒特征者。

(1)腺病毒肺炎:有报道用本方合二陈汤,温通太阴,兼开太阳,治疗腺病毒肺炎1例,1剂即周身微汗,矢气转正常,体温降至正常,四末少和,灰黑苔见退,再事调理而愈。[中医研究院.蒲辅周医案.中医杂志,1965(2):23]

(2)十二指肠球部溃疡:有报道用本方治疗十二指肠球部溃疡,属阳虚胃寒1例,取得良好疗效。[刘赤选.胃痛.新中医,1974(5):28]

(3)慢性胃炎:本方可用于治疗慢性胃炎之属于脾胃虚寒者。见上腹部胀满、疼痛、舌白、脉缓细软者,兼有身体疼痛者亦宜。

(4)慢性腹泻:本方通治虚寒下利而胃肠间有水饮者,纳少口淡便溏者,带下淋漓清稀者,虚胀虚肿者,总之,辨证以体质虚弱、肠胃不健,有虚寒现象,兼有表热而无实热者。

瓜蒂散

【方歌】 病在胸中气分乖,咽喉息碍痰难排,

　　　　平行瓜豆还调豉,寸脉微浮涌吐佳。

【白话解】 瓜蒂散所主之病在于胸中,痰实阻塞,气分不通,临床见胸中痞硬,气上冲喉咽,碍于呼吸。瓜蒂散瓜蒂与赤小豆各

用一分，用开水将香豉煮成稀糜，去滓取汁，降瓜蒂和赤小豆之末调于豉汤而服之。寸脉候胸中之病，寸脉微浮表示痰实阻于胸中，宜用本方吐之为佳。

【药物组成】 瓜蒂—分，熬黄 赤小豆—分

上二味，各别捣筛，为散已，合治之，取一钱匕，以香豉一合，用热汤七合，煮作稀糜，去滓，取汁合散，温顿服之。不吐者，少少加。得快吐，乃止。诸亡血虚家，不可与瓜蒂散。

【临证用法】

1. 药物用量 瓜蒂赤小豆等分

2. 煎服方法 瓜蒂与赤小豆分别研为末，然后混合均匀。用豆豉2g左右，加开水140ml，煮成稀糜，去滓。将每取1.5～1.8g瓜蒂散调入豆豉汤中，温服，一次服尽。如果不吐，将瓜蒂散用量稍稍加大，直至吐出为止。

【方药分析】 瓜蒂味极苦而性升浮，最能催吐。赤小豆味苦而酸，能够利水消肿。二药相合，具"酸苦涌吐"之功。以轻清宣散之香豆豉煮汤调服，则使其涌吐之利得到加强。本方之用，既能吐出痰邪，而用之不当，也可能损伤人体正气，故得吐病除，则止后服。诸如失血之人，虚弱之体，都不要服瓜蒂散。

根据《伤寒论》原文，本证"如桂枝证"，即它与太阳中风有相似之处，可见汗出、发热、恶寒、脉浮等症状。然这些症状在本证的出现是由于痰实之邪壅阻胸中，影响于肺气所致。肺外合皮毛，宣发卫气，以司开合。故胸中痰实壅阻可能有"类太阳证"的出现，但此证毕竟不是真表证，故头不痛，项不强，仅见寸脉微浮。

【方剂功效】 涌吐痰实。

【适应证候】 痰实壅阻胸膈证、胸中痞硬，气上冲咽喉不得息，寸脉微浮，或兼见发热恶寒者。（166）

【禁忌证候】 诸亡血家，虚弱之人，不可与瓜蒂散。

【临床应用】

1. 古代应用

（1）《外台秘要》：本方去豆豉，亦名瓜蒂散，治疗急黄、心下坚硬、渴烦欲得饮、气粗喘满、眼黄等病。

（2）《肘后方》：治胸中多痰，头痛不欲食。

（3）《内外伤辨惑论》：治饮食过饱，填塞胸中。

（4）《张氏医通》：寒痰结于膈上，及湿热头痛鼻塞。

（5）《温病条辨》：本方去淡豆豉，加山栀子，亦名瓜蒂散，主治太阴温病，痰涎壅盛，心烦不安，胸中痞塞，欲吐等证。

（6）《医方集解》：治卒中痰迷，涎潮壅盛，癫狂烦乱，人事昏沉。食填太阴，欲吐不出。

（7）《奇效良方》：治风癫。

（8）《方极》：治温温欲吐者。

2. 现代应用

（1）现代临床用本方治疗食物中毒、饮食停积、精神分裂症、晕厥、乳腺增生等而具有痰涎壅盛特征者。

（2）戒酒：有报道采用瓜蒂散的催吐作用，对30例酒依赖患者戒酒，同时以30例采用阿扑吗啡作对照研究，结果显示：瓜蒂散戒酒组及阿扑吗啡戒酒组的半年戒断率分别为93.3%、90%，两者无显著差异（P>0.05）。作者认为，瓜蒂散作为纯中药制剂，充分发挥了祖国医药学的优势，易于患者接受，且具有疗效高、药源广泛、价格低廉等优点，有利于临床推广使用。[王辉，等. 中药瓜蒂散戒酒的临床研究. 中国药物滥用防治杂志，2001（6）：40]

（3）中毒抢救：吕瑞秀等报道了以自制甜瓜蒂为主的瓜蒂散，对口服毒（药）物中毒早期病人进行催吐的临床研究。将172例病人随机分成3组，即口服瓜蒂散组、洗胃组、口服温开水引吐组。结果口服瓜蒂散组催吐效果明显优于其他两组。作者指出：该方法快速简便，避免了插胃管给病人带来的痛苦，克服了口服温开水引吐法的不彻底性，同时指出，该方法对早期口服毒（药）物中毒病人的抢救具有重要价值，还可以作为家庭及一线急救人员对服毒早期病人抢救之用。[吕瑞秀，等. 瓜蒂散快速催吐的研究及临床应用. 中华护理杂志，1994（3）：133]

黄芩汤

【方歌】 枣枚十二守成箴，二两芍甘三两芩，
利用本方呕加味，姜三夏取半升斟。

【白话解】 黄芩汤的药物组成及各药用量分别为黄芩三两，芍药和炙甘草各二两，大枣十二枚，此为《伤寒论》原方用量。主治

太阳与少阳合病，少阳邪热下迫肠道的下利证。如果兼见呕吐，则加半夏半升，生姜三两，降逆和胃止呕。

【药物组成】黄芩三两　芍药二两　甘草二两,炙　大枣十二枚,擘

上四味，以水一斗，煮取三升，去滓，温服一升，日再，夜一服。

【临证用法】

1. 药物用量　黄芩9g　白芍6g　炙甘草6g　大枣12枚

2. 煎服方法　上4味，以水2000ml，煮取600ml，每次服200ml，上午、下午和晚上各服1次，温服。

【方药分析】黄芩苦寒，清热止利，白芍酸苦，敛阴和营，缓急止痛。炙甘草、大枣和中。四药合用，共奏苦寒清热，坚阴止利之功。

【方剂功效】黄芩汤清热止利；黄芩加半夏生姜汤清热止利，兼和胃降逆。

【适应证候】少阳邪热内迫肠道下利证。

【临床应用】

1. 古代应用

(1)《活人书》：本方去大枣，名黄芩芍药汤，治火升鼻衄及热痢。

(2)《治法概要》：治热痢腹痛。

(3)《济生拔萃方》：本方治泄痢腹痛，或里急后重，身热久不愈，脉洪疾，及下痢脓血稠粘。

(4)《医方集解》：此为万世治痢之祖方。

(5)《方极》：治下痢腹痛拘急者。

(6)《类聚方广义》：治痢疾发热腹痛，心下痞，里急后重，便脓血者。

(7)《温病条辨》：四苓芩芍汤，即本方去大枣，加猪苓、茯苓、泽泻、白术、厚朴、陈皮、木香，治湿食交阻之初痢者。

2. 现代应用

现代临床本方常用于治疗急性痢疾、阿米巴痢疾、急性肠炎等。治湿热泄泻，大便不畅，身热口苦之证。

(1)黄芩汤具有显著的抗炎、解热、镇痛、解痉和一定的镇静作用。而抗炎作用是各组成药黄芩、甘草、大枣及芍药共同配伍作用的结果。解热作用与方中黄芩、甘草的作用有关。解痉作用主要在于芍药、甘草配伍

的结果。镇静作用主要在于方中的黄芩。

（2）湿热痢疾：韩氏运用黄芩汤加减治疗痢疾66例，收到了较好的效果，治愈62例，好转3例，未愈1例，总有效率98.5%，平均治疗时间3.1天。韩氏认为，黄芩汤系《伤寒论》中之方，原为太阳与少阳合病下利而设。从临床应用来看，黄芩汤治疗湿热痢，具有较好的疗效，其见效快，主要用于腹痛下坠、里急后重、便下脓血为湿热痢者尤佳，辨证准确可收到意想不到的效果。[韩性志，等. 黄芩汤加减治疗湿热痢疾66例: 中医研究，2004（6）: 45]

（3）小儿肺炎喘嗽：彭氏运用黄芩汤加味治疗小儿肺炎喘嗽128例，治愈125例，治愈率97.66%，3例效不佳，占2.34%。彭氏认为小儿肺炎喘嗽3日以上，表邪已解，症见发热，汗出、咳嗽痰鸣鼻煽，口渴，指纹紫滞等痰热郁肺之象，可酌用黄芩汤加味主之。黄芩汤方由黄芩，芍药，甘草，大枣四药组成。黄芩清热燥湿，泻火解毒，用于肺热咳嗽，芍药养阴平肝，敛阴止汗，甘草润肺止咳，大枣缓和药性，四药合方，清热泻火，润肺止咳是为良方。[彭作震. 黄芩汤加味治疗小儿肺炎咳嗽128例. 实用中医内科杂志，1999（2）: 43]

黄芩加半夏生姜汤

【方歌】 见黄芩汤。

【白话解】 见黄芩汤。

【药物组成】 黄芩_{三两} 芍药_{二两} 甘草_{二两，炙} 大枣_{十二枚，擘} 半夏_{半升，洗} 生姜_{一两半，一方三两，切}

上六味，以水一斗，煮取三升，去滓，温服一升，日再，夜一服。

【临证用法】

1. 药物用量 黄芩9g 白芍6g 炙甘草6g 大枣12枚 半夏9g 生姜4.5g（一方用9g）

2. 煎服方法 上6味，以水2000ml，煮取600ml，每次服200ml，上午、下午和晚上各服1次，温服。

【方药分析】 黄芩苦寒，清热止利，白芍酸苦，敛阴和营，缓急止痛。炙甘草、大枣和中。四药合用，共奏苦寒清热，坚阴止利之功。半夏、生姜，和胃降逆止呕。

【方剂功效】 清热止利，和胃降逆止呕。

【适应证候】 少阳邪热内迫肠道下利证兼见呕吐者。（172）

【临床应用】

1. 古代应用

（1）《张氏医通》：黄芩加半夏生姜汤治伏气发温，内挟痰饮，痞满咳逆。

（2）《医方集解》：黄芩加半夏生姜汤亦治胆腑发咳，呕苦水如胆汁。

（3）王孟英：体虚伏热之霍乱，宜黄芩加半夏生姜汤。

2. 现代应用

现代临床本方常用于消化系疾病的治疗，如急性肠炎、痢疾、阿米巴痢疾、急慢性胃炎，胆囊炎等。

黄连汤

【方歌】 腹疼呕吐藉枢能，二两参甘夏半升，

连桂干姜各三两，枣枚十二妙层层。

【白话解】 黄连汤证的主要临床表现有两大症状，即腹痛和呕吐，此由上热下寒，气机阻隔而不得交通所致，与少阳枢机不能正常运转有关，黄连汤可清上温下，斡旋枢机。方中参、甘用二两，半夏半升，黄连、桂枝、干姜各三两，大枣十二枚，清上温下，交通上下，确有层层妙处。

【药物组成】 黄连三两　甘草三两,炙　干姜三两　桂枝三两,去皮　人参二两　半夏半升,洗　大枣十二枚,擘

上七味，以水一斗，煮取六升，去滓，温服，昼三夜二。

【临证用法】

1. 药物用量　黄连9g　炙甘草9g　干姜9g　桂枝9g　人参6g　半夏9g　大枣12枚

2. 煎服方法　上7味，用水2000ml，煮取1200ml，去滓，分成5份，白天服3次，晚上服2次。

【方药分析】 本证为上热下寒，《伤寒论》说"胸中有热，胃中有邪气"，胸中有热，是说热在于上；胃中有邪气，是说寒气在下，也就是寒在腹中。在《伤寒论》中，"胃中"多是指腹中而言。热在于上，干于上脘，导致胃气不降，故呕吐；寒气在于腹中，收引

凝敛，气血运行不利，故腹痛。治疗当用黄连汤清上温下。陈修园认为，此证上热下寒，气机阻隔而不得交通。这与少阳枢机不能正常运转有关。故黄连汤正如清代医家王晋三所说，是由小柴胡汤变化而来，以桂枝易柴胡，以黄连易黄芩，以干姜易生姜，这便是方歌所言"藉枢能"的意思。不过，人身气机运行有两大枢纽，少阳为气机出入的枢纽，脾胃为气机升降的枢纽。"藉枢能"之枢或许理解为脾胃之枢更为妥当。上热下寒，气机阻隔不通，其与脾胃之枢的升降功能失常密切相关，故方用黄连以清上热，干姜辛热，散在下之寒，暖中温脾；人参、炙甘草、大枣正所以补气健中，促进并恢复脾胃之枢的升降功能。桂枝既能交通上下，帮助脾胃升降，同时借其辛散之力，升浮于上，不使黄连苦寒沉降，加重腹中的寒气。半夏降逆和胃止呕。桂枝通阳散寒，人参、炙甘草、大枣益胃和中。诸药合用，共同发挥清上温下、辛开苦降、调补脾胃之作用。

本方与半夏泻心汤相比，仅仅一味之差，用黄芩去桂枝为半夏泻心汤，用桂枝去黄芩为黄连汤。但二方的主治病证有较大不同：半夏泻心汤证为寒热错杂于心下，以心下痞和呕利为主症，故苦寒的芩连与辛温的姜夏合用，如此即可解散中焦寒热之错杂。本方所主之证为寒热上下相阻，主要临床表现为欲呕而腹痛，故重用黄连为主药，以清在上之热；腹痛为阳虚有寒，故去黄芩之苦寒，以免寒寒之弊，加桂枝，既可以温中而止腹痛，亦可以宣通上下阴阳之气。

【方剂功效】 清上温下，和胃降逆。

【适应证候】 胃上有热，肠中有寒的上热下寒证，腹中痛，欲呕吐者。（173）

【临床应用】

1. 古代应用

（1）《保赤全书》：治痘疮热毒在胃中，以致腹痛，甚则欲呕吐。

（2）《类聚方广义》：治霍乱疝瘕，攻心腹痛，发热上逆，心悸，欲呕吐，及妇人血气痛，呕而心烦，发热头痛者。

2. 现代应用

现代临床上常用本方治疗急慢性胃炎、胃肠炎、胆系感染、胆囊蛔虫等。

（1）本方可用于多种消化系疾病的治疗，如急慢性胃炎，临床以欲吐或呕吐，腹痛，舌红或舌尖红，寒热征象杂见而无下利者为特征，其方桂枝是治疗心腹疼痛的要药，临床可随证加减运用。

（2）胆汁反流性胃炎：吴氏以黄连汤为主，辨证治疗胆汁反流性胃炎128例，获得较好疗效。吴氏认为胆汁反流性胃炎，其病理在于肝失疏泄、横逆犯胃，胆汁不循常道反流入胃所致。胆汁反流性胃炎属慢性浅表性胃炎，多同时伴有慢性消化性溃疡病。由于病程一般较长，临床上常表现为脾胃虚损而肝胆郁热的虚实相兼、寒热错杂证候，治当以和解之法。黄芩汤辛升苦降，寒温并用，有清泄肝胆、温中补虚、降逆止呕之功。［吴美雄. 黄连汤治疗胆汁反流性胃炎128例. 福建医药杂志，1995（4）：34］

桂枝附子汤

【方歌】 三姜二草附枚三，四桂同投是指南，

　　　　大枣方中十二粒，痛难转侧此方探。

【白话解】 陈修园所作方歌与其他方歌的一个显著不同特点是，它用极简练的语言将仲景方各药物的用量反映出来，这表明作者十分重视经方用量。本方歌也是如此，说明桂枝附子汤的药物组成及各药用量分别为生姜三两，炙甘草二两，附子三枚，桂枝四两，大枣十二枚。本方主治风湿搏结所致身体疼痛而难于转侧者。

【药物组成】 桂枝四两，去皮　附子三枚，炮，去皮，破　生姜三两，切　大枣十二枚，擘　甘草二两，炙

上五味，以水六升，煮取二升，去滓，分温三服。

【临证用法】

1. 药物用量　桂枝12g　炮附子25～30g　生姜9g　大枣12枚　炙甘草6g

2. 煎服方法　上5味，用水1200ml，煮取400ml，分成3份，分别于早中晚温服。

【方药分析】 本方可以认为是桂枝汤去芍药加附子而成。方用桂枝，既能疏散风寒之邪，又能温经通阳；附子辛热，善于温经扶阳，散寒燥湿止痛；生姜能助附子和桂枝温散风寒湿之邪。甘草、大枣甘温，能缓桂附之辛热，使发散而不致太过，同时也能扶助正气，合生姜则辛甘化阳，健脾和中。诸药合用，共奏发散风寒、胜

湿止痛的作用。

桂枝附子汤与桂枝去芍药加附子汤的药味组成相同，但附子的用量有别：即本方用附子三枚，而彼方仅用一枚。附子用一枚，但能温复阳气，用三枚则能散寒胜湿止痛。故彼方主治胸阳不足的脉促、胸闷、恶寒等症，而本方则主治身体疼痛。

《伤寒论》原文尚提到本证"不呕不渴，脉浮虚而涩"。这是由于本证风湿在表，未入于里，脏腑之气尚和，故不呕不渴。脉浮虚而涩，也说明风湿之邪在外，浮主外，湿邪黏滞，气血运行不利，故脉为之虚涩。

【方剂功效】 散寒祛风，胜湿止痛。

【适应证候】 风寒湿客于身体所致痹证，而以风邪偏胜者，身体疼烦，不能自转侧，不呕，不渴，无寒热表证，脉浮虚而涩者。（174）

【临床应用】

1. 古代应用

（1）《扁鹊心书》：治六七月中湿头痛，发热恶寒，自汗，遍身疼痛。

（2）《脉因证治》：治寒厥，暴心痛，脉微弱。

2. 现代应用

现代临床上本方常用于治疗外感初起，发热恶寒，头痛汗出，小便频数，或见心烦，下肢挛急者，亦用于治疗神经痛，风湿痹痛。

（1）坐骨神经痛：本方用于坐骨神经痛之属于风寒湿痹者有一定疗效。

（2）类风湿关节炎：今田氏经过临床实践，认为本方加味治疗类风湿关节炎有一定疗效。［今田屋章，等. 类风湿关节炎的汉方药治疗. 国外医学·中医中药分册，1984（6）：15］长濑报道用本方和甘草附子汤等治疗类风湿性关节炎 47 例，总有效率 47%。其中用本方加味治疗 11 例，有效率为 55%。［长濑千秋，等. 类风湿关节炎的中药与针灸治疗探讨. 国外医学·中医中药分册，1984（6）：15］

桂枝附子去桂加白术汤

【方歌】 大便若硬小便通，脉涩虚浮湿胜风，
　　　　　即用前方须去桂，术加四两有神功。

【白话解】 本方承前桂枝附子汤而来，主治风湿相搏所致之身体疼烦。如果其证大便硬、小便通利，脉浮虚而涩者，为湿邪重于

风气。即用桂枝附子汤去桂枝之辛散走表，加白术四两，既能配合附子燥湿，散寒止痛，亦能运行津液而濡润大肠，故治风湿相搏之身体疼痛而湿重于风者，有如神功效。

【药物组成】 附子三枚，炮，去皮，破　白术四两　生姜三两，切　甘草二两，炙　大枣十二枚，擘

上五味，以水六升，煮取二升，去滓，分温三服。初一服，其人身如痹，半日许复服之，三服都尽，其人如冒状，勿怪。此以附子、术并走皮内，逐水气未得除，故使之耳。法当加桂四两。此本一方二法。以大便硬，小便自利，去桂也；以大便不硬，小便不利，当加桂。附子三枚恐多也，虚弱家及产妇，宜减服之。

【临证用法】

1. 药物用量　炮附子25～30g　白术12g　生姜9g　炙甘草6g　大枣12枚

2. 煎服方法　上5味，用水1200ml，煮取400ml，分成3份，分早、中、晚温服。

【方药分析】 本方为桂枝附子汤去桂枝加白术而成。附子、生姜、炙甘草、大枣之用与桂枝附子汤相同。其所以去桂枝者，可能有两种原因：其一为服桂枝附子汤之后，阳气已通，湿邪已减，气化已行，不需要再用通阳化气的桂枝，应当加用白术，健脾燥湿以善后。其二为脾湿本重，脾运不健，津液偏走于前阴，而不能还入于胃中，其临床表现是大便硬而小便自利，故亦当去桂枝，以免加重津液的前渗。复加白术，可以健脾燥湿，并引津液回归于胃。

【方剂功效】 温经散寒止痛，健脾利湿。

【适应证候】 风寒湿邪搏结身体所致痹证，而以水湿为重者。身体疼痛，不能自转侧，不呕，不渴，无寒热等表证，脉浮虚而涩，大便硬，小便自利者。（174）

【临床应用】

1. **古代应用**

（1）《类聚方广义》：治痛风及结毒沉着作痛，兼用应钟散或七宝承气丸，其效甚速。

（2）《三因极一病证方论》：中风湿重，昏闷恍惚，胀满身重，手足缓纵，自汗，失音不语，便利不禁，本方加干姜代生姜、大枣。

（3）《重订严氏济生方》：治中湿，脉细，自汗，体重。

（4）《医方发挥》：治寒湿相搏，肢体疼痛。

（5）《校注妇人良方》：治寒湿相搏，身体疼痛。

（6）《太平惠民和剂局方》：治风虚头目眩，甚则不食味，用桂枝附子去桂加白术汤。

（7）《脉因证治》：治寒厥，暴心痛，脉微气弱，用桂枝附子去桂加白术汤。

（8）《曾氏活幼口诀》：治小儿脏腑虚寒，泄泻洞利，手足厥冷。

（9）《扁鹊心书》：治六七月中湿头痛，发热恶寒，自汗遍身疼痛，用桂枝附子去桂加白术汤。

2. 现代应用

现代临床上本方常用于治疗风湿性关节炎、类风湿关节炎、坐骨神经痛等。若症见湿邪为重者，可加苍术、薏苡仁，增强利湿之力；若痛甚者，可加威灵仙；若肢麻、关节不利，可加鸡血藤、桑枝、寻骨风。另齐氏用本方治愈1例肛痒。（刘景祺. 经方验. 内蒙古人民出版社，1986）赵氏用本方治愈1例久痢。（张志民. 伤寒论方运用法. 杭州：浙江科技出版社，1984）

甘草附子汤

【方歌】 术附甘兮二两平，桂枝四两亦须明，
　　　　　方中主药推甘草，风湿同驱要缓行。

【白话解】 甘草附子汤白术、甘草各用二两，附子用二枚，桂枝用至四两，如此用量应该明白。本方的主药为甘草，这是为了缓和桂、附及白术的辛燥发散之力，以缓缓地驱除风湿，避免风气去而湿气留的后果。

【药物组成】 甘草二两，炙　附子二枚，炮，去皮，破　白术二两　桂枝四两，去皮

上四味，以水六升，煮取三升，去滓，温服一升，日三服。初服得微汗则解，能食汗止复烦者，将服五合。恐一升多者，宜服六七合为始。

【临证用法】

1. 药物用量　炙甘草6g　炮附子18g　白术6g　桂枝12g

2. **煎服方法** 上4味，以水1200ml，煮取600ml，去滓，每次服200ml，每日服3次。

【**方药分析**】 甘草附子汤与桂枝附子汤和桂枝附子去桂加白术汤一样，也是治疗风湿痛证的方剂。但是本证风湿入侵部位较深，凝滞于骨节，这一病机决定了其病的临床表现特点，也规定了其治疗方法的不同。就临床表现而言，本证疼痛部位较深，疼痛程度较重，痛在骨节，抽掣拒按，按之痛剧，骨节不得屈伸，烦楚莫适，以其疼痛较剧，故患者汗出短气。根据《伤寒论》记述，本证由于风寒湿邪在表，营卫不利，故临床尚见恶风不欲去衣，小便不利，或身微肿等症。本方用附子温经助阳，散寒胜湿而止痛；白术苦温，健脾燥湿；桂枝辛温，祛风散寒，与白术和附子一起发挥祛风散寒、通阳化气的作用。本方所主之证，风寒湿邪深著于骨节，若猛烈发散，有可能风气去而湿气存。避免这一问题的措施是缓缓发散，如此方可使风寒湿俱去。本方与前二方相比，附子用量减为二枚，其道理即在于此。张仲景名此方曰"甘草附子汤"，推甘草为主药，也是为了说明这一道理。因为甘草甘缓，可以监制附子之辛热发散，不使过于辛燥，以致用药之后，但风气去而湿气存。本方甘草用量虽然仍仅二两，但附子用量已经减为二枚，甘草与附子的比例加大了，所以相对而言，甘草的用量也加大了。不唯本方术、附用量均较白术附子汤和桂枝附子汤小，而且每次服药仅六七合，不比前二方每次服药一升，又不尽剂，其用意即在缓行。

【**方剂功效**】 缓驱风湿，散寒止痛。

【**适应证候**】 风寒湿之邪客于骨节所致痹证，病位较深者。骨节痛烦，掣痛不得屈伸，近之则痛剧，汗出短气，恶风不欲去衣，身微肿。（175）

【**临床应用**】

1. 古代应用

（1）《外台秘要》：治风寒湿邪气流注关节，或风寒湿痹而表里阳气皆虚者。

（2）《经方应用与研究》：本方通治痛风，风湿疼痛及寒湿脚气，方中甘草的剂量，当根据《玉函》及《外台》，改用9g为是。

2. 现代应用

现代本方常用于治疗风湿性关节炎，类风湿关节炎，坐骨神经痛，肩周炎及其他原因所致的关节疼痛。

（1）风湿病：有报道用本方治疗活动性风湿病18例，急性期重用桂枝，慢性期重用附子，伴肾炎者，甘草减为3g，有皮下结节者，去甘草，加海藻12g，疗效颇佳。[杨福岳. 甘草附子汤治疗18例风湿病的经验介绍. 山东医刊，1965（11）：32]

（2）慢性腰骶神经炎：有报道用本方治疗慢性腰骶神经炎伴发坐骨神经痛。[奚九一. 寒痹2例治验. 上海中医药杂志，1965（6）：26]

（3）过敏性鼻炎：有人报道用本方治疗过敏性鼻炎有效。[李一立. 甘草附子汤临床运用. 吉林中医药，1982（2）：30]

白虎汤

【方歌】　阳明白虎辨非难，难在阳邪背恶寒，

　　　　　　知六膏斤甘二两，米加六合服之安。

【白话解】　白虎汤证属于阳明热证，临床表现为一派气分热盛的症状，如大热，大汗，脉洪大，不恶寒，反恶热等，临床不难诊断。不过，由于阳热亢盛，汗出过多，气随汗泄，皮肤疏松，故在一派热实的症状之中，也可能见到背恶寒的表现，容易使人误诊。白虎汤用知母六两，石膏一斤，炙甘草二两，粳米六合，辛寒清热，润以滋燥，阳明热证服之可安。

【药物组成】　知母六两　石膏一斤，碎　甘草二两，炙　粳米六合

上四味，以水一斗，煮米熟，汤成，去滓，温服一升，日三服。

【临证用法】

1. 药物用量　知母18g　石膏48g　炙甘草6g　粳米18g

2. 煎服方法　上4味，用水2000ml煮之，待米熟，其汤即成，去滓，分成三份，早中晚温服。

【方药分析】　本方石膏味辛而大寒，知母辛苦寒而润，二药配伍，既能将热邪由肌表透散于外，又能使之潜消于中，故可治阳明盛热。炙甘草、粳米益气和中，且避免石膏和知母大寒伤及脾胃。诸药合用，为清泻阳明气热之主方。

需要说明的是，白虎汤证虽然可能见到背恶寒的症状，但《伤

寒论》原文对此却没有记载。如果在白虎汤证的基础上出现了背恶寒的症状，这就表示气津两伤比较突出，在治疗上便应该辛寒清热，益气生津，用白虎加人参汤。根据《伤寒论》记载，阳明白虎证尚可见到恶风的现象。不过，由于其证毕竟属于热盛，故即使恶风恶寒，其与太阳而恶风恶寒也有区别，其程度较轻，如仅仅时时恶风，不若太阳恶风寒持续存在；仅仅背微恶寒，不若太阳恶寒之部位广泛等。

【方剂功效】 辛寒清热。

【适应证候】 阳明气分热盛之证。

伤寒表邪内传，表证罢，表里俱热，脉浮滑者。（176）

三阳合病，邪热偏重于阳明者，证见腹满，身重，难以转侧，口不仁，面垢，谵语，遗尿，自汗出等。（219）

【禁忌证候】 阳明热证虽已形成，但太阳表证未解，脉浮，发热无汗者。（170）

【临床应用】

1. 古代应用

（1）《医学入门》：治一切时气瘟疫、杂病、胃热咳嗽、发斑及小儿疱疮、隐疹、伏热等。

（2）《太平惠民和剂局方》：伤寒大汗后，表证已解，心胸大烦，渴欲饮水及吐下后，七、八日邪毒不解，热蕴在里，表里俱热，时时恶风，大渴，舌上干燥而烦，欲饮水数升者，宜服之。

（3）《集验良方》：本方治中暑口渴欲饮水，身热头昏等。

（4）《活人书》：化斑汤（白虎人参汤）治斑毒，大抵发斑，不可用表药，表虚里实，若发汗开泄，更增斑烂。当用此方加荬蕤、粳米易糯米。

（5）《类聚方广义》：伤寒脉滑而厥者，及无大热，心烦，背微恶寒等证。大热谵语，烦渴引饮，唇舌燥裂，脉洪大者。治齿牙疼痛，口舌干渴者。治眼目热痛如灼，赤脉怒张，或头脑眉棱骨痛，烦渴者，俱加黄连为良。兼用应钟散，时以紫圆攻之。

（6）《痘疹宝筏》：痘已发未发，胃火偏盛，面红齿燥，口臭唇干，烦渴，啮齿咬牙，夹斑夹疹，均宜独用或兼用。

（7）《保赤全书》：人参白虎汤之暑盛烦渴，痘出不快，又解痘、斑、疹等热毒。

（8）《皇汉医学》：治赤斑、口渴，烦躁，痘疹纯红，脸赤，口气热，唇口肿痛，烦躁闷乱，循衣摸床，小便赤，大便秘，身如火，发斑，谵语，实热等证，并治口气臭。

2. 现代应用

《中医名方应用进展》一书列述本方现代应用于流行性感冒、麻疹、流行性脑脊髓膜炎、肠伤寒、疟疾、脑炎、流行性出血热、钩端螺旋体病、哮喘、大叶性肺炎、肺脓肿、风湿热、风湿性关节炎、风湿性心肌炎、高血压、胃炎、胃热、肾小球肾炎、再生障碍性贫血、过敏性紫癜、糖尿病、坐骨神经痛、中风、癫痫、偏头痛、发热、中暑、自汗症、癃闭、尿崩症、闭经、崩漏、胎前诸证、目赤肿痛、暴盲、副鼻窦炎、急性口腔炎、口疮、牙龈炎、荨麻疹、全身性瘙痒症、皮肤黏膜淋巴综合征、恶性肿瘤高热等42种病证。

（1）流行性感冒：有报道治疗本病150例，对流感发热、口渴、舌苔黄、咳喘痰黄、脉洪大、不恶寒、自汗等症的患者，施以本方主治，其他证型分别处以麻黄汤、桂枝汤、小青龙汤等治疗，150例均治愈。[张慧中. 中医杂志，1960，（2）：10] 亦有人以本方加板蓝根30g、羌活10g为基本方，冬春配伍荆芥，夏秋配伍藿香、佩兰，头痛加蔓荆子、菊花，身痛甚者加羌活15g。治疗流感证属温热者，可用本方加葛根、连翘；风温者加银花、连翘、大青叶、板蓝根；偏热毒重者，灼热躁扰，甚至狂乱昏谵，吐衄则加水牛角，温热夹湿者加苍术、黄芩、佩兰、藿香；正虚者加人参、玄参。[姚华. 江苏中医，1986（1）：9]

（2）乙型脑炎：1955年石家庄用本方治疗乙型脑炎取得良好效果。乙型脑炎属于中医暑温范畴，一旦发病，常常从气分开始，大汗，大热，大渴，脉洪大，苔黄燥，投白虎汤颇为合适。乙型脑炎往往持续高热，投本方后有的病例在二三日即可退热，但亦有病例持续高热四五日以上不退，有的至第八九日方退。因此在治疗本病时，应当在严密观察下守方治疗。乙型脑炎有"热、痉、昏、厥"四大症，其关键是热；热深厥深，热重昏重，故控制高热是治疗关键。刘氏报道用本方去粳米，加山药、银花、连翘等，治疗乙型脑炎36例，治愈30例，死亡6例。[刘志明，等. 治疗36例流行性乙型脑炎的初步报告. 中医杂志，1958（4）：251] 广东和平县中医院报道用本方去粳米，加银花、连翘、板蓝根、钩藤、僵蚕、地龙等清热解毒、镇痉息风药，治疗重症乙型脑炎26例，轻型24例，暴发型6例，共46例，治愈44例，仅2例暴发型死亡。[广东省和平县中医院. 银翘白虎合剂配合西药治疗乙型脑炎46例临床观察. 新医学，1974（6）：266]

（3）流行性脑脊髓膜炎：其病在气分者可用本方加葛根、菊花、竹茹各15g，银花、板蓝根各15g，重用生石膏120～240g，以清阳明之邪热而解毒。[李振华. 河南中医学院学报，1977（1）：11]

（4）大叶性肺炎：对大叶性肺炎可用白虎汤为主，随证加减治疗，一般可以完全治愈。本方为主，加黄芩、黄连、金银花、连翘，以加强清热解毒作用。咳嗽胸痛者加川贝母、杏仁、郁金、橘络；吐血痰加茅根、竹茹，心中烦热加山栀、茅根；体实加大黄；伤津加玄参、麦冬、花粉、鲜石斛；夜寐不安者加茯神、益元散。如潘氏报道用大剂白虎汤加味治愈大叶性肺炎9例。[潘泰阶，等. 用中药治疗大叶性肺炎的疗效观察. 上海中医药杂志，1957（4）：23]

（5）麻疹：用本方加减治疗麻疹可以获得较好效果。透疹期加蝉衣、浮萍、芫荽、牛蒡子；发疹期加黄连、银花；暑湿加香薷、藿香、青蒿、荷叶；阴虚津干者加鲜生地、沙参、石斛；在见点初期如遇高热，喘咳、烦躁，本方去知母、粳米，加葛根、升麻、紫草、桔梗，或去粳米加贝母、竹茹；气弱者加西洋参，治疗效果很好，一般不留后遗症。有人认为，暑令麻疹多热证，须清阳明之邪热，用本方加蝉衣、浮萍、牛蒡子、芫荽为主方治疗，待疹出齐，则以本方加黄芩、黄连，夹湿加香薷、青蒿、佩兰祛暑。

（6）传染性肝炎：急性重型肝炎、肝性脑病可用本方治疗。该病例身目俱黄，目中不了了，睛不和，狂躁抽搐，腹满，不大便，体温略高，脉象数实，舌深红，苔黄腻，尿赤，汗出不彻，相当于中医"急黄"，属热留阳明，津伤化燥，可用白虎汤加花粉、生地、紫雪丹以增液行舟，解毒透邪。若药后大便通，热势缓解，神志转清，其病可愈。

（7）风湿热：用桂枝苍术白虎汤治疗急性风湿热能取得较好的效果，一般治疗7～18天热退，随着发热的减退，关节疼痛由缓解而逐渐消失。有经验治疗风湿热关节用本方加桂枝为基本方，若疼痛日轻夜重者加桃仁、红花；便秘加大黄；筋脉不利者加地龙、蚕砂；湿盛加木通、茵陈，或加苡米、六一散；高热不退去桂枝加水牛角，或加黄柏、黄芩、栀子、银花、连翘、茅根、防己、丹皮；病在上者加姜黄，病在下肢者加牛膝。龚氏报道用白虎加桂枝汤治疗活动性风湿性关节炎，中医辨证属热痹者12例，一般服2剂后即见体温下降，关节肿痛减轻，6~10剂后体温恢复正常，关节肿痛明显减轻，平均11天痊愈。［龚琼模．以白虎加桂枝汤为主治疗12例活动性风湿性关节炎（热痹）临床报告．江西医药，1965（7）：907］

（8）风湿性心脏病：方用石膏100g，知母、粳米、银花、防己、木瓜各25g，连翘20g，甘草10g，湿重加苍术、苡仁、厚朴；热重加栀子、黄柏、连翘；心前区疼痛加瓜蒌、薤白、丹参、桃仁；心悸加茯苓、柏子仁、酸枣仁、远志。共治疗12例，结果服药3周左右，心悸、胸闷消失，发热或关节痛明显好转，服药1个月血沉恢复正常者6例，显著下降4例，抗"O"正常4例，其余也有不同程度的下降，心律失常消失。［廖宝迎．浙江中医杂志，1985，12：496］

（9）伤寒、副伤寒：可用苍术白虎汤配合西药氯霉素治疗伤寒、副伤寒之热重于湿的病人，本方对高热（40℃以上），确有缓解作用，并能控制症状。有经验治疗本病生石膏宜重用至180g，如属湿热者去粳米、甘草，加苍术、忍冬藤、花粉、白豆蔻。

（10）流行性出血热：本方可用于流行性出血热的治疗，可于方中加生地、玄参、银花、连翘、板蓝根、丹皮等。出血热发热期热在阳明气分，具有三红（面、颊、胸部发红），三痛（眼眶、头、腰部疼痛），明显高热不恶寒，口渴喜冷饮，以及多汗，尿赤，舌红苔黄燥，脉洪数等症，用白虎增液汤加减（生石膏，知母，生地，玄参，麦冬，银花，连翘）治疗，疗效显著。临床证明，白虎汤确实是退热的良剂，可用于各种热证。只要符合阳明气分热证辨治指标，即可应用，一般均能获得满意的效果。［刘陕西．陕西新医药，1977（2）：31］黑龙江生产建设兵团某卫生队报道用本方为主，治疗流行性出血热发热期130例，其中伴有休克和肾功能衰竭者10例，仅1例死亡。治疗组的发热下降幅度大，40℃以上的病人在2天内有91.5%体温降至正常，而且全身中毒症状，特别是精神症状的改善较对照组为优。［黑龙江生产建设兵团4师43团卫生队．白虎汤治疗流行性热130例疗效分析．黑龙江医药，1976（1）：31］另有报道用本方加入清热解毒养阴之品，治疗流行性出血热之属于气分大热者，928例中，获愈900人，死亡19例。［徐德先，等．928例流行性出血热的辨证论治及疗效分析．浙江中医杂志，1982（6）：276］

（11）疟疾：疟疾有属温疟者，热多寒少，或但热不寒，汗出，骨痛，口渴引饮，便结尿赤，舌红苔黄，脉数，可用本方配合何人饮化裁，去粳米、甘草，加苡米、党参、常山、首乌、当归、陈皮、神曲在症发之前6小时服药，2剂即可取效。有经验本病见神志昏迷者加水牛角治之。

炙甘草汤

【方歌】　结代脉须四两甘，枣枚三十桂姜三，
　　　　　　半升麻麦一斤地，二两参胶酒水涵。

【白话解】　结代脉是结脉和代脉的合称，两种脉都是脉律不整而有间歇的脉象。脉结代之由于心脏阴阳两虚者，须用炙甘草汤治疗，其方重用甘草四两，大枣三十枚，桂枝、生姜各三两，麻子仁和麦冬各半升，生地黄一斤，人参和阿胶各二两。九味药物用水酒合煮。

【药物组成】　甘草四两，炙　生姜三两，切　人参二两　生地黄一斤　桂枝三两，去皮　阿胶二两　麦门冬半升，去心　麻仁半升　大枣三十枚，擘
　　上九味，以清酒七升，水八升，先煮八味，取三升，去滓，内胶烊消尽，温服一升，日三服。一名复脉汤。

【临证用法】

1. 药物用量　炙甘草12g　生姜9g　人参6g　生地黄48g　桂枝9g　阿胶6g　麦门冬9g　麻子仁9g　大枣30枚

2. 煎服方法　上9味，用清酒1400ml，水1600ml，先煮阿胶以外的8味药物，取3升，去滓，将阿胶加入药汤，使完全烊化。每日服3次，每次大约服200ml。

【方药分析】　本方用炙甘草为主药，用人参和大枣与之相配，能补益中气，化生气血，而为血脉之资；用生地、麦冬、阿胶、麻子仁补益心血，滋养心阴，以直接补充血脉。如此气血两补，能复脉搏之常。阴不得阳则不生，阳不得阴则不长，故善补阴者于阳中求阴，善补阳者于阴中求阳。本方复用桂枝、生姜、清酒通阳气而利血脉，如此则补阴而不滞不敛，补阳而不温不燥。服方后阴阳得补，脉复而心悸自安。

【方剂功效】　通阳复脉，滋阴养血。

【适应证候】　伤寒外邪去后，心脏阴阳两虚，脉结代而心动悸者。

（177）

【临床应用】

1. 古代应用

（1）《外台秘要》：治肺痿涎唾多，出血，心中温温液液者。

（2）《千金翼方》：治虚劳不足，汗出而闷，脉结心悸，行动如常，不出百日危急者。

（3）《张氏医通》：治酒色过度，虚劳少血，液内耗，心火自炎，致令燥热乘肺，咯唾脓血，上气涎潮，其嗽连续不已者。

（4）《餐英馆治疗杂话》：治痫证此方主之，老人虚人，津液枯，大便秘者，此汤主之。

（5）《类聚方广义》：骨蒸劳嗽，抬肩喘息，多梦不寝，自汗盗汗，痰中血丝，寒热交往，两颊红赤，巨里动甚，恶心溃溃欲吐者，宜此方。若下利，去麻子仁加干姜，水煮为佳。

（6）《经方应用与研究》：凡肺痿虚劳失血，病毒性心肌炎，冠心病，风湿性心脏病等而致心悸、短气、脉结代，辨证属气血两虚者，均可加减应用。

2. 现代应用

《中医名方应用进展》列述现代本方用于风湿性心脏病、心肌炎、心律失常、病窦综合征、冠心病、心包炎、萎缩性胃炎、消化性溃疡、呃逆、脑外伤后遗症、血证、口疮、肩周炎等13种病证的治疗。

（1）心律失常：本方用于多种心律失常的治疗，如室性期前收缩，房性期前收缩，结性期前收缩等，服药后一般可在1～2周即出现疗效。有部分人可能在心律失常控制后复发，继续服本方仍然有效。在具体应用时，对于阴阳两虚者，可以用本方加丹参15g、枣仁10g为基本方，如果气虚重者加白晒参，血瘀者加红花，失眠者加五味子、珍珠母，心肾阳虚者，用本方去麦冬，加丹参、薤白、熟附子、炒枣仁，肾阳虚重者加鹿角胶、淫羊藿，心阳虚重者加黄芪、红参。临床观察到，本方可能对期前收缩的效果较好，其作用机理可能主要在于协调迷走神经与交感神经，抗衡化学介质及纠正电解质紊乱等方面。

（2）冠心病：本方亦可用于心绞痛的治疗，偏气虚者主要用炙甘草汤，偏阴虚者用加减三甲复脉汤。天津中医学院用本方治疗冠心病268例，其中心电图异常者256例，冠状动脉供血不足187例，陈旧性心肌梗死39例，左束支传导阻滞20例，心肌劳损9例，心房纤颤1例，结果显效93例，症状改善152例，无效23例，总有效率90.7%。

（3）病窦综合征：可用本方加减治之。其处方可以为：炮附子（先煎2~3小时）12~60g，桂枝12~18g，炙甘草12~30g，大麦冬30g，红枣15~30枚，枸杞12~30g，太子参（代红参）15~30g，丹参30g，沉香（后下）5~9g。每日服1剂，晚服第1煎，次晨服第2煎。有经验将本方制成膏剂，其处方为：人参、阿胶各1份，甘草、生姜、桂枝各2份，麦、麻仁、大枣各3份，地黄6份，制成膏剂。每次服15g，每日服2次，疗程3周。本方能提高心脏的兴奋性，不仅对心动过缓及病窦有效，对慢性心律失常也有较好效果。［高尔鑫．附子合炙甘草汤加减治疗病态窦房结综合征11例报告．中医杂志，1983，24（10）：754］

（4）心肌炎：本方可以用于心肌炎的辨证论治。有经验邪盛者加黄芩、蒲公英、大青叶，阴虚重用龟板、黄精，心神不宁加炒枣仁、珍珠母。亦有经验认为，对于多数病例可以原方不作加减，而对心动过缓者，方中加入清润温通活血之品，或可加入适量安神宁心之品，如柏子仁、夜交藤、炒枣仁、菖蒲、远志、龙骨、琥珀等。还有经验用本方治疗西药治疗无效或复发的病毒性心肌炎，于方中加丹参通利血脉，活血化瘀。［徐德先．炙甘草汤治疗病毒性心肌炎38例．江苏中医杂志，1984（1）：25］

（5）萎缩性胃炎：本方用于萎缩性胃炎要善于随证化裁。如脾胃阳虚者，宜寒温并用，可去生地、麦冬、阿胶、麻仁，加饴糖、花椒、白芍（倍用）之类。脾阴不足者，宜滋养阴液，可去辛温之姜、桂，加白芍、山楂、木瓜之类，与甘草、党参、大枣配伍，酸甘化阴，络脉瘀结者（病理检查发现肠上皮化生，当防癌变）宜滋阴养液，软坚散结，可去姜、桂、参、枣，加白芍、生牡蛎、生鳖甲、生龟板之类；胃燥阴亏而夹肝郁者，宜滋养胃阴，兼以疏肝，可去姜、桂，加川楝子、绿梅花、佛手等。［廖金标．炙甘草汤治疗萎缩性胃炎．浙江中医杂志，1985（10）：440］

（6）消化性溃疡：消化性溃疡有属于阴虚气郁者，可用复脉汤加减治之，方用生地、麦冬、沙参、阿胶、麻仁、甘草、香附、枳壳等，有一定的疗效。

（7）出血：有经验认为，出血症凡阴阳失调，血气不续，营卫亏虚和心荡神愦者，与本方证机相合，皆可用本方增损治之，不必脉结代诸证悉具。

（8）口疮：有人用本方治疗复发性口疮，均为重型阴阳两虚者，治宜益气养阴，佐以活血，少加收敛之品。用本方去麻仁，加肉桂、白及、丹参、乌梅炭。如果溃疡面大，可局部涂云南白药适量。

（9）眼科疾病：本方对青盲、内障、视惑、瞳神干缺、翳陷、目妄见、云雾移睛、神气枯瘁等均有效。其应用标准：①眼部症状，在外障方面红肿痛羞明，流泪等刺激症状比较轻，病变进行较缓但病程长，难愈。在内障及青盲方面，除视物模糊外，并多伴有酸楚疼痛，不能久视等症状，病变慢，但后果严重。②健康状况，身体较瘦弱，苍老。③舌苔，主要表现淡白而润，淡红少苔，或淡红而中光绛。④脉象，主要表现为沉细、沉迟、细弱或结代。⑤其他症状，多数有头晕目眩，体倦乏力，时时心跳，怕冷，多梦少寐，甚至失眠。

关于本方的用量和煎服法，有人认为应该遵守原书旨意，将《伤寒论》原方剂量折算为今日剂量，即炙甘草60g，生地240g，人参、阿胶、麻仁、麦冬、大枣各30g，生姜、桂枝各45g。与此相同，也有人认为本方以剂量稍大为宜，如1例患者前医用本方小剂量不效，将原方用量加大，炙甘草、生地各60g，生姜、麦冬各45g，党参、桂枝、阿胶、麻仁各30g，大枣30枚，用药6剂而愈。老中医张鸿祥运用本方经验，本方功用养心阴，通心阳，益心气，补心血，药味平淡无奇，但妙于配伍。适应证为脉结代，心动悸。对阴虚明显者，阴药用至15g，阳药3g或去而不用。夹湿者去阿胶，改用生茜草活血行血，另酌加健脾燥湿之品，如茯苓、生薏苡仁；方中一味麻仁，属润肠通便之品，不入心经，但是却有重要意义，因为便秘往往是心脏病人死亡的诱因之一。

卷　五

阳　明　方

本卷论述9首方剂，俱载于《伤寒论·辨阳明病脉证并治》。包括大承气汤、小承气汤、猪苓汤、蜜煎导、猪胆汁汤、茵陈蒿汤、麻仁丸、栀子柏皮汤和麻黄连翘赤小豆汤，其所主病证为阳明病本证及兼变证。

大承气汤

【方歌】 大黄四两朴半斤，枳五硝三急下云，

朴枳先熬黄后入，去渣硝入火微熏。

【白话解】 大承气汤用大黄四两，厚朴半斤，枳实五枚，芒硝三合。先煮枳实和厚朴二味，次下大黄，去滓以后，乃下芒硝，为了促进芒硝的溶解，可以再次上火加热，稍稍沸腾即可。本方硝、黄、枳、朴同用，攻下之力强，《伤寒论》中需要急下时常用本方。

【药物组成】 大黄四两，洗　厚朴半斤，炙，去皮　枳实五枚，炙　芒硝三合

上四味，以水一斗，先煮二物，取五升，去滓，内大黄，更煮取二升，去滓，内芒硝，更上微火一两沸，分温再服。得下，余勿服。

【临证用法】

1. 药物用量　大黄12g　厚朴24g　枳实5枚　芒硝5g

2. 煎服方法　先用水2000ml，煮枳实和厚朴二味，取1000ml，去滓。下大黄，煮取400ml，去滓；将芒硝调入，并加热使之充分溶解，分两次温服。如果得大便泻下，剩下的勿再服。

【方药分析】 大黄苦寒，泻热通腑，攻下实邪；芒硝咸寒软坚润燥，协助大黄通利大便；厚朴苦辛温，行气除满；枳实辛微寒，理气消痞。厚朴与枳实行气，能够加强硝、黄的泻下之力。四物合用，攻下实热，荡涤燥结。在煎服法上，本方先煮枳实和厚朴，后下大黄，最后纳芒硝。如此煎煮，即使其方泻下之力更加峻猛。所以，用本方"得下，余勿服"，即必须注意中病即止，勿过服伤正。

大承气汤，小承气汤和调胃承气汤三方均为苦寒攻下之剂，治阳明腑实之证。然其作用各有特点，所主之证同中有异。大承气汤硝、黄、枳、朴同用，而无甘草之缓，故泻下之力最强，用于阳明腑实，大便已经坚硬，病情急重者。小承气汤用大黄、枳、朴而不用芒硝，且枳、朴的用量较小，故其泻下之力较缓，用于阳明腑实，大便已经成硬，但病情轻缓者，或用来试探大便是否成硬。调胃承气汤但用硝、黄，不用枳、朴，又用甘草以缓之，与大、小承气汤相比，其泻下之力最弱，用于阳明腑实证而大便尚未成硬者，主要在于泻热和胃。

大承气汤主治阳明腑实之证，燥屎内阻，热与之结，灼伤津液，腑气不通，浊邪内攻，病情颇为急迫，故需用大承气汤急速攻下之。大黄后下，也正是为了迅速通泄肠道中的实邪，因为大黄少煮则泻下之力强，多煮则泻下之力缓。所以，在《伤寒论》中，虽然有《阳明病篇》大承气汤的三急下证和《少阴病篇》大承气汤的三急下证，但是应该讲只要是用大承气汤，都是为了急下。本方歌点出"急下"，可谓深得要领。

需要说明的是，方歌的编写者受语言形式及音韵的限制，很难避免绝对不牵强地运用某些词语。陈修园编写《长沙方歌括》也难例外，如本方歌言"熬"枳实和厚朴，言纳芒硝之后更上火微"熏"，等。按照张仲景的用法，药物干炒曰"熬"，将药材加水烧沸曰"煮"。所以，如果为了符合仲景用语意义，本方歌的第三句不妨写作"朴枳先煮黄后入"。至于"熏"字，仲景方煎煮法中并无这一术语。

【方剂功效】攻下实热，荡涤燥结。

【适应证候】阳明腑实证，燥热与实邪壅结于肠道，阻塞不通，潮热，手足然汗出，不恶寒，大便硬，大便难，或热结旁流，腹胀满或胀满而硬，或腹痛，绕脐痛，拒按，或不能食，或烦躁，心中懊憹，谵语，或独语如见鬼状，或不识人，寻衣摸床，惕而不安等。分而言之：

伤寒表解之后，不大便五六日，上至十余日，午后潮热，不恶寒，独语如见鬼状。（212）

太阳与阳明并病，太阳表证消失，热归阳明胃肠，与实邪相结，潮热不恶寒，手足漐漐汗出，大便难而谵语者。（220）

阳明腑实大下之后，余热未清，经过六、七日，又与宿食相结，腑实重新形成，烦不解，腹满痛者。（241）

阳明腑实，热结旁流，大便乍难乍易，小便不利，时有微热，喘冒不得卧者。（242）

阳明腑实，热邪灼伤阴液，患者目中不了了，睛不和，大便难，身微热，此外无其他表里证者。（252）

阳明腑实，发热，汗多者。（253）

发汗之后，其病不解，阳明腑实形成，腹满痛者。（254）

阳明少阳合病，热邪尽归胃肠，与肠中实邪相结，形成阳明腑实，脉

滑而数者。（256）

少阴热化证，热邪归于阳明胃肠，形成阳明腑实，口燥咽干者。（320）

少阴热化证，热邪归于阳明胃肠，形成阳明腑实，热结旁流，自利清水，色纯青，心下痛，口干燥者。（321）

少阴热化证，热邪归于阳明胃肠，形成阳明腑实，腹胀，不大便者。（322）

《内台方议》说："仲景所用大承气者，二十五证，虽曰各异，然即下泄之法也。其法虽多，不出大满大热大实，其脉沉实滑者之所当用也。"

【禁忌证候】

1. 阳明腑实虽已形成，但太阳表证未罢，外邪未全归阳明者，不可过早攻下（208、217），若下之，有可能导致表虚里实，出现胡言乱语的现象。（217）

2. 如果虽为阳明腑实，但正气大虚者，如见发则不识人，寻衣摸床，惕而不安，微喘直视等，不可用大承气汤攻之。（212）

3. 阳明腑实虽已形成，但大便尚未坚硬燥结，腹微满，大便初硬后溏者。（238）

4. 病变重心不是在于肠道，而是偏上者，不可用此方攻之。如原文说："阳明病，心下硬满者，不可攻之。"又说："伤寒呕多，虽有阳明证，不可攻之。"

5. 阳明病，热邪壅郁于肌肉，而未归于肠道者，不可用此方攻下。如原文说："阳明病，面合色赤者，不可攻之。"

【临床应用】

1. 古代应用

（1）《卫生宝鉴》：治发狂，触冒寒邪，因失解利，转属阳明证，胃实谵语者，本方加黄连。

（2）《古今医统大全》：大承气汤治癫狂热壅，大便秘结。

（3）《伤寒绪论》：治病人热甚，脉来数实，欲登高弃衣，狂言骂詈，不避亲疏，盖阳盛则四肢实，实则能登高也。大承气汤。

（4）《直指方》：热厥者，初病身热，然后发厥，其人畏热，扬手掷足，烦躁饮水，头汗，大便秘，小便赤，怫郁昏愦，盖当下失下，气血不通，故四肢逆冷，所谓热深则厥深，所谓下证悉具，厥逆者，此也。与大承气汤。

（5）《温疫论》：舌白苔渐变黄者，舌黑苔，舌芒刺，舌裂，舌短，舌硬，白砂苔，唇燥裂，唇焦色，唇口皮起，口臭，鼻孔如烟煤，口燥渴，目赤咽干，气喷如火，小便赤黑，涓滴作痛，大便极臭，扬手掷足，脉沉而数，心下高起如块，心下痛，腹胀满，腹痛按之愈痛……旧发狂，以上诸证，非谓皆宜大承气，亦有宜小承气、调胃承气者。

（6）《经方应用与研究》：本方不仅伤寒可用，可广泛应用于杂病，如用大承气汤治疗失眠、哮喘、头痛、呃逆等有效。如有一位战姓病员，连续失眠十余日，彻夜不寐，服用大量安眠药无效，面红目赤，舌苔黄厚，大便不通多日，投大承气汤，腑通，当夜酣然入睡。又有哮喘患者，大发作，连日用中西平喘药不效，多日不大便，苔黄且黑，既往哮喘发作，得便即减。投大承气汤，大便通畅，当即喘平。又有头痛患者，目赤，舌红，苔黄厚，大便多日不通。经神经科检查未见异常，投大承气汤，1剂病除。又有呃逆患者，呃逆持续十数日，昼夜不停，用阿托品、利他灵及中药、针灸治疗不效，其大便十数日不通，予大承气汤1剂，当晚呃逆停止，未再作。

2. 现代应用

现代临床本方主要用于急性单纯性肠梗阻、粘连性肠梗阻、蛔虫性肠梗阻、急性胆囊炎、胆道感染、急性阑尾炎、急性胰腺炎、急性胃炎、急性痢疾、狂躁性精神分裂症等属于阳明腑实者；亦用于乙型脑炎、发热、中暑、咳喘、晕厥、头痛、高血压病、急性心肌梗死，脑血管意外，过敏性紫癜、皮质醇增多症、胆总管囊肿、肝炎、肝性脑病、痔疮、肾结石、腹膜炎、呕吐、梅尼埃病、喉痹、荨麻疹、急性铅中毒、鱼胆中毒等。

（1）肠梗阻：大承气汤可用于治疗各种急性肠梗阻，以粪团、蛔虫团、功能性肠梗阻等效果佳，尤对腹部手术后调整胃肠功能更为理想，但扭转、内疝等绞窄性肠梗阻以及肿瘤等效果欠佳，此类病人宜早作手术治疗。有人用西医方法治疗急性肠梗阻576例，手术率为63%，死亡率13.7%。而以攻下为主的中西医结合方法为主者622例，手术率24.4%，死亡率仅5.6%。（遵义医学院. 中西医结合治疗急腹症. 北京：人民卫生出版社，1972：150）还有报道用本方改为冲剂治疗肠梗阻214例，多在发病数小时至6天之内接受治疗，治愈率为79.4%，无效转手术为20.6%，以粪团、蛔虫团、功能性肠梗阻等效果较好，尤其对腹部手术后调整胃肠道功能效果最为理想，扭转、内疝等绞窄性肠梗阻以及肿瘤病人效果欠佳。[项育民．大承气汤的剂型改革及其临床运用．中药通报，1984（3）：123]

（2）肠粘连：用本方去芒硝，加莱菔子、桃仁、赤芍，水煎灌肠，防治手术后早期肠粘连有效。

（3）胰腺炎：用本方加黄芩、黄柏、柴胡治疗急性胰腺炎，热重者加金银花、连翘，有黄疸加茵陈、栀子，合并胆道蛔虫加苦楝皮、槟榔、细辛，水煎服，每日2剂，每6小时服1次。亦有用本方加柴胡、黄芩、生白芍各15g，木香9g，川连3g，治疗急性胰腺炎证属脾胃实热型者。亦可用本方加白芍15g，柴胡、黄芩、茯苓各10g，甘草6g为基本方，随证加减治疗急性胰腺炎。如上海曙光医院用本方为主治疗急性胰腺炎117例，治愈率达98.6%。[曙光医院内科．中医中药治疗急性胰腺炎117例分析．上海中医药杂志，1979（4）：14]

（4）呕吐：用本方为基础方，治疗急重症呕吐，其属邪毒阻于胃腑，腑气不通，浊气上攻。虫积加使君子、槟榔、榧子；瘀毒加桃仁、丹皮、赤芍，湿热加黄连、黄柏、白头翁；痈肿加红藤、败酱草、丹皮；痰热加竹茹、半夏、胆星；水毒加黑丑、甘遂、大戟；寒实加附片、干姜。水煎过滤得浓汁400ml，每次200ml，保留灌肠，4小时后可见效果。

（5）腹胀：用本方治疗术后腹胀，当天或次日排气排便，胃肠功能恢复正常。亦有用本方加桃仁、赤芍、炒莱菔子，水煎药液250ml，盛入输液瓶中，以每分钟60~80滴滴入肛门内，滴完后安静平卧，至有便意即行排便。若10小时还未通气排便，可再滴1次。[谭正宇，等．加减大承气汤直肠滴入治疗术后腹胀的临床观察．中级医刊，1985（10）：629]

（6）肝性脑病：可用本方治疗肝性脑病，黄疸明显者加生山栀、茵陈，发热加柴胡、黄芩，烦躁加黄连，抽搐加钩藤，肝脾大加丹参，脉虚加人参；并配合西医支持疗法。

（7）胆系感染：有报道用本方加龙胆、金钱草各20g，干姜12g，治疗急性梗阻性化脓性胆管炎92例，用法：第1天服药2剂，以后每天服1剂。症状改善后，减少大黄用量，去芒硝。每次服药前半小时内，皮下注射或静脉滴注硫酸阿托品0.5mg，哌替啶50mg，以解除胆管平滑肌痉挛，利于胆汁脓液排空。结果痊愈81例，好转7例，死亡4例。还有报道用本方加莱菔子制成"通腑合剂"，保留灌肠，同时内服大柴胡汤加减方，治疗急性胆系感染144例，除4例无效转手术外，其余皆有效，有效率达97.2%。

［和胜．中医杂志，1987，（8）：42］

贝氏报道用本方配伍小柴胡汤、茵陈蒿汤化裁治疗胆道感染、胆石症149例，其中中毒性休克者8例，结果治愈137例，40例淘粪者25例发现结石。［贝润甫．论异病异证同治．辽宁中医杂志，1980（3）：1］

有用本方加番泻叶6g，青木香、川楝子、甘草各10g，治疗急性胆囊炎10例，其中白细胞总数在1万以上者9例，体温达39℃以上者6例，服上方1剂，便通痛止者4例，2剂而愈者6例。［孙前林．大承气汤加减治疗急性胆囊炎10例．浙江中医杂志，1985（9）：400］

用本方治疗胆囊炎、胆石症时，加赤白芍、丹皮、香附各9g，蒲公英、茵陈各18g，郁金、元胡各12g，柴胡4.5g，金钱草30g，效果较好。

（8）皮质醇增多症：有人用本方加味治疗10例皮质醇增多症女性患者，症见满月脸，向心性肥胖，月经量减少或闭经，饥饿多食，烦躁心悸，典型紫红纹，便秘腹满，苔薄黄，脉沉数有力。10例中，肾上腺皮质醇增生7例，肾上腺皮质瘤3例，用大黄、芒硝、厚朴、枳实各6g，生首乌、龙胆、黄精各15g，水煎分3次空腹温服，每次冲服芒硝2g，每周服5剂，停服2天，连续治疗8周，休息2周，为1疗程。观察1~6疗程，服药40~60剂，结果症状消失6例，好转3例，无变化1例。未发现不良反应。［薛芳．大承气汤加味治疗皮质醇增多症10例疗效分析．新中医，1983（10）：21］

小承气汤

【方歌】 朴二枳三四两黄，小承微结好商量，
　　　　　长沙下法分轻重，妙在同煎切勿忘。

【白话解】 小承气汤由大黄、枳实和厚朴三物组成，厚朴二两，枳实三枚，大黄四两。本方治疗阳明胃肠虽为热实之邪所结，但其结聚程度较为轻微。张仲景所用下法有轻重之设，大承气汤泻下之力猛，小承气汤泻下之力缓。小承气汤泻下之力其所以较为缓和者，固然与药物多寡及其用量有关，但也妙在三物同煎，不似大承气汤后下大黄。

【药物组成】 大黄四两，酒洗　厚朴二两，炙，去皮　枳实三枚，大者，炙
　　上三味，以水四升，煮取一升二合，去滓，分温二服。初服汤当更衣，不尔者尽饮之。若更衣者，勿服之。

【临证用法】

1. 药物用量　大黄12g　厚朴6g　枳实3枚

2. 煎服方法　上3味，用水800ml，同时煎煮，取220ml。去滓，分成两次温服。一般初服即可能大便，如果没有大便，将二服都服下。得大便后，勿再服药。

【方药分析】小承气汤与大承气汤相对命名。张仲景制承气汤是为了攻下热结，大承气汤泻下之力猛，小承气汤泻下之力缓，分别体现着缓下和急下的方法。热结急重者用大承气汤，热结轻微者用小承气汤。二方泻下之力的区别是如何实现的呢？张仲景主要通过这样三个措施：其一，药物组成：大承气汤用芒硝三合，小承气汤无芒硝。芒硝软坚泻下通便，与大黄有协同作用。其二，药物用量：小承气汤方由大黄、枳实和厚朴三物组成，与大承气汤相比，枳实和厚朴的用量较小，大承气汤枳实用五枚，厚朴用半斤，而小承气汤只分别用三枚和二两。大黄二方用量一样，都是四两，枳实和厚朴行气，能够促进大黄的泻下作用，如果没有枳实和厚朴，大黄的泻下作用即见明显减弱，如果枳实和厚朴用量较小，大黄的泻下作用仍然减弱。所以近代医家冉雪峰说，大承气汤和小承气汤的大、小区别主要是由枳实和厚朴的用量大小决定的。其三，煎煮方法：小承气汤煎煮方法与大承气汤也不一样，大承气汤先煮枳实和厚朴，后下大黄，而小承气汤是三物同煮。如前所述，大黄少煮则泻下之力强，多煮则泻下之力缓。小承气汤三物同下，大黄煮时较长，故其泻下之力转缓。

本方由大承气汤去芒硝，减枳实和厚朴用量而成。大黄苦寒泻热去实，推陈致新；厚朴辛温，行气除满；枳实味苦微寒，理气破结消痞。不用芒硝，减枳实和厚朴用量，则泻下之力相对较缓，不若大承气汤之峻猛，由此便有了承气汤的大小之别。如果初服即大便通利者，不必尽剂。若服药后大便仍未通利，可以也应当继续服药。

【方剂功效】泻热通便，消滞除满。

【适应证候】小承气汤在《伤寒论》中共出现18次，主要用于阳明腑实证燥屎已经形成，但病情较为轻缓，气机阻滞突出的病证，腹胀满、潮热、大便硬、汗出、谵语、脉滑疾等。分而言之：

阳明病，汗出多，津液耗伤，肠道干燥，腑实证形成，但大便硬，大便难，谵语者。(213)

阳明腑实证，谵语，潮热，脉滑而疾者。(214)

太阳病误治，损伤津液，热入阳明，肠道干燥，腑实形成，微烦，小便数，大便硬者。(250)

太阳病误治，津液耗伤，小便数，大便硬，微烦者。(250)

阳明腑实，疑其大便已硬，然临床证据不甚确凿，用本方试之。(214，251)

厥阴病，热归阳明，腑实形成，其屎已硬，热结旁流，下利，谵语者。(374)

【禁忌证候】 虽为阳明腑实证，但有兼正气虚弱者，不可单纯用此方攻之。如阳明腑实，谵语，发潮热，脉滑而疾者，先与小承气汤一升，腹中转气者，更服一升。若不转气者，勿更服之。至次日仍不排便，脉反微涩者，为正气虚弱，不可与承气汤攻之。(214)

【临床应用】

1. 古代应用

(1)《保命集》：治中热，胃反不能食，小便赤黄，微利，至大欲食为效，不可多利。

(2)《此事难知》：痞、实、满可服。

(3)《入门良方》：治痢初发，精气甚盛，腹痛难忍，或作腹闷，里急后重，数至圊而不能通，窘迫甚者。

(4)《伤寒绪论》：少阴病，手足厥冷，大便秘，小便赤，脉沉而滑者。

(5)《小青书》：治痞，饮凉伤食，腹痛甚者。

(6)《方机》：治腹满，大便不通者。汗多，大便硬，谵语者。发潮热，大便初头硬后必溏者。微烦，小便数，大便硬者。下利，谵语者。大便不通，谵语者。

(7)《幼科发挥》：三化丸（即本方变汤为丸）治腹中之宿食，阴茎中热。

2. 现代应用

现代临床上本方常用于治疗痢疾、痘疹，加减治疗流行性乙型脑炎、肠梗阻，肠功能紊乱等。本方还可用于伤寒发狂、发斑、咽喉肿痛、口舌生疮、消渴多食、疮疡疔毒、龈肿牙痛、口鼻出血、目赤肿痛、黄疸等，辨证属于实热而腹不满，有面红目赤，脉实，舌燥裂，苔黄黑，口臭喷人，五心烦热，小便黄赤等。

（1）病毒性肝炎：有经验用本方加甘草3g为基本方治疗病毒性肝炎，湿重加苍术、厚朴、枳实；消化不良加焦楂、鸡内金。共治疗40例，治愈39例，仅1例乙型肝炎无效，经1年随访，均无复发者。[张昆，等. 小承气汤治疗病毒性肝炎. 云南医药，1982（2）：102]

（2）肠麻痹：本方可以治疗肠麻痹，应用时可加陈皮、黄连、木香、砂仁、藿香、大腹皮等行气之品。

（3）胆系感染：本方加减可用于胆系感染的治疗，可加金钱草、茵陈、白芍等物。汪氏等报告用本方治疗胆系感染11例，取得了较好的疗效，应用本方既能通腑，亦以泻热。[汪朋梅，等. 三承气汤治疗胆系感染性疾患的临床观察. 江苏中医杂志，1985（8）：6]

（4）胆道蛔虫：本方加味治疗胆道蛔虫有效，用时可加白芍、槟榔等。

（5）术后腹胀：本方可用于术后腹胀的治疗，用时可加木香、当归、桃仁、莱菔子、槟榔、川芎、炙甘草等物；气虚者稍减行气耗气之品，酌加太子参；血虚者加何首乌、当归，呕恶者加姜半夏；发热者加黄芩、金银花。

（6）慢性胃炎：有报道用本方治疗慢性胃炎55例，显效40例，有效13例，无效2例，总有效率96.36%。胃镜复查30例中，显效10例，有效13例，无效7例，总有效率为76.66%。其用大黄的指征：①胃中灼热，灼痛，或嘈杂；②口干，咽燥，喜饮；③大便干结或秘结不畅；④伴有胃热上冲所致之牙痛；⑤胃脘胀满疼痛，经用和胃理气药未效；⑥伴胁肋胀满疼痛，经用和胃理气药未效。大黄用量6~12g。[陈泽民，等. 小承气汤加味治疗慢性胃炎55例. 湖北中医杂志，1988（6）：8]

猪苓汤

【方歌】 泽胶猪茯滑相连，咳呕心烦渴不眠，
　　　　 煮好去渣胶后入，育阴利水法兼全。

【白话解】 猪苓汤由泽泻、阿胶、猪苓、茯苓和滑石五味药物组成，其所主病证的临床表现主要有咳嗽、呕吐、烦躁、口渴、不寐等。其煎煮方法为将泽、茯、猪、滑煮好以后，去滓，加入阿胶烊化。本方既能育阴，亦可利水，两法兼备。

【药物组成】 猪苓去皮　茯苓　泽泻　阿胶　滑石碎,各一两

上五味,以水四升,先煮四味,取二升,去滓,内阿胶烊消,温服七合,日三服。

【临证用法】

1. 药物用量　猪苓　茯苓　泽泻　阿胶　滑石各3g

2. 煎服方法　上5味,用水800ml,先煮猪苓、茯苓、泽泻、滑石四物,取400ml,去滓;将阿胶加进药汤烊化,然后分成3次,早、中、晚温服。

【方药分析】 方用猪苓、茯苓、泽泻、滑石渗湿利水而去热,用阿胶育阴清热。五味合用,利水而不伤阴,滋阴而不助水,成为育阴清热利水之方,适用于阴虚水热互结的病证。《医宗金鉴》说:"方中阿胶质润,养阴而滋燥,滑石性滑去热而利水;佐以二苓之渗泻,既疏浊热而不留其壅瘀,亦润真阴而不耗气枯燥,是利水而不伤阴之善剂也。"

在本方歌所列症状以外,根据《伤寒论》记载,本证还必然见小便不利,因为这是水停的特异性表现。水气不得从前阴出,则可能偏渗于大肠,导致下利。如果其证继发于阳明热证,外热未清,尚有可能见脉浮、发热。一般而言,阴虚水停较难治疗,滋阴润燥则有碍于水,而利水去湿又可能伤阴。但仲景猪苓汤巧妙地将育阴与利水熔于一炉,两法兼全。

【方剂功效】 育阴润燥,清热利水。

【适应证候】 阴虚水热互结证,渴欲饮水,小便不利,发热,心烦不得眠,或咳,或呕,或下利,脉浮。(223、319)

【禁忌证候】 若津液伤而渴者,不可与服。如《伤寒论》:"阳明病,汗出多而渴者,不可与猪苓汤。以汗多胃中燥,猪苓汤复利其小便故也。"(224)

【临床应用】

1. 古代应用

(1)《医方集解》:治湿热,黄疸,口渴,溺赤。

(2)《类聚方广义》:治淋病点滴不通,阴头肿痛,少腹膨胀作痛者。

(3)《皇汉医学》:本方用于膀胱尿道疾患,尤其淋病,有奇效也。

2. 现代应用

现代临床本方多用于治疗泌尿系疾病，如慢性肾炎、肾盂肾炎、膀胱炎、肾结核、急慢性尿路感染、肾积水、乳糜尿、前列腺炎、尿路结石、肾结石、血尿、感冒、流行性出血热、钩端螺旋体病后遗症、肠炎、肝硬化等。

（1）血尿：用本方治疗血尿可以与凉血止血药同用，如加三七粉1.2g冲服；阴虚突出者可以与大补阴丸合用；热盛者加黄芩、黄柏；湿重者重用滑石，并加白茅根，亦可以本方去泽泻，加旱莲草、白茅根、益母草、生地、生甘草。

（2）流行性出血热：有经验用本方治疗流行性出血热休克期患者，以本方去滑石为主，有腹泻者还用滑石，结合适当补液，给予不同浓度的晶体液和葡萄糖，均不同时配合使用低分子右旋糖酐、血管活性物质、血浆、人体白蛋白。

（3）肾积水：其属肾气不足，气化失常、化火灼阴者，用本方滋阴利水，加续断、牛膝、金钱草、车前子、甘草，腰痛明显者加元胡，气虚者加党参、黄芪，小便混浊而无涩痛者去金钱草，加萆薢等。

（4）尿路结石：本方治疗尿路结石效果较好，而对男性患者和青年患者的排石率较高。单独使用本方对下部尿路结石的排石效果较好，对上部尿路结石，配以芍药甘草汤提高排石率。本方在肾结石的治疗中也有作用。

蜜煎导方、猪胆汁方

【方歌】 蜜煎熟后样如饴，温纳肛门法本奇，

更有醋调胆汁灌，外通二法审谁宜。

【白话解】 本方歌包括蜜煎导方和猪胆汁方。蜜煎导的制作方法是将食蜜于铜器内用微火煎之，不停地搅动，使渐渐挥发去水分，成软泥状，趁热用手捻成条，如手指般大小，长约二寸，头尖，这样就做成了蜜栓，待温而不烫时，塞入肛门，有润肠通便的作用。猪胆汁方是用大猪胆汁一枚，将胆汁倾入一个适当的容器内，加入少许食醋，然后灌进肛门，也能起到润肠通便的作用。这是《伤寒论》通大便的两种方法，在临床上应根据病情选择运用。

【药物组成】

1. 蜜煎导方　食蜜七合

上一味，于铜器内，微火煎，当须凝如饴状，搅之勿令焦著，欲可丸，并手捻作挺，令头锐，大如指，长二寸许。当热时急作，冷则硬。以内谷道中，以手急抱，欲大便时乃去之。

2. 猪胆汁方　又大猪胆一枚，泻汁，和少许食醋，以灌谷道内，如一食顷，当大便出宿食恶物，甚效。

【临证用法】

1. 药物用量

（1）蜜煎导方：蜂蜜 140ml。

（2）猪胆汁方：大猪胆1枚。

2. 煎服方法

（1）蜜煎导方：将蜂蜜倒进铜质煎锅中，用微火煎之，不停地搅动，使所含水分渐渐挥发，变成软泥状，用手趁热捻成条，如手指般大小，长约二寸，头尖，这样就做成了蜜栓。待温而不烫时，塞入肛门，并用手握固蜜栓的另一端，等到患者出现明显的便意时，即去掉蜜栓。

（2）猪胆汁方：将胆汁倾入一个大小适中的容器内，加入少许食醋，和匀。用漏斗样的器具将制备好的胆汁灌入患者肛门内。大约30分钟以后，患者即排出宿食及其他肠道腐败物质。此法效果十分显著。

【方药分析】 蜜煎导方用白蜜之甘平润滑，制成栓剂，能润肠通便，适用于肠中津液干枯，无水行舟的不大便，数日无大便而无所苦。猪胆汁方用猪胆汁苦寒，清热润燥，加食醋灌入肛门，能清热润燥，适用于肠中干枯而有余热者。二方都是润肠导便法，在临床上应该区别使用，但也可以互相代替使用。

张仲景《伤寒论》没有说明此二法有何区别及如何区别使用，只提及"当须自欲大便，宜蜜煎导而通之，若土瓜根及大猪胆汁皆可为导。"但是猪胆汁苦寒而食蜜甘凉，性味不同，其作用亦当有所差别。简而言之，如果其证尚有余热者，可以选择猪胆汁方导之；无热者可以选择蜜煎导之，临证应当细审何法适宜。不过，如果临时限于条件，只有食蜜或只有猪胆汁，也可以互相代替。

【方剂功效】 清热润燥，导下通便。

【适应证候】 二方都用于阳明热去燥存，肠道失于濡润，不大便，数日无所苦者。按照张仲景方法是等待到患者有便意时，用此二方导而通之。由于猪胆汁苦寒而食蜜甘凉，性味不同，作用小有差别，故临床亦可区别使用。简而言之，如果其证尚有余热者，可以选择猪胆汁方导之；无热者可以选择蜜煎导之。如果临时限于条件，只有食蜜或只有猪胆汁，也可以互相代替。（233）

【临床应用】

1. 古代应用

（1）《丹溪心法》：凡诸秘，服药不通，或兼他症，有或老弱虚极不可用药者，用蜜熬，入皂角末少许，作兑以导之；冷秘，生姜兑亦可。

（2）《类聚方广义》：伤寒热气盛，汗出多，小便自利，津液耗竭，肛门干燥，便硬不得通者，及诸病大便不通，呕吐而药汁不入者。老人血液枯燥，大便每秘闭，小腹满痛者，共宜此方。蜜一合，温之，以唧筒射入肛中，尤为简捷。

2. 现代应用

习惯性便秘，体虚无力排便者，可用本方外导，上海市人民医院外科将猪胆汁高压消毒后灌肠，用于腹部手术后及产妇便秘，手术后气胀，麻痹性肠梗阻共394例，多数病人1小时内即可通便，少数2小时以上见效。[上海市第十人民医院外科. 中医杂志, 1957（8）：431]

广东省湛江地区医院报道用猪胆汁防治乙型脑炎，由于蛔虫上窜引起呼吸窒息和乙型脑炎并发肺炎、腹胀、便秘，收到满意效果。

不过，由于现代润肠栓剂十分方便，故本方现已较少使用。

茵陈蒿汤

【方歌】 二两大黄十四栀，茵陈六两早煎宜，
身黄尿短腹微满，解自前阴法最奇。

【白话解】 茵陈蒿汤的药物组成及各药用量为：茵陈蒿六两，大黄二两，栀子十四枚，在煎煮方法上要注意先煮茵陈，充分提取茵陈的有效成分，以清热利湿退黄。茵陈蒿汤所主病证为湿热发黄证，证见身黄，尿黄，目黄，小便短涩，腹满等。茵陈蒿汤清热利湿退黄，使湿热之邪自前阴而出，其法甚为奇妙。

【药物组成】 茵陈蒿六两　栀子十四枚，擘　大黄二两，去皮

上三味，以水一斗二升，先煮茵陈，减六升，内二味，煮取三升，去滓，分三服，小便当利，尿如皂荚汁状，色正赤，一宿腹减，黄从小便去也。

【临证用法】

1. 药物用量　茵陈18g　栀子14枚（破开）　大黄6g

2. 煎服方法　用水2400ml，先煮茵陈，待液体挥发减少1200ml后，将栀子和大黄加入，煮取600ml，去滓、每次服200ml，每日服3次，温服。

服茵陈蒿汤后，患者小便通利，小便如皂荚汁之状，颜色赤，这是导致发黄的湿热之邪从小便排出体外的表现。至次日，腹满即减轻或消失。

【方药分析】 本方茵陈、栀子和大黄皆是苦寒之物，寒能清热，苦能燥湿；其中茵陈清热利湿，退黄，为主药；栀子助茵陈清热利湿而退黄；大黄通利大便，使湿热之邪从后阴泄出，推陈致新。三物合用，使郁于体内的湿热之邪从大小便而出，则黄亦随之消退。

本方先煮茵陈，主要是为了充分提取茵陈的有效成分，此外，临床观察表明，茵陈煎煮若不充分，对胃有一定刺激，延长煎煮时间可减轻其对胃的刺激。所以，本方先煮茵陈是有其实用意义的，方歌写明"早宜煎"，正是为了引起读者注目。本证为湿热发黄证，阳明之热与太阴之湿相合，熏蒸于内，既不得从小便而出，又不得从汗排出，故发黄疸。从《伤寒论》来看，黄多发于湿，其治黄也注意利湿。服茵陈蒿汤后，小便利，其色如皂荚汁状，呈红色，这正是湿热之邪从小便排出的表现，所以方歌说"解自前阴"。

【方剂功效】 清热利湿退黄。

【适应证候】 湿热发黄证，身目黄染，其色鲜明，如橘子之色，小便不利，短少，尿色黄，腹胀满，或发热等。（236、260）

【临床应用】

1. 古代应用

（1）《金匮要略》：水谷之湿郁而为热，湿热内阻，形成谷疸，寒热不食，食即头眩，心胸不安，久久发为谷疸，茵陈蒿汤主之。

（2）《方函口诀》：此方治发黄之圣剂也。世医于黄疸初发，辄用茵陈

五苓散，非也。宜先用此方取下，后与茵陈五苓散。

（3）《本事方》：茵陈蒿汤治胃中有热，有湿有宿谷相搏发黄。

（4）《济阴纲目》：茵陈蒿汤治时行瘀热在里，欲蒸不散，通身发黄。

2. 现代应用

（1）肝炎：郭氏等根据39篇临床资料统计，用茵陈蒿汤治疗急性黄疸型肝炎2973例，大多单用茵陈蒿汤，少数用茵陈蒿汤为基础方加减，选加木通、龙胆、泽泻、茯苓、板蓝根、猪苓、大青叶、赤芍、苦参，或合用五苓散、栀子柏皮汤、小陷胸汤等，治愈率82.6%～100%，平均黄疸消退时间为6.7～17.2天，平均住院天数为9.4～41天。（郭子光，等. 伤寒论汤证新编. 上海：上海科学技术出版社，1983：140）另有报道用本方加味治疗1000例小儿传染性肝炎中的无黄疸型肝炎247例，均获得满意效果。[李少川. 1000例小儿传染性肝炎的临床分析. 上海中医药杂志，1965（4）：8]本方亦可用于慢性肝炎之属于湿热者的治疗。用本方加味治疗暴发性肝炎有效，较西药组效果为优。

（2）胆系疾病：武汉医学院附属二院中医科以本方治疗胆道蛔虫及胆系感染121例，总有效率97.4%。[武汉医学院附属二院中医科. 治疗胆道蛔虫症及胆系感染121例小结. 武汉医学院学报，1977（3）：77]

（3）黄疸出血型钩端螺旋体病：该病黄疸可分为瘀热发黄、黄疸出血、黄极窍闭三型，以清热解毒、消黄止血、泻火解毒、清营凉血、泄热开窍等治法，用茵陈蒿汤、栀子柏皮汤、黄连解毒汤和清热地黄汤等，能取得一定效果。亦可以本方加减（茵陈45g，栀子15g，大黄20g，黄柏15g，并随证配加天花粉、麦冬、生地、茅根、神曲、鸡内金、香附、青皮、党参等）治疗黄疸出血型钩端螺旋体病。

（4）新生儿肝炎综合征：本病属于中医的"胎黄"，可用本方制成冲剂（茵陈、制大黄、黄芩、甘草）治疗新生儿高胆红素血症，内服冲剂预防新生儿Rh及ABO溶血病，能取得良好效果。本冲剂给孕妇服用，不但能预防新生儿Rh及ABO溶血病，而且对原因不明的及由红细胞–6–磷酸葡萄糖脱氢酶（G–6–PD）缺乏引起的新生儿高胆红素血症，也有一定的预防作用。[中国福利会国际和平妇幼保健院儿科. 黄疸茵陈汤治疗新生儿高胆红素血症. 新医药学杂志，1973（8）：21]

此外，茵陈蒿汤还用于胆道肝炎胆石症、胆汁性肝硬化、急性胰腺炎、蚕豆病等多种湿热黄疸，其应用范围已经大大超越了仲景使用的范围，几乎应用于一切出现黄疸的病证，均能获得满意的疗效。

麻仁丸

【方歌】　一升杏子二升麻，枳芍半斤效可夸，

黄朴一斤丸饮下，缓通脾约是专家。

【白话解】　麻子仁丸的组成为杏仁一升，麻子仁二升，枳实与芍药各半斤，大黄与厚朴各一斤，制丸服。本方润肠增液，泻热通便，作用缓和，是缓通阳明胃肠之方，治疗脾约之证效果较好。

【药物组成】　麻子仁二升　芍药半斤　枳实半斤，炙　大黄一斤，去皮　厚朴一尺，炙，去皮　杏仁一升，去皮尖，熬，别作脂

上六味，蜜和丸，如梧桐子大，饮服十丸，日三服，渐加，以知为度。

【临证用法】

1. 药物用量　麻子仁36g　白芍24g　枳实24g　大黄48g　厚朴24g　杏仁18g

2. 煎服方法　上6味，将杏仁单独研成杏仁泥，其他五味药物研成粉，加炼蜜和匀，制成梧桐子般大小的小丸。每次服10丸，每日服3次。如果没有见到明显效果，稍微加大服量，以见效为度。

【方药分析】　本方是小承气汤加麻子仁、杏仁和芍药而成。小承气汤清热泄实，行气除满，清除肠道宿积；加麻子仁、杏仁和芍药增水行舟，润肠滋燥；白蜜既作为赋形剂，又有润肠通便的作用。服药时，如果通便效果不佳，可以逐渐加大服量，以见效为度。

麻子仁丸是《伤寒论》用治"脾约"的专方。脾约即阳明燥热制约太阴津液，导致太阴津液不能正常运转敷布，反偏走于前阴，则小便数，肠道失于濡润，大便硬，难以排出，这是脾约的主要临床表现。本证与大小承气汤比较，虽然都有肠道结实，腑气不得通降，但本证邪热少而津伤重，也就是偏于燥，燥多热少，故麻子仁丸虽然也有小承气汤的成分，即枳实、厚朴、大黄，但是本方较多地用了润肠之物，如麻子仁、杏仁、白芍，以及兼作赋形剂的白蜜。所以本方是缓通之法，用丸剂的形式也是为了缓通。

《伤寒论》中本方厚朴用一尺，而《长沙方歌括》中称厚朴一

斤，当以前者为是。

【方剂功效】 润肠滋燥，缓通大便。

【适应证候】 阳明胃热约束津液，肠道为实邪阻滞，热少津伤，小便数，大便难，趺阳脉浮而涩。（247）

【临床应用】

1. 古代应用

（1）《古今录验》：治疗大便难，小便利，而反不渴者，脾约。

（2）《活人书》：脾约丸（即本方），治老人津液少，大便涩，又治脚气有风，大便燥结者。

（3）《济生方》：脾约麻仁丸（即本方）虽不言治肿，然水肿，人肾肿水气不行者，三服神验。

（4）《证治准绳》：麻仁丸，即本方去芍药、厚朴、杏仁，枳壳易枳实，加人参为蜜丸，治虚人产后便秘。

（5）《方函口诀》：治老人之便秘最佳，然本方虽和缓，究属攻破之剂，常见有误用致死者。老人血液枯燥而便秘者，得大剂肉苁蓉辄通利，若用本方，虽取快一时，不旋踵而秘益甚，不可不知。唯体弱人病后，于初期见下证，不堪承气之峻者，可用此丸入煎剂。

（6）《古方医书》：胃中有热，小便频数，大便坚者，汗出皮肤湿润为宜；无汗皮肤干者无效。

2. 现代应用

用于产后，手术后，老年人或素体阴津不足所致的大便困难，习惯性便秘等。病人常表现为大便干结难下，无明显腹满腹痛，伴有口干、口渴喜饮，或潮热骨蒸、消瘦、舌红少津、脉细数等。

（1）便秘：王氏将此方用于肛门疾患手术后，能防止术后第一次排便及由于大便干燥引起的疼痛和出血，在500例中有效者479例，无效者21例，有效率达95.8%。[王承业，等. 麻仁丸在肛门疾病手术后的应用. 中医杂志，1965（10）：40]

（2）肠梗阻：有人报道用本方加川楝子、乌梅、槟榔，枳实易枳壳，去芍药与厚朴，治疗蛔虫性肠梗阻47例，全部治愈。一般服第一次药液后，1～2小时腹痛即可缓解，6～12小时即可通便排虫，排虫后症状和体征完全消失，无副作用。[加味麻仁汤治疗蛔虫性肠梗阻47例. 医药卫生，1974（4）]

（3）慢性浅表性胃炎：本方可用于慢性浅表性胃炎之以胃肠燥热为特征者的治疗，症见心下痞满、口干舌燥、大便困难、苔黄脉滑等。

栀子柏皮汤

【方歌】 里郁业经向外驱，身黄发热四言规，

草须一两二黄柏，十五枚栀不去皮。

【白话解】 本方主治伤寒湿热发黄之证，湿热内郁，熏蒸肝胆，发于体表，身目为黄而发热，《伤寒论》用"身热发黄"4字对此作了高度概括。本方用甘草一两，黄柏二两，栀子十五枚，栀子不去皮。

【药物组成】 肥栀子十五个，擘　甘草一两，炙　黄柏二两

上三味，以水四升，煮取一升半，去滓，分温再服。

【临证用法】

1. 药物用量　栀子15枚　炙甘草3g　黄柏6g

2. 煎服方法　上3味，用水800ml，煮取300ml，去滓。每次服150ml，每日服2次，温服。

【方药分析】 栀子苦寒，清热利湿退黄；黄柏助栀子清热除湿；炙甘草甘缓和中，且能监制栀子和黄柏的苦寒之性，以避免苦寒伤正。本方药简力专。后世用栀子者，往往有去皮之法，但张仲景用栀子，皆不去皮。栀子的主要成分为栀子苷，它在仁中的含量大大高于皮，是以去皮有其道理。但是古代医家用栀子，带皮用是为了兼清表热，去皮主要是为了专清里热，栀子柏皮汤证身黄发热，故用连皮栀子较好。

【方剂功效】 清解里热，泄湿退黄。

【适应证候】 湿热发黄证而以身黄、发热为主症者。（261）

【临床应用】

1. 古代应用

（1）《肘后方》：治温病发黄。

（2）《宣明方》：头微汗，小便利而微发黄者，湿热相搏者宜服。

（3）《类聚方广义》：用洗眼珠黄赤热痛甚者效，又胞睑糜烂痒痛，及痘疮落痂后，眼犹不开者，加枯矾少许洗之。

（4）《温病条辨》：治阳明温病，不甚渴，腹不满，无汗，小便不利，

心中懊忱，必发黄。

2. 现代应用

（1）传染性肝炎：本方加茵陈、郁金治疗传染性肝炎获显著效果。本方不唯有治疗作用，亦有很好的预防效果。[陈伯涛. 中医对传染性肝炎的辨证论治. 江苏中医，1962（2）：17]

（2）钩端螺旋体病：本病可用栀子柏皮汤加茵陈、茜草、郁金等治疗，疗效满意。现代应用本方治疗湿热黄疸多为热重湿轻，无表证者。[张凤鸣. 治疗30例钩端螺旋体病疗效初步观察. 广东中医，1960（11）：519]

（3）细菌性痢疾：用栀子柏皮汤治疗21例菌痢获良效，一般只需要1剂，最多2剂即可治愈。[陈石兴：栀子柏皮汤治疗菌痢21例. 福建中医药，1964（4）：封三]

麻黄连翘赤小豆汤

【方歌】 黄病姜翘二两麻，一升赤豆梓皮夸，
　　　　　枣须十二能通窍，四十杏仁二草嘉。

【白话解】 麻黄连翘赤小豆汤为治疗湿热发黄兼表的方剂，其方用生姜、连翘、麻黄各二两，赤小豆和生梓白皮各一升，大枣十二枚，破开入煎，杏仁四十个，炙甘草二两。

【药物组成】 麻黄二两，去节　连翘二两，连翘根是也　杏仁四十个，去皮尖　赤小豆一升　大枣十二枚，擘　生梓白皮一升，切　生姜二两，切　甘草二两，炙

上八味，以潦水一斗，先煮麻黄再沸，去上沫，内诸药，煮取三升，去滓，分温三服，半日服尽。

【临证用法】

1. 药物用量　麻黄6g　连翘6g　杏仁40个　赤小豆18g　大枣12枚　生梓白皮12g　生姜6g　炙甘草6g

2. 煎服方法　用地面流动的洁净的雨水先煮麻黄约3分钟，将药液面出现的白色细小的泡沫去掉，然后将其他7味药物加入，继续煎煮，取600ml，去滓。每次服200ml，每隔2小时服一次。

【方药分析】 本方用麻黄、生姜和杏仁，解表达邪；用连翘、赤小豆、生梓白皮清热利湿而退黄；炙甘草、大枣和中，并避免诸攻邪药伤正。用地面流动之雨水煮药，据云可以流动药力，并且不助

湿邪。本方表里同治，适用于湿热发黄而兼有风寒之表的病证。生梓白皮在药房一般无供应，可以用桑白皮代替之。"

依据《伤寒论》理论，发黄多因为湿热内郁，而湿热内郁的发生主要是因为湿热没有去路，既不能通过汗出而解，又不能通过小便利而出。因而在治疗发黄时，就应当注意将汗和小便二条道路疏通。麻黄连翘赤小豆汤证外有风寒之邪郁闭于表，内有湿热蕴郁于里，邪无出路，故治之用麻黄、生姜和杏仁，解表达邪；用连翘赤小豆、生梓白皮清热利湿而退黄，炙甘草、大枣和中，并避免诸攻邪药伤正；用地面流动之雨水煮药，据云可以流动药力，并且不助湿邪。

【方剂功效】 解表散邪，清热除湿以退黄。

【适应证候】 湿热发黄而兼表邪外郁者，身目发黄，小便不利，无汗，发热恶寒，头痛，脉浮等。（262）

【临床应用】

1. 古代应用

《类聚方广义》：治疥癣内陷，一身瘙痒，发则咳嗽，肿满者，加蝮蛇奇效。生梓白皮采用不易，今权以干梓皮或桑白皮代之。

2. 现代应用

《中医名方现代应用》列述本方在现代临床上用于发热、肌衄、急性肝炎、血管神经性水肿、肺炎、急性肾炎肾病综合征、慢性肾功能衰竭、肝肾综合征、过敏性紫癜、痹证、癃闭、皮肤病、水疱疮、寻常天疱疮、浸淫疮、疱疹、花斑癣、带状疱疹、湿疹、荨麻疹、皮肤瘙痒症、白癜风、多发性红斑、皮肤酵母样菌病、孢子丝菌病、玫瑰糠疹、红色粟粒疹（痱子）和狐臭等29种病证的治疗。

（1）黄疸：本方主要用于黄疸而兼表证者，症见恶寒、发热、鼻塞、流清涕、咳嗽、痰白、苔润者。用本方时，视其湿热重者加茵陈、凤尾草；若为风热表证，症见身热鼻塞，咽痛，咳嗽，痰黄，苔燥少津者，麻黄、生姜减量用之，加银花、柴胡、黄芩、茵陈等；若遇夏季感受暑湿之邪，亦当减麻黄、生姜辛温之品的用量，加藿香、香薷、扁豆花、六一散、茵陈等。无论是黄疸初期或黄疸以后复有表证，均可按上述加减法治疗，一般疗效满意。一旦表证解除，仍可按湿热黄疸辨治。

（2）皮肤病：本方可以用于荨麻疹的治疗，其病兼有小便不利，尤其对冷感特别明显，一到冬天遇寒即发，更不能接触冷水，一触即感肌肤发痒、遍身红疹，属于虚寒体质者，用本方加蝉衣10g、僵蚕10g、白鲜皮、地肤子各10g，取汗为效。本方的应用重在既有皮肤病之"表"，又有湿热在里，如舌红、苔腻等。有报道用本方加地肤子、白鲜皮等治疗小儿丘疹样荨麻疹（小儿苔癣或荨麻疹性苔癣）134例，最少服2剂，最多服18剂，治疗1个月后登门随访治愈125例，好转7例，2例未作定论，仅有7例复发。[朱湘舟．麻黄连翘赤小豆汤加味治疗小儿丘疹样荨麻疹134例疗效观察．浙江科技局科技简报，1976（6）：15]对于瘙痒性皮肤病，如果皮损猩红灼热者，可加生石膏、生地；运用本方时，甘草可以适当重用；病偏于上半身者加防风、蝉衣、偏于下半身者加牛膝等。瘙痒甚者加地肤子，甚者加乌蛇、刺蒺藜、僵蚕；搔破流水者加苦参、土茯苓、滑石；皮肤粗糙肥厚者加当归、首乌、鸡血藤；丘疹形成结节者加桃仁、红花、赤芍；亦可用其煎液洗浴患处。

（3）肾炎或尿路感染：本方可用于急性肾炎或急性尿路感染的治疗，以湿热内郁兼表证者为宜，证见恶寒、鼻塞流清涕、小便不利、面浮肢肿，舌苔白润，脉浮数，可将生姜易为生姜皮，去大枣加白茅根、益母草、瞿麦、萹蓄等。若小便化验红细胞偏多或红细胞不减，可重用连翘15～30g。但对于内热较重，咽痛而烦躁者，可用本方加生石膏30g，或以越婢汤加减治疗。有报告用本方治疗急性肾小球肾炎，共治12例，水肿在5～15天消退，尿常规于10～158天内恢复正常，平均服药41剂，11例痊愈，1例好转。[劳建和．麻黄连翘赤小豆汤治疗急性肾炎．浙江中医杂志，1980（4）：165]

少 阳 方

小柴胡汤

陈修园之《长沙方歌括》方剂排列顺序悉遵《伤寒论》，小柴胡汤见于《伤寒论》太阳中篇，故《长沙方歌括》列其方于卷三，详见该卷。

太 阴 方

本卷太阴方论述了桂枝加芍药汤和桂枝加大黄汤两首方剂。是赵本《伤寒论·辨太阴病脉证并治》所载之方。两首方剂皆为太阴脾经脉不和，络脉瘀阻，气血不调腹痛证而设。

桂枝加芍药汤

【方歌】 桂枝倍芍转输脾，泄满升邪止痛宜，

大实痛因反下误，黄加二两下无疑。

【白话解】 桂枝加芍药汤是在桂枝汤原方基础上倍用芍药而成。主要功用为转输脾气，疏通脾络，消除腹满，升举内陷之邪而止痛。桂枝加大黄汤主治的大实痛，是太阳病误用下法而致，在桂枝加芍药汤的基础上，加上二两大黄通脾络，去实满，毋庸置疑。

【药物组成】 桂枝三两，去皮　芍药六两　甘草二两，炙　大枣十二枚，擘　生姜三两，切

上五味，以水七升，煮取三升，去滓。温分三服。本云桂枝汤，今加芍药。

【临证用法】

1. 药物用量　桂枝9g　芍药18g　甘草6g　生姜9g　大枣6枚

2. 煎服方法　上5味，以水1400ml，用微火煮取600ml，去滓，分3次温服。

【方药分析】

桂枝加芍药汤是治疗太阴脾病，以腹满时痛为主要见症的方剂。本证腹满时痛的主要病机是，太阳病误用下法，伤及脾脏，造成脾家经脉气血阴阳不调而致。本证虽与太阴病本证都见腹满时痛，但后者病机重在脾阳不足，寒湿内盛，故除腹满时痛症外，还应见食不下，自利益甚等证，尤其应以虚寒性下利为主要见证，其病机重在气分，而本证腹满时痛，其病机以脾家血脉不和、络脉瘀阻为主，重在血分，故临证以腹满时痛为主，一般不伴有下利。

桂枝加芍药汤方中，桂枝辛温，温通脾阳，脾阳旺，可增强活血和络之力。又桂枝与甘草相配，辛甘合化，以通脾阳为用。芍药重用，甘酸微寒，滋阴和营，通脾络，和血脉，缓急止痛。其量倍桂枝，意在监制桂枝辛温之性深入血分，以通脾络和营血，缓急止痛，使全方功用偏于血分。又芍药与甘草相配，酸甘化阴，以益阴和阳。生姜配桂枝，辛温助脾阳，大枣助芍药，滋阴和血，甘草调和诸药。本方即桂枝汤原方，倍用芍药而成。桂枝汤本治太阳病中

风表虚证，而用太阳之方以治太阴脾病，其理全在桂枝汤的妙用。桂枝汤具有调脾胃之功，通过调脾胃，达到滋化源，调阴阳，和气血之用。若用其解肌发汗，则桂枝与芍药剂量相等，若用其调脾胃，和气血，通脾络，则芍药倍桂枝。正如古人所云："桂枝汤外证得之，为解肌和营卫，内证得之，为化气调阴阳也。"

【方剂功效】 通脾络，和气血，止腹痛。

【适应证候】 腹满时痛，喜按（一般不伴有下利）。(279)

【禁忌证候】 中气虚弱，脉弱，见下利，宜减少芍药剂量。（一说下利者先煎芍药三沸）(280)

【临床应用】

1. 古代应用

（1）《伤寒准绳》：妇人伤寒中风，自汗头痛、项背强、发热恶寒、脉浮缓，恐热入血室，故倍加芍药汤，用桂枝加芍药汤。

（2）《方机》：烦，脉浮数，无硬满状者，脉浮，或恶寒，或腹满时痛者，桂枝加芍药汤主之。

（3）《方舆》：其人宿有溏泄痼疾，因痢疾引起固有之毒，作腹满痛者，此方为之主剂，假令固有宿食而腹痛，吐泻之后，腹痛尚不止者，此固有之毒所为也。盖桂枝加芍药，不仅治痢毒，止痛甚，或痢毒既解而痛不止之类，皆由固有之毒也。此方主之。

2. 现代应用

（1）便秘：祝氏报道，以本方为主方，加当归、肉苁蓉治疗阴亏，大便秘结有较好疗效。[祝谌予. 若干古方之今用. 中级医刊, 1979（1）：45]

（2）慢性结肠炎：桂枝加芍药汤加炒白术、陈皮、防风、炒薏仁治疗慢性结肠炎，证见腹中隐痛、喜暖、喜按、大便稀溏、脉沉弦、苔薄白者，效果良好。（聂惠民. 伤寒论与临证. 广州：广东科学技术出版社, 1993：503）

桂枝加大黄汤

【方歌】 见前桂枝加芍药汤。

【白话解】 见前桂枝加芍药汤。

【药物组成】 桂枝三两，去皮　大黄二两　芍药六两　生姜三两，切　甘草二两，炙　大枣十二枚，擘上六味，以水七升，煮取三升，去滓。温服一升，日三服。

【临证用法】

1. 药物用量　桂枝9g　大黄6g　芍药18g　生姜9g　甘草6g　大枣12枚

2. 煎服方法　上6味，以水1400ml，用微火煮取600ml，每次服200ml，每日服3次。

【方药分析】桂枝加大黄汤即桂枝加芍药汤的基础上再加二两大黄。其主治证病为腹满疼痛为主，只是腹痛的程度更加严重，即文中所讲"大实痛"。"大实痛"即腹痛加剧，甚至拒按。其病机为脾家经脉气血不和，气血瘀滞较甚，不通则痛所致。因此，方仍用桂枝加芍药汤，通阳益脾，活血和络，加二两大黄的目的，在于增加化瘀通滞之力，以解"大实痛"。

历代注家对"大实痛"的认识不一，有人认为是阳明腑实，有的则认为是太阴邪实。实质是对"大黄"主治的认识不同，《本经》言大黄"下瘀血，血闭，寒热，破癥瘕积聚，留饮宿食，荡涤肠胃，推陈致新，通利水谷，调中化食，调和五脏。"所以，大黄既可以通利水谷，通腑泻热，又有活血化瘀之效。仲景用大黄通便，往往与芒硝、厚朴、枳实等润燥软坚，行气除满药相配，且用量较大。然用其活血化瘀，则往往配血分药。本方大黄与六两芍药相配，显然有养血活血之意，既可调脾家气血，又活血化瘀滞。血属阴，得阳则行，气行则血行，所以大黄又与桂枝相伍，取桂枝温通经脉之功，助少量大黄活血通瘀，二药相配伍，可通瘀除滞。

【方剂功效】通阳益脾，活血止痛，化瘀通络。

【适应证候】腹满疼痛剧烈，甚则拒按，或腹中见有包块。（病在血分，一般不伴下利）（279）

【禁忌证候】中气虚弱，见脉弱，下利，宜减少芍药，大黄的剂量。（280）

【临床应用】

1. 古代应用

（1）《类证活人书》：关脉实，腹痛，大便秘，按之而痛者，实痛也，用桂枝加大黄汤。

（2）《济阴纲目》：桂枝加大黄汤，治腹中寒热不调而大痛。

（3）《太平圣惠方》：赤芍药散，即桂枝加大黄汤去姜枣，加白术。治小儿初生及一年内儿，多惊啼不休，或不得眠卧，时时肚痛，有似鬼神所为。

（4）《类聚方广义》用桂枝加芍药汤治桂枝汤证，而腹拘挛甚者；用桂枝加大黄汤治痢疾发热恶寒，腹痛里急后重者。

2. 现代应用

（1）桂枝加大黄汤，常用于细菌性痢疾、慢性肠炎、肠结核等，具有本方证特点者。（聂惠民. 伤寒论与临证. 广州：广东科学技术出版社，1993：503）

（2）治疗结肠溃疡见大便脓血，里急后重，舌苔黄腻而沉滑等证者，用之每能奏效。（刘渡舟. 伤寒挈要. 北京：人民卫生出版社，1983：241）

（3）桂枝加大黄汤加元胡、百部治疗慢性结肠炎（结核性），症见腹痛时作、大便秘或滞而不畅，脉沉弦、苔薄白而见根部淡黄者，有较好效果。（聂惠民. 伤寒论与临证. 广州：广东科学技术出版社，1993：503）

少 阴 方

　　本卷少阴方论述了15首方剂，是赵本《伤寒论·辨少阴病脉证并治》所载之方。有治少阴肾阳不足，兼感外邪而太少两感证的麻黄附子细辛汤与麻黄附子甘草汤；有治少阴肾阴不足，心火独亢，心肾不交的黄连阿胶汤；有治肾阳不足，寒湿不化，寒湿郁滞于骨节筋脉而身疼痛的附子汤；有治脾肾阳虚，统摄无权，大肠滑脱不禁而下利便脓血的桃花汤；有治肾阳不足，阴寒之气归于土而胃寒气逆的吴茱萸汤；有治少阴咽痛证诸方，包括猪肤汤、甘草汤、桔梗汤、苦酒汤、半夏散及汤；有治肾阳不足，阴寒内盛，格阳于上的白通汤及白通加猪胆汁汤；有治肾阳不足，阴寒内盛，格阳于外的通脉四逆汤；以及少阴枢转不利，气郁而厥的四逆散。

麻黄附子细辛汤

【方歌】　麻黄二两细辛同，附子一枚力最雄，
　　　　　　始得少阴反发热，脉沉的证奏奇功。

【白话解】 麻黄附子细辛汤的药物组成，麻黄与细辛剂量相同，皆为二两，炮附子一枚，温肾阳充表阳之力最雄厚。主治少阴病之初，反发热，脉沉，少阴兼感外邪的太少两感证。其疗效有奇功。

【药物组成】 麻黄二两, 去节　细辛二两　附子一枚, 炮, 去皮, 破八片

上三味，以水一斗，先煮麻黄，减二升，去上沫，纳诸药，煮取三升，去滓。温服一升，日三服。

【临证用法】

1. 药物用量　麻黄6g　细辛6g　附子1枚

2. 煎服方法　以水2000ml，先煮麻黄，减400ml，去上沫，放入其他药，煮取600ml，去滓，分3次温服。

【方药分析】 麻黄附子细辛汤是治疗少阴病之初，肾阳不足，又兼感外邪的太少两感证的主方。少阴病之初，肾阳不足，当不见发热，反而见有发热，说明此热非阴盛格阳的假热，而是兼感外邪，故发热。脉沉，说明邪在少阴之里而肾阳不足。由于本证肾阳不足处在最初阶段，尚未见阴寒内盛，下利清谷的里证，因此可用双解太少之法，即温肾阳解表邪。方中麻黄辛温发散，以解外邪，外邪去则发热止；附子炮用，意在温肾阳，充表阳，以温肾解表；细辛辛燥，既入肺又入肾，与麻黄相配，解散外邪，与附子相配，助肾阳升发之气，有助于外邪的宣散，又可护肾阳之气，只有有效的温补肾阳，才能有效地解散外邪。

【方剂功效】 温肾扶阳，解表散邪。

【适应证候】 发热恶寒，手足逆冷，脉沉。（301）

【禁忌证候】 见有恶寒蜷卧，下利清谷，手足厥寒等少阴肾阳虚衰，阴寒内盛里证者。（302）

【临床应用】

1. 古代应用

（1）《医贯》：有头痛连脑者，此系少阴伤寒。宜本方，不可不知。

（2）《证治准绳》：用麻黄附子细辛汤，治肾咳，咳者腰背相引而痛，甚则咳涎；又治寒邪犯脑，致脑齿痛。

（3）《十便良方》：指迷附子细辛汤，即本方加川芎、生姜，主治冷风头痛。

（4）《张氏医通》：暴哑声不出，咽痛异常，卒然而起，或欲咳而不能

咳，或无痰，或清痰上溢，脉多弦紧，或数疾无伦。此大寒犯肾也，麻黄附子细辛汤温之，并以蜜制附子噙之，慎不用寒凉之剂。

2. 现代应用

（1）三叉神经痛：宋氏用本方加味治疗三叉神经痛（风寒型）10例，取得了较好疗效。其中一女患者，40岁，左侧三叉神经痛2年，曾用针灸、中西药治疗无效。每因谈话、吃饭、受风冷及经前引发剧烈疼痛，气短、自汗、眠差、手足凉而麻木，舌质淡，左脉沉细，右脉沉滑。予本方加味，4剂后症大减，继服15剂，疼痛等证消失，随访1年未复发。［宋斌. 麻黄附子细辛汤加味治疗三叉神经痛. 江苏中医杂志，1981（3）：35］

（2）急性肾炎：陆氏以本方合五苓散加减治疗急性肾炎10例，均收到较好疗效。并认为在治疗中，要中病即止，防止过汗。体虚者及时去麻黄、细辛等，加入黄芪、党参以固表益气。［陆景田. 麻黄附子细辛汤合五苓散加减治疗急性肾炎的观察. 铁岭医药，1980，（1）：42］

（3）其他疾病：用本方治疗重感冒、阳虚头痛、嗜睡证、心肌炎、风寒咳嗽等。如江氏报道1例由心阳不振引起的嗜睡证，用麻黄细辛附子汤加炙甘草、仙鹤草治疗，共服药9剂而愈。又如刘氏报道：用麻黄附子细辛汤加干姜命为"克山灵"，防治急性克山病的阳虚型患者，证以四肢厥逆、脉沉微弱为主要临床指标，取得一定疗效。（聂惠民. 伤寒论与临证. 广州：广东科学技术出版社，1993）

麻黄附子甘草汤

【**方歌**】 甘草麻黄二两佳，一枚附子固根荄，
　　　　　　少阴得病二三日，里证全无汗岂乖。

【**白话解**】 麻黄附子甘草汤的药物组成是，甘草与麻黄剂量相同，均为二两，炮附子一枚，以温肾阳，固阳气之根。主治少阴病，得之二三日，但尚未见下利清谷等里证时方可使用，用其微发汗。

【**药物组成**】 麻黄 二两，去节　甘草 二两，炙　附子 一枚，炮，去皮，破八片
　　上三味，以水七升，先煮麻黄一两沸，去上沫，纳诸药，煮取三升，去滓。温服一升，日三服。

【**临证用法**】

1. 药物用量　麻黄6g　甘草6g　附子1枚

2. 煎服方法　以水1400ml，先煮麻黄一两沸，去上沫，放入其他药，煮取600ml，去滓，每次服200ml，1日3次温服。

【方药分析】　麻黄附子甘草汤主治肾阳不足已二三日，又兼感外邪，证见发热、脉沉、四肢不温等，但尚未出现阳气虚衰，阴寒内盛，下利清谷等里气虚寒之象，方可用温经扶阳解表法。方中麻黄辛温，解散外邪，炮附子温肾阳以固阳气之根，炙甘草补中气，滋化源。因本证较麻黄附子细辛汤证病势较缓而正气较虚，故于前方去细辛，以防辛散太过，加炙甘草可益气和中，保护正气。麻黄、附子、甘草三药配伍，既能发微汗，以解外邪，又可避免伤心肾阳气。

【方剂功效】　温肾、扶阳、解表。

【适应证候】　恶寒微热，四肢不温，脉沉。（302）

【禁忌证候】　少阴病，得之二三日，又感受外邪，尚未见下利清谷等里气虚寒者。（302）

【临床应用】

1. 古代应用

（1）《卫生宝鉴补遗》：病人寒热而厥，面色不泽，冒昧，两手忽无脉，或一手无脉，此是将有好汗，宜用麻黄附子甘草汤以助其汗，汗出则愈。

（2）《金匮要略》：水气为病，其脉沉小，属少阴，浮者为风。无水虚胀者，为气。水，发其汗即已。脉沉者宜麻黄附子汤。

2. 现代应用

（1）冠心病之心律失常：症见心慌、气短、汗出、胸闷等心气、心阳不足的病患，在本方基础上加人参、黄芪治之，效果较好；冠心病合并低血压，在本方基础上加入桂枝甘草汤主之；如冠心病出现心律不齐，在本方基础上合炙甘草汤主之，疗效显著。［程广里. 麻黄附子甘草汤治疗心律失常型冠心病之体会. 江西中医药，1980（4）：29］

（2）病态窦房结综合征：杨氏报道用麻黄附子细辛甘草汤治疗5例病态窦房结综合征患者，均有心悸、胸闷、胸痛、头昏、头痛、昏厥、乏力、怕冷等证，舌质淡红或淡肿，舌苔薄白或白腻，脉迟或沉迟而细。治以本方为基础、随证加减。结果4例有效，1例无效。［杨炳初. 麻黄附子细辛甘草汤治疗病态窦房结综合征. 上海中医药杂志，1980（5）：32］

黄连阿胶汤

【方歌】 四两黄连三两胶，二枚鸡子取黄敹，

一芩二芍心烦治，更治难眠睫不交。

【白话解】 黄连阿胶汤是由四两黄连，三两阿胶，二枚鸡子黄，以及一两黄芩，二两白芍组成。治疗心中烦，不得卧，更治失眠证。

【药物组成】 黄连四两 黄芩二两 芍药二两 鸡子黄二枚 阿胶三两，一云三挺

上五味，以水六升，先煮三物，取二升，去滓，纳胶烊尽，小冷，纳鸡子黄，搅令相得。温服七合，日三服。

【临证用法】

1. 药物用量 黄连12g 黄芩6g 芍药6g 鸡子黄2枚 阿胶9g

2. 煎服方法 上3味，以水1200ml，先煮黄连、黄芩、芍药，取400ml，去滓，阿胶烊化放入，稍冷，再放入鸡子黄，搅匀服用，温服60ml，分3次温服。

【方药分析】 黄连阿胶汤主治心烦，不得卧的失眠证，属少阴热化证。素体肾阴不足，邪入少阴，更损伤肾阴，肾水不足，不能上济于心，则心火独亢，水火失济，心肾不交，则表现为心中烦，不得卧。其脉必细数，舌红而少苔。方中黄连剂量稍大，用至四两，意在清独亢心火以除烦热，一两黄芩与之相配，苦寒直折心火。三两阿胶，烊化服用，以血肉有情之品补真阴，滋肾水，二枚鸡子黄，养心血、安心神，佐黄芩黄连，于降心火中补心血。芍药佐阿胶，于补阴中敛阴气，由是水升火降，水火既济，心肾相交，心烦、不得眠诸证自除。

【方剂功效】 滋育肾阴，清降心火。

【适应证候】 心中烦，不得眠，脉细数，舌红少苔。（303）

【临床应用】

1. **古代应用**

（1）《张氏医通》：治热伤阴血便红。

（2）《肘后方》：治时气差后，虚烦不得眠，胸中疼痛，懊憹。

（3）《医宗必读》：治温毒下利脓血；后世推广应用，治疗阴虚血分热，或赤痢便血。（聂惠民.伤寒论与临证.广州：广东科学技术出版社，

1993）

（4）《类聚方广义》：治久利，腹中热痛、心中烦而不得眠，或便脓血者；又治诸失血证，胸悸身热、腹痛微利、舌干唇燥、烦悸不能寐，身体困惫、面无血色，或面红潮热者。

2. 现代应用

（1）治疗阴虚火旺、心肾不交的失眠症。因黄连阿胶汤有益阴制阳之功，或去苦寒之黄芩，加龙骨、牡蛎、枣仁，敛阳、镇心、安神，治疗失眠症，无不应手称快。[林济安. 黄连阿胶汤对心肾不交失眠症有效. 福建中医药，1961（1）：22]

（2）合百合地黄汤治疗肝硬化肝性脑病属阴虚内热者。[山西省中医研究所. 中西医结合治疗肝硬化肝昏迷40例经验小结. 新医药学杂志，1974（2）：10]

（3）对肝肾阴亏、肝阳上亢、心肾不交、梦遗滑精之神经衰弱失眠症有效。[颜承魁. 黄连阿胶汤证治漫谈. 辽宁中医杂志，1980（10）：47]

（4）治伤寒肠出血：陈氏在用黄连阿胶汤治愈伤寒肠出血，一般均以仲景方为主体，大都采用黄土汤、桃花汤二方治疗，取其止血固涩之效。但施治于湿热伤阴之出血，总不如用黄连阿胶汤加参术芪草之固脱止血为宜。[陈道权. 用黄连阿胶汤治愈伤寒肠出血的研讨. 江苏中医，1960（10）：18]

（5）失眠：本方治疗阴虚火旺，心肾不交之失眠症，宜加太子参、远志、夜交藤；失眠甚者，再加炒枣仁、合欢花；兼心悸者，加五味子、麦冬、生龙骨、生牡蛎，头晕耳鸣者加菊花、白蒺藜。（聂惠民. 聂氏伤寒学. 北京：学苑出版社，2002：515）

（6）抑郁症：肝郁火旺，肾水不足者，宜本方加柴胡、百合、生地、白梅花；兼失眠者加炒枣仁、合欢花。（聂惠民. 聂氏伤寒学. 北京：学苑出版社，2002：516）

附子汤

【方歌】　生附二枚附子汤，术宜四两主斯方，

　　　　　芍苓三两人参二，背冷脉沉身痛祥。

【白话解】　附子汤由生附子二枚，白术四两，芍药、茯苓各三两，人参二两所组成。对于背冷，脉沉，身体、骨节疼痛等证最为

适宜。

【药物组成】 附子二枚，炮，去皮，破八片　茯苓三两　人参二两　白术四两　芍药三两

上五味，以水八升，煮取三升，去滓。温服一升，日三服。

【临证用法】

1. 药物用量　炮附子2枚　茯苓9g　人参6g　白术12g　芍药9g

2. 煎服方法　上5味，以水1600ml，煮取600ml，去滓，温服200ml，每日3次。

【方药分析】 附子汤是治疗少阴病寒化证，以身体痛，骨节痛，背部怕冷为主要见证的方子。方中附子助肾阳以扶阳气之本，又温通十二经，以温经脉，散寒邪以止痛；人参大补元气，与附子相配，温补元阳之气。茯苓、白术健脾利湿，有助于阳气的宣通，以除湿止痛，白芍酸苦、微寒，为阴柔之品，制约术、附之温燥而护阴，同时又可利小便以除湿。又可通血脉，缓急止痛；本方以附子二枚，又配以人参，说明其主治在于补益阳气而固根本为主，散寒次之，又附子与茯苓白术相配，重在扶阳行水祛湿以消阴，因此本方主要治疗阳虚寒湿凝滞的身痛，骨节疼痛。

【方剂功效】 温补肾阳，散寒除湿，止痛。

【适应证候】

1. 少阴病，口中和，背恶寒，先用灸法，再用附子汤。（304）

2. 少阴病，身体痛，手足寒，骨节痛，脉沉者。（305）

【临床应用】

1. 古代应用

（1）《备急千金要方》：附子汤治湿痹缓风，身体疼痛如欲折，肉如锥刺刀割，于本方加桂心、甘草。

（2）《类聚方广义》：治水病，遍身肿满，小便不利，心下痞硬，下利腹痛，身体痛，或麻痹，或恶风寒者。

（3）《资生篇》：用附子汤治阳虚，气分有寒。

（4）《古方便览》：一男儿10岁，脊梁曲而伛偻，两脚挛急不能起已两年，作此方及紫圆饮之，两月而痊愈。

2. 现代应用

临床常用本方治疗风湿性、类风湿关节炎属虚寒性痹证者；治疗阳虚寒盛之心血管疾病及胃肠道疾病等。

（1）李氏用本方分别治愈恶寒，身痛，腰脊痛，风湿痹痛，腹痛下利，喘咳，心悸，痿证，小便数，月经不调等11例患者，病虽不同，但病机一致，皆为少阴阳虚寒化证，故均用附子汤取效。[李培生. 附子汤的临床应用. 湖北中医杂志，1980（5）：20]

（2）陈氏用本方加味治疗脾肾阳虚，气机不运，水气凝聚而成水肿一例，服17剂痊愈。[陈芝高. 附子汤加味治疗子肿. 浙江中医药，1979（10）：338]

（3）唐氏用本方治一冠心病突发心绞痛患者，症见面色青黄，四肢发凉，指端青紫，汗出不止，其背恶寒，舌淡苔白，脉沉细。服本方加味1剂后汗即止，疼痛减轻，2剂后心绞痛消失，背冷减轻。继服40剂而病情缓解。并治1例动脉栓塞患者，1例风湿性关节炎患者，1例妊娠腹冷痛患者，均取得较好疗效。[唐祖宣. 附子汤的临床辨证新用. 中医杂志，1981（11）：39]

（4）田氏用本方加减治疗眩晕、痹证、关格各1例，呕吐2例，亦取得满意疗效。[田齐斌. 加减附子汤治验五则. 湖北中医杂志，1983（1）：28]

（5）刘氏用本方治疗一例怀孕7个月的妇女，腹部疼痛畏寒，口中和，喜热饮，泛清涎，脉弦而无力，3剂而愈。（刘渡舟，等. 金匮要略诠解. 天津：天津科学技术出版社，1984：218）

桃花汤

【方歌】 一升粳米一斤脂，脂半磨研法亦奇，

一两干姜同煮服，少阴脓血是良规。

【白话解】 桃花汤中有一升粳米，一斤赤石脂，赤石脂一半筛末冲服的用法很奇巧，一升粳米，半斤赤石脂与一两干姜同煮服用，是治少阴病便脓血的基础良方。

【药物组成】 赤石脂—斤，—半全用，—半筛末　干姜—两　粳米—升

上三味，以水七升，煮米令熟，去滓。温服七合，纳赤石脂末方寸匕，日三服，若一服愈，余勿服。

【临证用法】

1. 药物用量　赤石脂30g　干姜3g　粳米30g

2. 煎服方法　赤石脂15g，干姜，粳米，用水1400ml，煮至米熟汤成，去滓，另15g赤石脂末，用汤冲服9g，日服3次。

3. 一服下利止，其余之药不再服。

【方药分析】　桃花汤是治疗肾阳虚衰，下焦不固，而便脓血的方子。

桃花汤脓血便为阳败阴浊，故其色晦黯，其气腥冷不臭，无里急后重和肛门灼热感。同时伴见腹痛，喜暖喜按。由于下利日久，伤津液，故尚见小便不利而少。方中赤石脂性温而涩，入下焦血分，收涩固脱，一半筛末冲服，直接作用于肠中而收涩气血，固肠止利。干姜守而不走，温中焦，散里寒，粳米益气调中，补久利之虚。本方是治疗阳气虚衰，大肠滑脱不禁而纯虚无邪，下利便脓血的基础方。

【方剂功效】　温阳固脱，涩肠止利。

【适应证候】

1. 少阴病，下利，便脓血。（306）

2. 肾阳虚衰，阳虚气陷，下利，便脓血，尚见腹痛，小便不利。（307）

【临床应用】

1. 古代应用

（1）《肘后方》：治天行毒病，若下脓血不止者方。

（2）《外台秘要》：崔氏疗伤寒后赤白滞下无度，阮氏桃花汤，赤石脂八两，冷多白滞者加干姜四两，粳米一升。上三味，以水一斗，煮米熟汤成，去滓，服一升，不瘥复作。

（3）《太平惠民和剂局方》：桃花丸治冷痢腹痛，下白冻如鱼脑，赤石脂煅，干姜炮，等分为末，蒸饼和丸，量大小服，日三服。

（4）《斗门方》：治小儿疳积，赤石脂末米饮调服半钱立瘥。

2. 现代应用

（1）阿米巴痢疾：①李氏采用《伤寒论》桃花汤原方，将方中粳米改用淮山药，加龙骨、牡蛎、生地榆、秦皮4味，治疗慢性阿米巴痢疾，取得满意效果。（李健颐. 桃花汤治疗阿米巴痢疾的初步体会. 广东中医，1959（4）：163）②吴氏治一患者，男，62岁。腹泻肠鸣3月，大便3～8次/日，间有黏液脓血，经用磺胺胍、依米丁、安痢生等无效。大便镜检发现脓细胞及阿米巴原虫。先予乌梅丸，效欠佳，后投桃花汤，3剂腹痛全止，脓血亦除。[吴鹰杨. 治疗痢疾268例临床观察报告. 广东中医，1959（8）：332]

（2）急、慢性痢疾：患者，女，37岁，患痢疾45天，经用多种中西药无效。仍腹痛，里急后重，下痢频频，便如鼻涕，略带血丝，四肢冷，哕逆，呻吟不止，脉细微无力，投桃花汤合左金丸后病情缓解。患者屠某，男，66岁，患痢下脓血，日行数十次，饮食不进，奄奄一息，卧榻不起。诊后辨为虚寒滑脱之症，投桃花汤合理中丸，1剂泻利大减，续进2剂，患者已能下床，饮食转常。[浙医大第一期西学中班. 伤寒论方古今临床. 杭州：浙江科技出版社，1983：197]

（3）肠伤寒出血：一患者感染肠热病已3周，近突然体温降低，大便频下血液，卧床不起，肢体大汗，头额汗出更多，四肢厥冷，脉细数，自晨起至中午间下血约大半痰盂，回盲部觉隐痛，唇色稍红，口干烦渴，语声低微，予桃花汤加味，逐渐调治而愈。（浙医大第一期西学中班. 伤寒论方古今临床. 杭州：浙江科技出版社，1983：197）

吴茱萸汤

【方歌】 升许吴萸三两参，生姜六两救寒侵，
枣投十二中宫主，吐利头疼烦躁寻。

【白话解】 吴茱萸汤中吴萸一升，人参三两，生姜用至六两，以温散胃中寒邪，大枣十二枚补益中土，对于胃寒气逆见有吐利、头疼，烦躁证有效。

【药物组成】 吴茱萸一升 人参三两 生姜六两，切 大枣十二枚，擘
上四味，以水七升，煮取二升，去滓。温服七合，日三服。

【临证用法】
1. 药物用量 吴茱萸18g 人参9g 生姜18g 大枣12枚
2. 煎服方法 上4味，以水1400ml，煮取450ml，去滓。温服150ml，日3服。

【方药分析】 吴茱萸汤证，在少阴篇论述，则侧重病在少阴，阳虚寒盛，阴寒之邪盛于脾胃，脾胃升降失司，而吐利交作。阳气被寒邪所抑，尚能与阴邪相争，则见烦躁。参见厥阴病的"干呕，吐涎沫，头痛者，吴茱萸汤主之"及阳明病篇"食谷欲呕，属阳明

也，吴茱萸汤主之"可知，吴茱萸汤证以肝胃气寒，胃寒气逆为主要病机，以呕吐，吐清冷涎沫为主要见证，同时尚见头痛，尤以巅顶头痛明显及烦躁等。方中吴茱萸为主药，善能暖肝温胃散寒，下气降浊，人参、大枣，甘温补益中土，又有补土御木之意，重用生姜温胃，散寒，化饮，降逆止呕。

【方剂功效】 温胃散寒，降逆止呕。

【适应证候】

1. 胃寒气逆，食谷欲呕证。（243）

2. 少阴阴寒盛，见吐利，手足逆冷，烦躁欲死。（309）

3. 厥阴肝寒犯胃，见干呕，吐涎沫，巅顶头痛。（377）

【禁忌证候】 中上焦有热，服吴茱萸汤呕吐甚者。（243）

【临床应用】

1. 古代应用

（1）《肘后方》：治人食毕噫醋及醋心。

（2）《医方集解》：本方加附子，名吴茱萸加附子汤，治寒疝腰痛，牵引睾丸，尺脉沉迟。

2. 现代应用

（1）消化系统疾病：①急性胃肠炎、胃溃疡、胃癌等疾病过程中，出现食谷欲呕，吐利，厥逆，烦躁，干呕，吐涎、头痛、舌不红无热象等证候，投以吴茱萸汤，呕吐即止，胃纳渐增，脾气健运而使运化调和，疗效颇称显著。［郭庆红. 吴茱萸汤的临床应用经验. 上海中医药杂志，1964（10）：24］②溃疡病：金氏报道，治疗溃疡病99例，其中属"虚寒型"81例，用吴茱萸汤加减治疗有效率在90%左右。［金慎之. 吴茱萸汤加味治疗溃疡病虚寒型34例的疗效观察. 温州医药，1974（1）：14］③胃结核：患者曾被误诊为"溃疡病"投四君、平胃、理中多不效，病者胃痛，常朝食暮吐，食后中脘膈阻，上泛作恶，吐出涎沫而后快，常口流清涎，口干喜热饮，脉沉细，苔淡白，投以吴茱萸汤合二陈汤而收功。［姚国鑫. 中西医综合治愈胃结核1例. 中医杂志，1964（2）：19］

（2）神经系统疾病：①郑氏以本方治疗梅尼埃病，症见头晕目眩，旋转不定，如立舟中，耳如蝉鸣，呕吐清涎，畏寒肢冷反复发作2年，经多方医治无效，连服本方5剂，诸证悉除，观察12年未见复发。［郑启仲. 吴茱萸汤的临床扩大应用举例. 中医杂志，1983（9）：43］②张氏以本方治疗多例神经性呕吐均获良效。神经性呕吐具有以下特点者，具有较佳效果：无器质性病变，证无热象，吐出少量胃内容物，淡而无味，不酸不臭，患者喜温恶寒，舌淡苔白，脉沉迟。用本方加半夏助吴茱萸降逆，加茯苓健脾，往往提高本方疗效。［张俊杰．吴茱萸汤加味治疗神经性呕吐．新中医，1978（1）：31］

（3）泌尿系统疾病：夏氏认为《伤寒论》少阴病吐利、手足厥冷、烦躁欲死者，吴茱萸汤主之；干呕、吐涎沫、头痛者亦主此汤；若不尿，腹满加哕者，难治。说明肾病，肾虚发展到无尿时，而有头痛、干呕、胸满、哕逆、肢厥等症状，实际已包括了西医的尿毒症。根据以上认识，治疗急性肾炎并发尿毒症3例收到一定效果。［夏少泉．治疗急性肾炎并发尿毒症3例报告．江苏中医，1953（8）：19］

（4）其他：①黄氏用吴茱萸汤加味治疗3例慢性胆囊炎均因前医过用苦寒而损伤中阳，导致寒邪干胃，胃气上逆，呕吐涎沫等证，疗效满意。［黄振中．吴茱萸汤加味治疗胆囊炎．湖北中医杂志，1980（2）：22］②姚氏介绍以本方治疗多种眼科疾病，包括急性充血性青光眼、闪辉性暗点、视疲劳症、角膜溃疡等效果满意。［姚芳蔚．吴茱萸汤在眼科上的应用．上海中医药杂志，1986（9）：406］③赵氏观察到克山病的急性发作类似《伤寒论》的三阴病，一典型的急性发作病人，恶心呕吐，心里难受，四肢厥逆，脉沉伏细弱欲绝。表现为寒邪直中三阴，用参附汤加味，证虽略减，但不显著，改用吴茱萸汤进2剂而基本痊愈［赵殿臣．试谈克山病的辨证论治．中医杂志，1964（11）：9］

猪肤汤

【方歌】 斤许猪肤斗水煎，水煎减半滓须捐，

再投粉蜜熬香服，烦利咽痛胸满痊。

【白话解】 猪肤汤用一斗水煮一斤猪皮，煮至水剩一半后去掉猪皮，再放入炒香的米粉及白蜜，对心烦、下利而咽痛、胸闷证可收痊愈之效。

【药物组成】 猪肤一斤

上一味，以水一斗，煮取五升，去滓，加白蜜一升，白粉五合，熬香，和令相得。温分六服。

【临证用法】

1. 药物用量　猪肤一斤

2. 煎服方法　上一味，以水2000ml，煮取1000ml，去滓，再加入200ml白蜜及炒香的白米粉1.5g，混合均匀，分6次温服。

【方药分析】　猪肤汤主治少阴咽痛证。手少阴心经夹咽，足少阴经脉循喉咙，夹舌本。邪在少阴，本见虚寒性下利，下利后津液受损，少阴阴津不足，而阴虚火旺，虚火循经上熏咽喉，故咽痛。证属少阴阴虚，水火不济，虚火上炎。方中猪皮，滋肺肾之阴，清少阴虚火。猪为水畜，其皮滋润而无滑肠之弊，入药时须将里层肥肉刮静。白蜜甘寒生津润燥而除烦，白米粉补脾胃，扶土止利，以补下利之虚。本方清热而不伤津，润燥而不滞腻，对于阴虚火旺，热而不甚咽干，咽部红肿不甚的咽痛证较为适宜。

【方剂功效】　滋阴润燥，清热利咽。

【适应证候】　少阴病，下利，咽痛，胸闷，心烦。（310）

【临床应用】

1. 古代应用

（1）《张氏医通》：徐君育素禀阴虚多火，且有脾约便血证。十月间患冬温，发热咽痛。医用麻仁、杏仁、半夏、枳壳、橘皮之类，遂喘逆倚息不得卧，声飒如哑，头面赤热，手足逆冷，右手寸关虚大微数，此热伤手太阴气分也。与萎蕤、甘草等，均不应。为制猪肤汤一瓯，令隔汤顿热，不时挑服。三日声清，终剂而痛如失。

（2）《临证指南医案》：张某，阴损三年不复，入夏咽痛拒纳，寒凉清咽，反加泄泻，则知龙相上腾，若电光火灼，虽倾盆暴雨不能扑火，必身中阴阳协和方息，此草木无情难效耳，从仲景少阴咽痛，用猪肤汤主之。

2. 现代应用

（1）咽痛症：刘氏治1例连续数日腹泻后，出现咽痛作痒，不时咳嗽，心烦少力，不欲饮食者，拟仲景之猪肤汤润燥养阴，如法炮制，效果殊佳，仅服2剂而病痊瘥。［刘渡舟．少阴病阴虚热化证治浅谈．北京中医学院学报，1985（1）：22］刘氏又治1例因唱歌而致咽喉疼痛，声音嘶哑，舌红少苔，脉细者，拟猪肤一味熬汤，调鸡子白，徐徐呷服，尽1剂则咽痛止而喑哑除。（刘渡舟，等．伤寒论诠解．天津：天津科学技术出版社，1983：169）

（2）造血系统病变：郭氏报道单用猪皮胶治疗原发性血小板减少性紫癜20例，再生障碍性贫血7例，脾功能亢进症3例，以及各种原因引起的贫血10例，收到良好效果。本组病例经外周血象及骨髓象等检查明确诊断后，停服其他中西药，单用猪皮胶30g烊化成胶冻，白开水送服，每日2次，8天为1疗程，连服3个疗程。结果原发性血小板减少性紫癜20例中，痊愈（临床症状大部分消失，血象及骨髓象恢复正常，随访一年无复发者）14例；好转（临床症状大部分消失，化验室检查接近正常，或有反复者）6例；再生障碍性贫血及脾功能亢进症10例均好转。各种原因引起的贫血10例中，痊愈6例；好转4例，均属有效。［郭泗川. 猪皮膏在临床上的运用和体会. 新中医，1979（4）：33］

甘草汤

【方歌】 甘草名汤咽痛求，方教二两不多收，

后人只认中焦药，谁识少阴主治优。

【白话解】 甘草汤是治疗咽喉疼痛的名方，方中只用生甘草二两即可。后人仅仅知道甘草为补益中焦之品，有谁更能认识到甘草尚能主治少阴咽痛且功有良效。

【药物组成】 甘草二两

上一味，以水三升，煮取一升半，去滓。温服七合，日二服。

【临证用法】

1. 药物用量　生甘草6g

2. 煎服方法　上1味，以水600ml，煮取300ml，去滓，每次温服140ml，每日服2次。

【方药分析】 少阴经脉循喉咙夹舌本，邪热客于少阴，少阴阴中之热，循经上扰而咽痛。此咽痛为少阴阴中之热，故咽部只有轻微红肿，疼痛，不似实热证。寒热之品，皆不宜用。故方中只用一味生甘草，清少阴之火，清热解毒而利咽。《伤寒论》中，用甘草处甚多，但都以炙甘草入药，取其调诸药，护胃气之功。只此一证，甘草要生用，以清热解毒，泻火消痈肿，利咽喉。

【方剂功效】 清热解毒，利咽止痛。

【适应证候】 邪热客于少阴经脉而咽痛。（311）

【临床应用】

1. 古代应用

（1）《直指方》：诸痛大便秘方，生甘草一两碎，井水浓煎，入酒调服，能疏导恶物。

（2）《得效方》：治小儿遗尿，用大甘草头，煎汤，夜夜服之。

（3）《玉函经》：附遗治小儿撮口发噤，用生甘草二钱半，水一盏，煎六分，温服，令吐痰涎后，以乳汁滴儿口中。

（4）《圣济总录》：甘草汤，治热毒肿，或身生瘭浆。又治舌卒肿起，满口塞喉，气息不通，顷刻杀人。甘草煎浓汤热漱频吐。

（5）《方极》甘草汤，治病逼迫，及咽急痛者。

（6）《至宝方》：治小儿尿血，甘草一两二钱，水六合，煎二合，1岁儿1日服尽。

2. 现代应用

现代临床多以桔梗，甘草合用，配用清热解毒药物或养阴清热药物，治疗上呼吸道感染，咽痛，急慢性咽炎、扁桃体炎、喉炎、慢性支气管炎等。其具体临床应用如下：

（1）慢性咽炎：症见咽赤且痛、口干、咽燥者，用桔梗汤加板蓝根、金银花、牛蒡子等清热利咽之品；症见咽赤咽痛、舌红、脉细数而兼阴虚者，本汤加麦冬、元参等。

（2）扁桃体炎：桔梗汤加金银花、板蓝根、射干、升麻等，治急性扁桃体炎。加夏枯草、海浮石、贝母、金银花治慢性扁桃体肿大。

（3）梅核气：桔梗汤加柴胡、白梅花、苏子、半夏等疏肝理气之品，治咽喉有异物感，阻塞不利，胸闷不适，两胁满痛，脉弦、苔薄白、咽微赤者。

桔梗汤

【方歌】 甘草汤投痛未瘥，桔加一两莫轻过，
奇而不效须知偶，好把经文仔细哦。

【白话解】 若用甘草汤咽痛未愈，在甘草汤的基础上再加一两桔梗为桔梗汤继续治疗，用奇方效果不佳时须改偶方，这是内经理论原则的体现。

【药物组成】 桔梗一两　甘草二两

上二味，以水三升，煮取一升，去滓。温分再服。

【临证用法】

1. 药物用量　桔梗3g　生甘草6g

2. 煎服方法　上2味，以水600ml，煮取200ml，去滓，分2次温服。

【方药分析】　如果使用甘草汤效果不明显仍咽喉疼痛，是由于火热之邪壅滞，肺气不得宣散之故。因此在甘草汤的基础上再加入一两桔梗，以甘草汤清热解毒利咽喉，桔梗开提肺气散结气，使肺气得开，壅遏之邪得以宣散。

【方剂功效】　开提肺气，清热解毒，利咽。

【适应证候】　咽痛，咽部轻微红肿，用甘草汤效不佳者。（311）

【临床应用】

1. 古代应用

（1）《肘后备急方》：书中喉痹专用神效方：桔梗、甘草（炙）各一两。上二味切，以水一升，煮取服即消，有脓即出。

（2）《备急千金要方》：治喉痹及毒气方：桔梗二两，水三升，煮一升，顿服之。

（3）《兰室秘藏》：用桔梗汤治斑已出，时时与之，快咽喉、宽利胸膈咽。

（4）《太平惠民和剂局方》：治风热毒气上攻咽喉，喉痛喉痹肿塞妨闷，及肺痈咳嗽，咯唾脓血，胸满振寒，咽干不渴，时出浊沫气息腥臭，久久吐脓，状如米粥。

2. 现代应用

（1）咽喉炎：患慢性咽炎，反复咽喉部疼痛不适，经服西药抗炎效果不满意，后用桔梗汤加生地、元参，泡水当茶饮，每日1剂，连服3剂后，咽痛消失。（王占玺. 张仲景药法研究. 重庆：重庆科学技术文献出版社，1984：656）

（2）扁桃体炎：患者突然声哑，咽干喉痛，服3剂后，说话恢复正常，诸证消失而愈。（王占玺. 张仲景药法研究. 重庆：重庆科学技术文献出版社，1984：656）

（3）肺痈（肺脓疡）：用本方治10余例肺痈，疗效满意。其中1例男性，17岁，患者憎寒发热1周，咳嗽胸闷不畅，查血：白细胞24.5×10^9/L，中性粒细胞0.8。胸片报告：左下肺脓疡。经住院治疗8天，使用大量抗生素，发热不退，遂邀中医诊治。用桔梗60g、生甘草30g，服药3剂，咳嗽增剧，吐出大量腥臭脓痰，发热下降。二诊减桔梗为20g、生甘草10g，加沙参、银花、鱼腥草、生苡仁，瓜蒌皮等，服至10余剂，脓尽热退，精神佳，饮食增，胸透复查，脓疡已消散吸收，血象亦正常。[吴传铎.桔梗汤治疗肺痈的临床体会.江苏中医杂志，1981（3）：35]

苦酒汤

【方歌】 生夏一枚十四开，鸡清苦酒搅几回，

　　　　刀环捧壳煎三沸，咽痛频吞绝妙哉。

【白话解】 苦酒汤用一枚生半夏，破开成枣核大小十四枚，再用一枚鸡蛋清与米醋相搅混合，放入半夏后放到鸡蛋壳中，用刀环捧鸡蛋壳煎沸三次，少少含咽以治疗咽痛则是绝妙之法。

【药物组成】 半夏洗，破如枣核十四枚　　鸡子一枚，去黄，纳上苦酒，着鸡子壳中

上二味，纳半夏，著苦酒中，以鸡子壳置刀环中，安火上，令三沸，去滓。少少含咽之。不差，更作三剂。

【临证用法】

1. 药物用量　生半夏1枚

2. 煎服方法　鸡蛋清与米醋相搅后放入半夏，再放入鸡蛋壳中，用刀环捧鸡蛋壳放在火上，煎沸3次。去滓。少少含咽。不愈，连服3剂。

【方药分析】 若邪热灼伤少阴之络，使咽部溃烂而生疮疡，痰热浊邪塞于咽喉部，使声门不利，不能语言出声。方中苦酒即米醋，味苦酸，制火毒，敛疮消肿止痛。又米醋入肝，使肝柔和，肝柔少阳之气得以疏泄升发，金遇木击而鸣。鸡子清甘寒消肿痛，清肺金以开声门。半夏涤痰散结开喉痹。全方共奏清热涤痰，敛疮消肿之效。为使药效持久且作用于咽喉部，服药时要注意"少少含咽"，这种服法及剂型，开今日含片之先河。

【方剂功效】 清热涤痰，敛疮消肿。

【适应证候】 咽喉部溃烂疼痛，声音不出，不能言语。（312）

【临床应用】

1. 古代应用

（1）《备急千金要方》：治舌卒肿满口，溢出如吹猪胞，气息不得通，须臾不治杀人方：半夏十二枚，洗熟，以醋一升，煮取八升，稍稍含漱之，吐出。加生姜一两佳。

（2）《太平圣惠方》：治咽喉中如有物咽唾不得，宜服此方。半夏十七枚，破如棋子大，汤洗七遍去滑。上以鸡子一枚，打破其头，出黄白，内半夏，并入醋于壳中令满，微火煎，去半夏，候冷，饮之即愈。

（3）《曹氏伤寒发微》：喉内戳伤，饮食不下，鸡蛋一个，钻一小孔，去黄留白，入生半夏一个，微火煨熟，将蛋白服之，伤处随愈，亦可证咽中伤为刀伤之误，生半夏蛋白之能补疮痛矣。

2. 现代应用

现代用本方治疗咽痛、失音、口腔溃疡、喉痹等。

（1）咽痛：陈氏治疗痰热郁闭之咽痛34例，拟苦酒汤（半夏10g，鸡蛋清2个，入米醋50ml中浸泡10分钟，用文火煎煮5分钟，去渣，频频含咽之）治疗，取得显著疗效。34例在72小时全部治愈（临床症状消失，喉镜检查局部黏膜无异常）。其中24小时内痊愈者14例，48小时内痊愈者13例，72小时内痊愈者7例。［陈斌. 苦酒汤证病机当为"痰热郁闭". 河南中医，1990（6）：19］

（2）失音：陈氏用苦酒汤法治疗1例体质尚可，惟易于失音者。方中鸡蛋1个，制半夏3g，研粉，醋1汤匙，浸出，少含咽之。按法服用，颇有效验。［陈义范. 失音治验录. 湖南医药杂志，1975（2）：31］贺氏治疗1例患者为汉剧演员，常病声音嘶哑，自觉喉中如有黏痰，喉科诊为慢性咽炎并声带水肿，仿苦酒汤意予以治疗，嘱其常备久服，病愈，未复发。（贺有琰. 伤寒论纵横. 武汉：湖北科学技术出版社，1986：404）

半夏散及汤

【方歌】 半夏桂甘等分施，散须寸匕饮调宜，

若煎少与当微冷，咽痛求枢法亦奇。

【白话解】 半夏散及汤是由半夏、桂枝、甘草各等分，分别捣为散。每次用白米汤调服方寸匕。若用汤剂，煎药后，当微冷，再少少咽之。治疗咽痛证先要求得少阴枢机运转的大法是很有效的。

【**药物组成**】 半夏_洗 桂枝_{去皮} 甘草_炙

上三味，等分，各别捣筛已，合治之。白饮和服方寸匕，日三服。若不能散服者，以水一升，煎七沸，纳散两方寸匕，更煮三沸，下火，令小冷，少少咽之。半夏有毒，不当散服。

【**临证用法**】

1. 药物用量 半夏、桂枝、炙甘草各等分，每次服用1.5g，每日3次

2. 煎服方法 ①白饮和服，即用白米汤调和药末而服。②少少咽之，让药物在口中，少少地，缓慢地咽下。③汤散互用，若不能散服，以水煎散而服。

【**方药分析**】 半夏散及汤是治疗风寒之邪客于咽喉部，而兼有痰湿阻络，致少阴经脉不利的咽痛证。方中半夏，苦辛温，涤痰开结，桂枝辛温，通阳气以散寒，甘草和中，缓急止痛，若不能用散服，可以水煮散。服用时要小冷，少少咽之。

【**方剂功效**】 通阳散寒，涤痰开结。

【**适应证候**】 寒邪客于咽部而咽痛。（313）

【**临床应用**】

1. 古代应用

（1）《备急千金要方》：治喉痹卒不得语方，浓煮桂枝，服一升。亦可末桂著舌下，渐咽之良。又方：末桂心如枣核大，绵裹著舌下，须臾破。

（2）《总病论》：伏气之病，谓非时而有暴寒中人，伏毒气于少阴经，始虽不病，旬月乃发，脉微弱，先法喉痛似伤，次则下利喉痛，半夏桂枝甘草汤主之；有下利诸证，用通脉四逆汤主之。此病二三日便差，古方谓肾伤寒是也。即本方加生姜等分作汤。

（3）《外台寿世方》：暴寒中人，伏于少阴经，旬日始发为咽痛者，俗名肾伤寒。用半夏、桂枝、甘草、姜汁调涂颈上及脐内，再用附子片贴足心。

2. 现代应用

（1）本方用于慢性咽炎、咽喉炎、扁桃体炎、口腔溃疡，有本方证特点者。

（2）聂氏用本方治疗复发性口腔溃疡，口腔黏膜溃疡，此起彼伏，反复发作者，疼痛久治不愈，病情寒热错杂，宜本方加莲心，方中桂枝以肉

桂代之，口中含化。余药煎汤服用。（聂惠民．聂氏伤寒学．北京：学苑出版社，2002：541）

白通汤、白通加猪胆汁汤

【方歌】 葱白四茎一两姜，全枚生附白通汤，

　　　　　　脉微下利肢兼厥，干呕心烦胆尿襄。

【白话解】 白通汤由葱白四茎，干姜一两，生附子一枚组成。证见脉微，下利，兼四肢厥逆，而又见干呕、心烦，再加入猪胆汁、人尿，即白通加猪胆汁汤。

【药物组成】

1. 白通汤　葱白四茎　干姜一两　附子一枚，生，去皮，破八片

上三味，以水三升，煮取一升，去滓。分温再服。

2. 白通加猪胆汁汤　葱白四茎　干姜一两　附子一枚，生，去皮，破八片　人尿五合　猪胆汁一合

上五味，以水三升，煮取一升，去滓，纳胆汁、人尿，和令相得。分温再服。若无胆，亦可用。

【临证用法】

1. 药物用量　葱白4茎　干姜3g　附子1枚　人尿100ml　猪胆汁20ml

2. 煎服方法

（1）白通汤：上3味，以水600ml，煮取200ml，分两次服用。

（2）白通加猪胆汁汤：上5味，以水600ml，煮取200ml，去滓，再放入猪胆汁、人尿，相混合，分两次温服。若无猪胆汁，亦可用。

【方药分析】 白通汤主治肾阳虚衰，阴寒极盛，而格阳于上的戴阳证。由于肾阳虚衰，全身阳气衰减，火不暖土，证见虚寒性下利。阳衰阴盛，格阳于上，会出现面红如妆的戴阳证。此时可用白通汤治疗。方中生附子大辛大热，走十二经，驱逐阴寒之邪，干姜辛热守中，温中土之阳气。葱白，宣通上下之阳气，使格拒于上之阳，回归于肾。若服用白通汤后，出现下利不止，脉极微而现无脉之象，同时出现干呕、心烦等证，是里寒太盛，拒白通汤阳热之药而不受，因此出现格药之象，根据"甚者从之"的治疗法则，在白

通汤的基础上，加入猪胆汁和人尿，即白通加猪胆汁汤。方中猪胆汁、人尿，咸寒苦降以反佐，引阳药入阴，使阳热之药不被格拒，以达逐阴驱寒目的。此外，本证下利不止，又无脉，说明阳气不足，阴分也损，而脉道空虚，白通汤助阳有余，益阴不足，因此，猪胆汁与人尿又可补阴液，补充人体阴分不足。猪胆汁、人尿作用有三点：①引阳药入阴。②苦以坚阴以补阴液。③制约附子、干姜辛热之性，以防辛热之品伤阴之弊。

【方剂功效】

1. 白通汤　破阴回阳，宣通阳气。

2. 白通加猪胆汁汤　破阴回阳，宣通上下，苦寒反佐，补益阴液。

【适应证候】

1. 白通汤　肾阳虚衰，阴寒内盛，格阳于上，证见下利，面色赤，脉微，肢厥。（314）

2. 白通加猪胆汁汤　戴阳证服用阳热之药后，拒辛热之品而不受。症见下利不止，厥逆无脉，干呕，心烦。（315）

【临床应用】

1. 古代应用

（1）《谢映庐医案》：周孔昌体肥而弱，忽然腹痛泄泻，十指稍冷，脉甚微、因与理中汤，服后泄未止，而厥逆愈进，腹痛愈甚，再诊无脉，知阴寒入肾。盖理中者，仅理中焦，与下焦迥别，改进白通汤，一服而定。

（2）《名医类案》：至元己巳六月，金事董彦诚，年逾四旬，因劳役过甚，烦渴不止，极饮潼乳，又伤冷物，遂自利肠鸣腹痛，四肢逆冷，自汗出，口鼻气亦冷，六脉如蛛丝，时发昏愦，众医议之，以葱熨脐下，又以四逆汤五两，生姜二十片，连须葱白九茎，水三升煮至一升，去滓凉服。至夜半气温身热，思粥饮，至天明而愈。

（3）《张聿青医案》：王左，灼热旬余，咽痛如裂，舌红起刺，口干不思汤饮，汗虽畅，表热犹壮，脉沉细，两尺空豁，烦躁面赤，肢冷囊缩，显然少阴证具，误服阳经凉药，危险已极，计惟背城借一。勉拟仲圣白通汤加猪胆汁一法，以冀挽回为幸。

2. 现代应用

（1）腹泄：患儿腹泄13天，发热，烦躁不安，口渴，呕吐水液，泻下无度，面色㿠白，目眶凹陷，睡卧露睛，舌苔白腻，脉细数无力。患儿久泻，脾阳下陷，邪已入少阴，有阴盛格阳之势，病已沉重，一诊予白通加猪胆汁汤：川附片15g、干姜4.5g、葱白2寸、童便30ml、猪胆汁6ml，服后热退泻减。二诊继以温中健脾，益气生津，收敛止泻而愈。[廖浚泉．小儿泄泻．新中医，1975（3）：24]

（2）戴阳证：成年女患，素患风湿证30余年，周身关节肿痛，膝肘四肢关节变形，合并风湿性心脏病，反复心衰，心功能不全。虽经多方治疗，但无效，病情与日俱增，病入少阴。证见下利不止，完谷不化，呕逆频作，无物吐出，小便短少，腹中拘急而痛，四肢厥逆，疲惫欲寐，脉沉微细如丝，舌苔白滑，此属少阴病阳衰阴盛之证，病已危笃。细望之，患者面呈淡粉红色，布于眼眶及额头部，若隐若现，面下部清白无泽，病已呈现阴阳格拒之势，虚阳散越头面上部，已为戴阳之证，本应急用白通汤配合西药抢救，但因患者滴水难进，经西药治疗，终因无效，而于发现戴阳证两日内死亡。本例患者的病情演变，表现了由阳衰阴盛，发展至阴阳格拒之戴阳证，戴阳于上，虚阳一脱，则阴阳离决，而致死亡。（聂惠民．伤寒论与临证．广州：广东科学技术出版社，1993：539）

通脉四逆汤

【方歌】 一枚生附草姜三，招纳亡阳此指南，
外热里寒面赤厥，脉微通脉法中探。

加减歌曰：面赤加葱茎用九，腹痛去葱真好手，葱去换芍二两加，呕者生姜二两偶，咽痛去芍桔须加，桔梗一两循经走，脉若不出二两参，桔梗丢开莫掣肘。

【白话解】 通脉四逆汤由一枚生附子，三两干姜与甘草组成。是招纳欲脱之阳回归于肾的代表方剂。见手足厥冷，脉微，面色赤等里寒外热之证。破阴回阳，通达内外是其治疗大法。

加减法曰：若见面赤的戴阳证，加葱白九茎，若腹痛去葱白加二两芍药，若呕配生姜二两，咽痛去芍药加一两桔梗，循经开肺气，若脉微而不出加二两人参，去掉桔梗以防伤正气。

【药物组成】 甘草二两，炙　附子大者一枚，生用，去皮，破八片　干姜三两，强人可四两

上三味，以水三升，煮取一升二合，去滓，分温再服，其脉即

出者愈。面色赤者，加葱九茎；腹中痛者，去葱，加芍药二两；呕者，加生姜二两；咽痛者，去芍药，加桔梗一两；利止脉不出者，去桔梗，加人参二两。病皆与方相应者，乃服之。

【临证用法】

1. 药物用量　甘草6g　附子大者1枚　干姜9g

2. 煎服方法　上3味，以水600ml，煮取240ml，去滓，分2次温服。

3. 加减剂量　面色赤加葱9棵；腹中痛去葱加芍药6g；呕者，加生姜6g，咽痛去芍药加桔梗3g；利止脉不出去桔梗，加人参6g。

【方药分析】　通脉四逆汤治疗阳气虚衰，阴寒内盛，格阳于外的真寒假热证。证见下利清谷，手足厥逆，脉微欲绝等阴寒内盛证，又见身反不恶寒，面色赤的格阳于外的假热证。本证特点是阴寒盛极，格阳于外，因此非大量大辛大热之品不足以驱逐阴寒之邪，以挽救欲脱之阳气。因此在回阳救逆的四逆汤方中重用附子，倍用干姜以救垂绝之阳气，使阳气回归于肾。阳气恢复，血脉方可得以通达。

若见面色赤，是阴寒盛极，格阳于上，加葱白9茎，宣通阳气，引阳气下行，回归于肾。若腹中痛，是阴寒盛，寒凝血脉，脾之络脉不和，则减去辛滑走阳不利血脉的葱白，加芍药二两以利血脉，通脾络，缓急止痛。呕吐是胃寒气逆，加生姜温胃散寒，和胃止呕。咽痛是少阴虚阳循经上浮，去芍药的酸收，加桔梗利肺气，开喉痹。若下利止而脉不出，是阴阳俱虚竭，阴津伤利无可利，则下利止，阴津血脉不充，阳气虚衰鼓动无力，脉极微极弱不能显现，则去掉桔梗，以免辛散耗气伤阴，加入二两人参气阴双补，补益元气而复脉。

【方剂功效】　破阴回阳，宣通内外。

【适应证候】　少阴阳虚寒化证，阴盛格阳里寒外热，症见下利清谷，里寒外热，手足厥逆，脉微欲绝，身反不恶寒，其人面色赤。

【临床应用】

1. 古代应用

（1）《伤寒摘锦》：凡初病便无热恶寒，四肢厥冷，头痛面青，身如被杖，小腹绞痛，囊缩，口吐涎沫，或下利，小便清白，脉沉迟微弱（寻之似有，按之全无），此厥阴本经受寒之真阴证也，在经在脏，俱用通脉四逆汤治之。

（2）《方极》：治四逆汤证而吐利厥冷甚者。

（3）《方机》：吐利汗出，发热恶寒，四肢厥冷，脉微欲绝，或腹痛，或干呕，或咽痛者，通脉四逆汤主之。

2. 现代应用

本方用于急性传染病高热后期，出现少阴寒化证而见本方证特点者；也用于治疗少阴阳衰阴盛格阳证。据许氏报道，他观察治疗 16 例少阴格阳证，发现病人初起恶寒发热，体温 39～40℃，类似外感实证，常被医生忽略，发热一两天后，全部症状即表现出来，每个病人的症状，可因体质不同而有具体的差异，总的可分三种症状：①发热：多停留在 39～40℃ 之间，持续不退，各种退热药都没有作用。常诉头昏、口渴，但难于饮水，或饮亦不多；恶寒可以是微微的，也可以是极为怕冷，要求加衣加被，此时不宜用冷袋。②腹中痛：痛在小腹部，呈阵发性，不十分剧烈，病人常闭眼蜷曲而卧，但并未入睡，轻唤即醒，神志清楚。③四肢逆冷：由四肢末端，逐渐向上发展，直到肘关节、膝关节，逆冷程度可能和病程进行深浅有关。三种症状以发热为突出，常把后两种症状掩盖起来，使医家和病家常易误诊。体格检查，除体温升高外，舌根部苔淡白，心肺无异常，腹软、无压痛点；脉浮大无根，常不现速象，多与体温升高不相称；血压多在 100～110/70～80mmHg；白细胞高达 10×10^9/L，有的近 20×10^9/L，中性粒细胞多超过 0.8；用青、链霉素等抗菌药治疗，往往效果不明显。少阴格阳证的分析：患者有发热恶寒、腹中痛、卧假眠、四肢逆冷等症状时，即要考虑本证的存在；如再检查体温升高而头面不灼手，又无烦躁谵语，患者身体沉倦，表现为白天假眠而不入睡，夜晚不安，脉三部浮取皆大或散、沉取则无，舌苔淡白，即可诊断为少阴格阳证。许氏的经验为临床辨证论治提供了方法，可以参考。（聂惠民. 伤寒论与临证. 广州：广东科学技术出版社，1993：531）

四逆散

【方歌】 枳甘柴芍数相均，热厥能回察所因，

白饮和匀方寸匕，阴阳顺接用斯神。

加减歌曰：咳加五味与干姜，五分平行为正路，下利之病照此加，辛温酸收两相顾，悸者桂枝五分加，补养心虚为独步。小便不利加茯苓，五分此方为法度，腹中痛者里气寒，炮附一枚加勿误。泄利下重阳郁求，薤

白三升水煮具，水用五升取三升，去蘸纳散寸匕数，再煮一升有半成，分温两服法可悟。

【白话解】 四逆散是由等量的柴胡、芍药、枳实、甘草组成。本方能使气机郁结，阳气被郁而手足厥冷的阳气转回，此厥证病因要审察准确。服用时，用白米汤送服方寸匕。（一寸见方的带柄的勺板，以不落为标准）使阴阳之气顺接是本方的神功。

加减法曰：若见咳嗽加入五味子与干姜各五分为正确治疗，同时也治下利，因其辛温宣散与酸敛收涩并行而兼顾。心悸加桂枝五分，补养心阳之虚是其特点。小便不利加茯苓五分，是本方加减的法度。腹中疼痛是里气虚寒，加炮附子一枚不要有误差。若泄利下重，是阳气郁遏，气机不畅，加蘸白三升。先用五升水煮蘸白，水煮至三升，去蘸白，放入三方寸匕散剂于汤中，煮取至一升半，分两次温服，此种方法心中要明确。

【药物组成】 甘草炙　枳实破，水渍，炙干　柴胡　芍药

【临证用法】

1. 药物用量　甘草　枳实　柴胡　芍药各12g

2. 煎服方法　上4味，各12g，捣筛为散每次用白米汤送服6~9g，每日3次。

3. 加减药物用量　咳者，加五味子、干姜各6g；悸者，加桂枝6g；小便不利加茯苓6g；腹中痛，加炮附子1枚；泄利下重，先以水1000ml，煮蘸白600ml，煮取600ml，去滓，再以散18~27g，放入汤中，煮取300ml，分2次温服。

【方药分析】 四逆散治疗气机郁结而手足厥冷的厥证。少阴病见四肢厥逆，多为阳气虚弱而致，而四逆散所主治的厥证，为气机郁结，阳气郁遏而不达四肢的气郁厥证。阴阳交通，水火既济是维持人体正常生命活动的必要条件，少阴肾内寓元阴元阳，人体阴阳水火交通既济有赖于少阴的枢机作用，若少阴枢机不利，阳气被郁，不能达于四肢，则见手足厥冷。四逆散中，柴胡、枳实解郁开结，疏畅气机，柴胡又可启达阳气而外行。芍药配甘草，和血利阴血，正所谓"治其阳者，必调其阴，理其气者，必调其血"之义。若见肺寒气逆咳嗽，可加五味子、干姜，既可辛温宣散，宣畅肺气，又可敛肺气，一散一收，肺气得平；若心阳不振而心悸，加桂枝五

分，温通心阳；水停于下而小便不利，加茯苓淡渗利水；阴寒之邪凝于里而腹中痛，加附子温阳散寒以止痛；寒凝气滞而气机不畅，泄利下重，加薤白宣通阳气以散寒。

【方剂功效】 调畅气机，透达郁阻。

【适应证候】 少阴病，手足厥冷，脉弦。主证尚见胸胁满痛，脘腹作胀，泄泻，呕吐等。（318）

【临床应用】

1. 古代应用

（1）《资生篇》：气上冲胸，心中痛热，惊悸不宁，是谓火逆，四逆散主之。

（2）《景岳全书》：用本方枳实改枳壳，加香附、川芎，治肝气郁结、胁肋疼痛、往来寒热以及痛经等。

（3）《类聚方广义》：治痢疾累日，下利不止，胸胁苦满。心下痞塞，腹中结实而痛，里急后重者。

（4）《医学入门》：治周身骨节疼，胸腹胀满，目闭肢厥，爪甲青紫，医以伤寒治之，七日昏沉弗效。公曰，此得之怒火与痰相搏，予四逆散加芩连泻三焦火而愈。

2. 现代应用

（1）传染性肝炎：杨氏报道用本方加减治疗慢性迁延性肝炎75例，获得满意疗效。但要辨证分型加减用药，肝热脾湿者，可加茵陈、小叶田基黄等；肝气郁滞者，加郁金、川楝子等；脾虚湿困者，加苍术、白术等；气滞血瘀者，加三棱、莪术等；肝肾阴虚者，加女贞子、枸杞子等。[杨有凤. 四逆散加减治疗慢性迁延性肝炎75例临床分析. 广西赤脚医生，1978（11）：15]

（2）胆道蛔虫症：郑氏报道，用四逆散加乌梅、川楝治疗胆道蛔虫症51例，全部病例均排出蛔虫而治愈出院。[郑昌雄. 梅楝四逆散治疗51例胆道蛔虫症. 福建中医药，1962（2）：37]

（3）急慢性阑尾炎：江氏报道，用四逆散合大黄牡丹汤加味，四逆散合活络效灵丹加味治疗急慢性阑尾炎，疗效显著。[江绍松. 四逆散加味治疗急慢性阑尾炎. 四川中医杂志，1983（4）：44]

（4）乳痈：梁氏报道，用本方加味治疗产后哺乳妇女乳痈15例，疗效满意。[梁仁端. 加味四逆散治疗乳痈15例临床分析. 广西中医药，1978

（4）：34]

（5）输卵管阻塞：许氏报道用本方加味治疗输卵管阻塞115例，其中门诊52例，单用四逆散加味口服，结果有效率达71%；住院63例，除上方外，加用热敷和灌肠，总有效率达84.3%。[许润三．四逆散加味治疗输卵管阻塞115例总结报告．中医杂志，1987（4）：34]

（6）胃病：李氏报道用本方治疗胃十二指肠球部溃疡患者，属肝胃气郁型者用之有效。[李寿山，等．运用《伤寒论》方辨治胃十二指肠溃疡病107例临床报告．辽宁中医杂志，1985（12）：9]

卷　六

厥　阴　方

　　本卷厥阴方论述了6首方剂，是赵本《伤寒论·论厥阴病脉证并治》所载之方。其中有治因寒热不调而致蛔厥的乌梅丸；有治阴血不足，阴寒之邪凝于血脉之中的血虚寒凝致厥的当归四逆汤及当归四逆加吴茱萸生姜汤；有治阳郁而肺热脾寒，寒热错杂证的麻黄升麻汤；有治上热下寒，下利而食入口即吐的寒格证的干姜黄连黄芩人参汤；有治厥阴肝经郁热而热利下重的白头翁汤。

乌梅丸

【方歌】　六两柏参桂附辛，黄连十六厥阴遵，

　　　　　归椒四两梅三百，十两干姜记要真。

【白话解】　乌梅丸中有黄柏、人参、桂枝、附子、细辛各六两，黄连一斤以治厥阴病。方中尚有当归、蜀椒各四两，乌梅三百枚，干姜十两，要记得真确。

【药物组成】　乌梅三百枚　细辛六两　干姜十两　黄连十六两　当归二两　附子六两，炮，去皮　蜀椒四两，出汗　桂枝六两，去皮　人参六两　黄柏六两

　　上十味，异捣筛，合治之。以苦酒渍乌梅一宿，去核，蒸之五斗米下，饭熟捣成泥，和药令相得，纳臼中，与蜜，杵二千下，丸

如梧桐子大。先食饮服十丸，日三服，稍加至二十丸。禁生冷、滑物、臭食等。

【临证用法】

1. 药物用量　乌梅300枚　细辛18g　干姜30g　黄连48g　当归12g　附子18g　蜀椒24g　桂枝18g　人参18g　黄柏18g

2. 煎服方法　上10味，分别捣筛，备用。用米醋浸泡乌梅一宿，去核，与五斗米共蒸，饭熟后捣成泥，放入其他药，共同放在臼中，加上蜜，杵2000下，做成如梧桐子大小的丸药。饭前服用，每次10丸，每日3次，可稍加至20丸。

3. 药后禁忌　服药期间，忌食生冷、滑物及臭食等。

【方药分析】　乌梅丸为厥阴病中蛔厥证而设，又可治疗久泻久利。厥阴肝主疏泄，又下连肾水，上接心火，使阴阳水火相和。病入厥阴，肝不疏泄，阴阳水火失调，各趋其极，阳气并于上则上热，阴气并于下则下寒，肝木乘脾犯胃，形成上热下寒证。蛔虫乘机内扰窜动，而致手足厥冷、胃脘疼痛、烦躁、时静时烦、饥而不欲食，食则吐蛔。方中乌梅三百枚，以醋泡，酸味更重，入肝，生津液，益肝阴，柔肝泄木，当归补血养肝，与乌梅相配，补益肝体；黄连与黄柏相配，清上热；附子、干姜、桂枝以温下寒，川椒、细辛味辣性散，以伏蛔，人参益气，健脾，培本制木，用米饭、白蜜做丸养胃气，全方寒温并用，攻补兼施，蛔得酸则静，得辛则伏，得苦则下，从而达到驱蛔目的。本方又可治疗上热下寒，脾胃不调的久泻久利。

【方剂功效】　寒温并用，和胃安蛔。

【适应证候】

1. 治厥阴病蛔厥证症见常自吐蛔，时静时烦，得食而呕，手足厥冷。（338）

2. 又主久利。（338）

【临床应用】

1. 古代应用

（1）《备急千金要方》：治冷痢久下，乌梅丸。

（2）《圣济总录》：用乌梅丸治产后冷热痢，久不止。

（3）《伤寒类方汇参》：用本方治腹痛饮冷，睾丸肿痛、巅顶痛。

（4）《清代名医医案精华》：叶天士治一人腹痛吐蛔，审其证为肝乘胃弱，胃气受伤，蛔虫上出，用乌梅丸加减：川椒、川连、乌梅、干姜、人参、茯苓、生白芍、川楝子，以泄肝和胃。

2. 现代应用

（1）胆道蛔虫病、蛔虫性肠梗阻：临床报道用本方治疗胆道蛔虫病、蛔虫性肠梗阻颇多，并收到较好疗效。其中易氏用乌梅汤治疗胆道蛔虫病155 例，结果痊愈149 例，占96.1％。好转5 例，占3.3％。无效1 例，占0.6％，总有效率99.4％。其中服药最少者2 剂，最多者14 剂，一般2～5 剂。邱氏报道用乌梅丸汤剂，原方去桂枝、当归，加木香、延胡、水竹茹、葱头，治疗15 例胆道蛔虫病，结果全部获效。一般服1 剂，4 小时后症状减轻，2 剂疼痛消失，排出蛔虫，轻者服2 剂，重者服4 剂而病愈。李氏用乌梅汤剂加槟榔、使君子、榧子、苦楝皮、木香治疗31 例胆道蛔虫症，全部均经口服和注射解痉、镇痛药无效而入院，经上方治疗后，结果16 例只服1 剂疼痛即完全停止，其余病例继续服上方治疗而病情缓解。陕西中医学院附属医院报道，因缺乌梅而改用食醋60g，或阿司匹林6 片，或用山楂15g 代替，治疗100 例胆道蛔虫病，均取得同样疗效。武汉医学院附属第二医院报道，对有可下证的患者，加用大黄、芒硝等通下药后，胆绞痛的缓解较单用乌梅丸迅速，能缩短治疗时间，提高治愈率。（杨百弗、李培生．实用经方集成．北京：人民卫生出版社，1996：254）

（2）慢性胃肠炎、结肠炎、痢疾：高体三报道，乌梅丸除了用于治疗蛔虫外，对于经寒腹痛、慢性附件炎、虚寒性白带证、慢性结肠炎、慢性肠炎、慢性痢疾、虚寒性胃痛、慢性前列腺炎、阳痿、遗尿、坐骨神经痛、慢性三叉神经痛及脱肛、子宫下垂等，属肝脾肾虚寒所致者，选用本方治疗大多有效。[高体三．论乌梅丸的方义和运用．河南中医学院学报，1987（4）：1]

（3）急性细菌性痢疾：李知白报道以乌梅丸加味治疗急性菌痢60 例，痊愈53 例，好转3 例，无效4 例。治疗方法以乌梅丸加味治疗（乌梅15g，黄连5g，黄柏10g，滑石30g，当归10g，炮姜3g，附子、桂枝、细辛、川椒各1g，党参5g，煎服），大便基本正常后以参梅汤善后（党参、乌梅、木瓜各10g，薏苡仁、扁豆各15g，焦山楂、谷芽各3g，甘草3g）。治疗寒热错杂型崩漏而获全效。（郑武琼．乌梅丸临床应用举隅．湖北中医杂志，1985）

当归四逆汤

【方歌】 三两辛归桂芍行,枣须廿五脉重生,

甘通二两能回厥,寒入吴萸姜酒烹。

【白话解】 当归四逆汤中细辛、当归、桂枝、芍药各三两,大枣须加二十五枚使脉气重生,再入甘草、木通各二两,全方养血通脉,手足厥冷自能转温。若素体脏气虚寒,再加入二升吴茱萸,半斤生姜,清酒与水共同煎药。

【药物组成】 当归三两 桂枝三两 芍药三两 细辛三两 大枣二十五枚,擘 甘草二两,炙 通草二两

上七味,以水八升,煮取三升,去滓,温服一升,日三服。

【临证用法】

1. 药物用量 当归9g 桂枝9g 芍药9g 细辛9g 大枣25枚 甘草6g 通草6g

2. 煎服方法 上7味,以水1600ml,煮取600ml,去滓,温服200ml,每日3次。

【方药分析】 当归四逆汤治疗厥阴病,阴血不足,阴寒之邪凝于血脉中的血虚寒凝致厥证。其证见手足厥寒,脉细欲绝。方中当归补血兼能活血脉,芍药益阴和营,补肝阴,柔肝体,助疏泄,与当归相配,养血和血;桂枝、细辛温通阳气,温经散寒,通血脉。因本证为阴血不足,阴寒之邪凝于血脉之中,病重在血分,故不用附子、干姜以驱寒,以免辛散太过而伤阴耗血。通草通行血脉,大枣甘温养血,与当归、芍药相配,补益肝血;甘草调诸药,补中土,调生化之源,以益阴血。全方以养血补血为主,同时温经散寒。

【方剂功效】 养血通脉,温经散寒。

【适应证候】 手足厥寒,脉细欲绝,或见头痛,骨节疼痛,月经不调等。(35)

【临床应用】

1. 古代应用

(1)《备急千金要方》:治肾气虚弱,寒湿外袭致寒凝于筋脉、骨节为偏枯麻痹疼痛,或腰痛而重,脚挛急。

(2)《医宗必读》:骆元宝十年患疝,形容枯槁,余诊之左胁有形其大如臂,以热手握之沥沥有声,甚至上攻于心,闷绝者久之,以热醋熏灸方

苏。余曰：此所谓厥疝，用当归四逆汤，半月积形衰小，更以八味丸间服，半截积块尽消，后不复患。

（3）《医学从众录》：经云，肝足厥阴也，是动则病，腰痛不可以俯仰，宜当归四逆汤主之。方中细辛能逐阴寒，木通能通络脉，以久痛必入络。

2. 现代应用

（1）偏头痛：游氏等报道，用本方治疗52例偏头痛患者，一般用药为20～30剂，观察期为最长间歇期（患者间歇期平均2～70天左右）的5～10倍以上，自1.5个月至4.5年，治疗结果，控制17例，满意18例，有效9例，无效8例，有效率为84.6%。52例患者头痛发作时，具有畏寒肢冷，面色苍白，脉迟等虚寒性征象，有皮肤划痕征和下肢毛细血管扩张等末梢循环障碍。游氏通过观察与实验认为此方可能改善全身特别是肢体末梢的血运障碍，从而防止或减轻减少偏头痛的发作。[游国雄，等. 当归四逆汤防治偏头痛52例的疗效和机理探讨. 中华医学杂志，1981（1）：57]

（2）血栓闭塞性脉管炎：刘氏报道，用当归四逆汤加减方治疗血栓闭塞性脉管炎10例，取得较好疗效。[刘绍武. 当归四逆汤加减治疗血栓闭塞性脉管炎10例. 上海中医药杂志，1965（8）：19]

（3）坐骨神经痛：属血虚寒凝者，以本方加牛膝、地龙；久痛血瘀者，加桃仁、红花；寒甚者加附子。（聂惠民. 伤寒论与临证. 广州：广州科技出版社，1993：635）

（4）大动脉炎、无脉症：属血虚寒凝者，加黄芪、片姜黄。曾治一女患，45岁，两手清冷数年。西医诊断：无脉症，治疗未效。两手厥寒、畏寒喜暖、头晕乏力、面色苍白、舌质淡、苔薄白、两手无脉。证属血虚寒凝，脉络不通所致厥证。治以养血散寒、温通血脉。予当归四逆汤加黄芪治之。服药20剂，近期疗效可见两手较前温和，周身症状减轻。后因故未坚持治疗。（聂惠民. 伤寒论与临证. 广州：广州科技出版社，1993：635）

当归四逆加吴茱萸生姜汤

【方歌】 见前当归四逆汤。

【白话解】 见前当归四逆汤。

【药物组成】 当归三两 芍药三两 甘草二两，炙 通草二两 桂枝三两，去皮 细辛三两 生姜半斤，切 吴茱萸二升 大枣二十五枚，擘

上九味，以水六升，清酒六升和，煮取五升，去滓。温分五服。

一方水酒各四升。

【临证用法】

1. 药物用量　当归9g　芍药9g　甘草4g　通草4g　桂枝9g　细辛9g　生姜24g　吴茱萸36g　大枣25枚

2. 煎服方法　上9味，以水1200ml，清酒1200ml，煮取1000ml，去滓。分5次温服。

【方药分析】　当归四逆加吴茱萸生姜汤治疗阴血不足，阴寒之邪凝于血脉之中而又见"内有久寒者"。即内在脏腑肝、胃等有沉寒痼疾之证。方中，用当归四逆汤养血通脉，温经散寒，加吴茱萸、生姜内散肝胃之寒。吴茱萸善温肝胃之寒，又理气止痛，《本经》言："主温中下气，止痛……"生姜温胃散饮，吴萸辛苦，温，重在降逆，生姜辛散，偏于宣通，二者相伍暖肝温胃，散寒化饮，降逆止呕。正如李荫岗曰："久寒不但滞在经络，更滞在脏腑，故用吴萸、生姜直走厥阴经脏，以散其久滞之陈寒也。"方中用酒水各半煎药，取酒慓悍之性，增其通阳气，流通血脉之功。本方散寒而不助火，养营而不滞邪。

【方剂功效】　养血通脉，温阳祛寒。

【适应证候】　手足厥寒，脉细，或见呕吐痰涎，脘腹冷痛，下焦寒冷，少腹疼痛。（352）

【临床应用】

1. 古代应用

（1）《卫生宝鉴补遗》：烦满囊缩，此厥阴经证。其脉循阴器、络舌本。厥阴经受病，其筋脉劲急，故舌卷囊缩者难治，用当归四逆加吴茱萸生姜汤，即本方用水煎，不拘时服。

（2）《医学入门》：当归四逆汤治厥阴病气弱，手足厥逆、小腹疼痛，或呕哕，或囊缩，血虚则脉欲绝，亦阴毒要药也，即本方。如素有寒气，加吴茱萸、生姜；寒甚，加附子；脉不至，加人参。

（3）《证治要诀》：治阴大如斗，诸药不能效者，余谓此可以疗一应疝瘕耳。

（4）《方舆》：治内有久寒，在男子为疝瘕，在妇人为带下之类是也。此病引脐腹腰胯者，此汤甚良。

（5）《类聚方广义》：当归四逆加吴茱萸生姜汤，治产后恶露绵延不止，身热头痛、腹中冷痛、呕而微利、腰脚痿麻微肿者。

（6）《肘后方》：治卒心痛方，吴茱萸二升、生姜四两、豉一升，酒六升，煮取三升半，分三服。

2. 现代应用

（1）缩阴证：刘氏以本方加熟附子、小茴香、吴萸、干姜治疗22例缩阴证（男16例，女6例）。轻者每日1剂，分2次服，晚上再煎第3次用汤药熏洗外阴。病重者日2剂，并熏洗2次，且配针灸。结果痊愈20例，显效2例。刘氏据《诸病源候论》"众筋会于阴器，邪客厥阴，少阴之经，与冷气相搏，则阴肿而挛缩"即用本方加减治缩阴证。同时认为其病因往往属虚寒致挛者为多，属实热诱缩较少见。[刘贵仁，等. 温阳解痉汤治疗缩阴证22例. 黑龙江中医药，1987（2）：15]

（2）阳痿：赵氏用本方加附子治疗阴寒外袭，肾阳受遏之阳痿而获得疗效。[赵玉玲. 当归四逆加吴茱萸生姜汤临床应用. 陕西中医，1986（3）：121]

（3）妇产科疾病：用本方加减治疗痛经、白带、月经后期，乳房窜痛等妇科疾患，均收到满意疗效。[陈源生. 当归四逆汤的临床运用. 新医药学杂志，1978（3）：7]

麻黄升麻汤

【方歌】 两半麻升一两归，六铢苓术芍冬依，

膏姜桂草同分两，十八铢兮芩母蕤。

【白话解】 麻黄升麻汤中，麻黄升麻各用一两半，当归则用一两。茯苓、白术、芍药、天冬各用六铢，石膏、干姜、桂枝、甘草也同样各用六铢，黄芩、知母，蕤蕤则各用十八铢。

【药物组成】 麻黄 二两半，去节　升麻 一两一分　当归 一两一分　知母 十八铢　黄芩 十八铢　葳蕤 十八铢，一作菖蒲　芍药 六铢　天门冬 六铢，去心　桂枝 六铢，去皮　茯苓 六铢　甘草 六铢，炙　石膏 六铢，碎，绵裹　白术 六铢　干姜 六铢

上十四味，以水一斗，先煮麻黄一两沸，去上沫，纳诸药，煮取三升，去滓。分温三服，相去如炊三斗米顷，令尽，汗出愈。

【临证用法】

1. 药物用量　麻黄7.5g　升麻3.75g　当归3.75g　知母2.4g　黄

芩2.4g　萎蕤2.4g　芍药0.75g　天门冬0.75g　桂枝0.75g　茯苓0.75g　甘草0.75g　石膏0.75g　白术0.75g

2. 煎服方法　上14味，以水2000ml，先煮麻黄一两沸，去上沫，纳诸药，煮取600ml，去滓。分3次温服。大约3个小时，服尽，汗出愈。

【方药分析】　麻黄升麻汤用于伤寒下后，阳气被郁而肺热脾寒的寒热错杂证。由于伤寒用下法，一则伤中阳之气，一则阳气被郁遏于里。阳气被郁，不得宣展，故寸脉沉滞不起，尺脉不至。热郁肺中，则咽喉不利；肺络受损，则吐脓血；中阳之气不足，则泄利不止。方中用麻黄、升麻，发越郁阳，升麻兼能升举下陷之阳气；黄芩、石膏、知母清上焦郁热；桂枝通阳散寒；干姜温中阳止泄利；当归、芍药养阴和血，柔肝和木，助疏泄，调阴阳；天冬、萎蕤养肺阴而生津；白术、茯苓、甘草健脾祛湿以治泻利。本方具有宣发郁阳，滋阴和阳，温养中焦之功。本方的药味多，剂量小。药味多，因其证复杂；剂量小，有利于发越郁阳。药味虽多，但功用重点突出，方中麻黄用量最多，为二两半，其次是升麻一两半，说明本方虽寒热杂治，但偏重于宣发升散，故方名也以麻黄、升麻命名。由于本方以宣发为主，所以药后汗出才能达到病愈目的。汗出，是阳气得以宣透表现，阳气宣透，表里上下得以交通，阴阳水火得以既济，病可愈。

【方剂功效】　清上温下，滋阴和阳，发越郁阳。

【适应证候】　寸脉沉而迟，手足厥逆，尺部脉不至，咽喉不利，唾脓血，泄利不止。（357）

【临床应用】

1. 古代应用

《伤寒论译释》：录陈逊斋治案：李梦如子，曾二次患喉疾，一次患溏泻，治之愈。今复患寒热病，历10余日不退，邀余诊，切脉未竟，已下利2次。头痛，腹痛，骨节痛，喉头尽白而腐，吐脓样痰夹血。六脉浮中两按皆无，重按亦微缓，不能辨其至数。口渴需水，小便少。两足少阴脉似有似无。诊毕无法立方，且不明其病理，连拟排脓汤，黄连阿胶汤，苦酒汤，皆不惬意；复拟干姜黄连黄芩人参汤，终觉未妥；又改拟小柴胡汤加减，以求稳妥。继因雨阻，寓李宅附近，然沉思不得寐，复讯李父，病人曾出汗几次？曰：始终无汗。曾服下剂否？曰：曾服泻盐三次，而至水泻频仍，脉忽变阴。余曰：得之矣，此麻黄升麻证也。病人脉弱易动，素有喉痰，是下虚上热体质。新患太阳伤寒而误下之，表邪不退，外热内陷，触动喉痰旧疾，故喉间白腐，脓血交并。脾弱湿重之体，复因大下而水泻，水走大肠，故小便不利。上焦热盛，故口渴。表邪未退，故寒热头痛，骨节痛各证仍在。热闭于内，故四肢厥冷。大下之后，气血奔集于里，故阳脉沉弱；水液趋于下部，故阴脉亦闭歇。本方组成，有桂枝汤加麻黄，所以解表发汗；有苓、术、干姜，化水，利小便，所以止利；用当归助其行血通脉，用黄芩、知母、石膏以消炎清热，兼生津液；用升麻解咽喉之毒，用玉竹以祛脓血，用天冬以清利脓痰。明日，即可照服此方。李终疑脉有败证，恐不胜麻、桂之温，欲加丽参。余曰：脉沉弱肢冷，是阳郁，非阳虚也。加参转虑掣消炎解毒之肘，不如勿用。经方以不加减为贵也。后果愈。

2. 现代应用

（1）无菌性肠炎：和氏治疗焦某，女，44岁，患泄泻10余年，因久食糖渣而得之，虽经多方诊治，皆属徒劳，已失去治疗信心，近来溏泄日五六行，晨起必入厕，否则失控，腹不痛，无下坠感，便无脓血，纳尚可，咽痛，口微干，但饮水不多，时有烘热感，手足发冷，查体丰面潮红，苔白满布，质稍红，咽部轻度充血，脉寸关滑，尺独沉，大便常规（－），细菌培养（－），西医诊为无菌性肠炎，中医诊断：脾弱胃强，上热下寒之久泄。治用麻黄升麻汤，干姜易为炮姜炭20g、天冬易麦冬10g，3剂。药后，日泄3次，已见效，将炮姜增至30g，迭进近40剂，10余年沉疴痼疾竟举治愈，喜出望外，感激之至。3个月后随访，无复发。[和贵章. 麻黄升麻汤治久泻. 湖北中医杂志，1986（3）：36]

（2）咳嗽：肖氏报道，时振声治一病人，因下肢浮肿，尿检不正常17个月，以慢性肾炎肾病入院。入院后经用健脾益肾之剂治疗4个多月，病情好转。后因两度外感发热，致病情反复。证见胸闷气喘，咳嗽痰多，色黄而黏，偶夹血丝，大便溏稀，手足欠温，下肢微肿，舌淡苔白腻，脉沉弦。与本方加减，进13剂而病情好转出院。[肖文嫒. 时振声老师运用经方的经验. 河南中医，1984（1）：23]

本方现代临床应用较少，根据原文所论证候特点，以及以上所选病例看，主证应见咳嗽，咽喉不利，泄利不止等证。病机特点为上热下寒，阳郁不伸，阴气受损。组方特点为寒温并用，集敛降散和为一方。较常用于自主神经功能紊乱、更年期综合征，以及热病后期。据辨证论治的原则，可试投本方。

干姜黄连黄芩人参汤

【方歌】 芩连苦降藉姜开，济以人参绝妙哉。

四物平行各三两，诸凡拒格此方该。

【白话解】 黄连黄芩为苦寒降泄之品，尚须借助干姜之热，以宣展阳气。方中借助人参补中益气更加绝妙。四味药物均用三两，凡是寒热格拒之证，均可使用本方。

【药物组成】

干姜　黄芩　黄连　人参各三两

上四味，以水六升，煮取二升，去滓。分温再服。

【临证用法】

1. 药物用量　干姜9g　黄芩9g　黄连9g　人参9g

2. 煎服方法　上4味，以水1200ml，煮取400ml，去滓，分2次服。

【方药分析】 干姜黄连黄芩人参汤是一首辛开苦降，寒温同调之方。治疗上热下寒，寒热格拒证。由于中阳不足，素见虚寒性下利，医者再用吐下，更伤脾阳之气，中气不足，斡旋无力，胃阳被下寒所格拒，形成上热者自热，下寒者自寒的寒热格拒之证。下见虚寒性下利，上见胃热的呕逆，更现食入口即吐证。古人云："食入口即吐为有火也。"方中用黄连黄芩苦寒泄降胃热，热清则胃气得降，干姜辛温通阳以祛下寒，寒去则脾气得升，辛开苦降，脾胃升降功能得以调整，诸证可除。人参益气补中，助中焦以复转输功能，吐利俱止。

【方剂功效】 苦寒降泄，辛温通阳。

【适应证候】 平素虚寒性下利，吐下后，下利更甚，呕吐，食入口即吐。（359）

【临床应用】

1. 古代应用

（1）《伤寒附翼》：凡呕家夹热者，不利于香、砂、桔、半，服此方而晏和。

（2）《方函口诀》：此方治膈有热，吐逆不受食者，与半夏、生姜诸止呕吐药无效者，有特效。又治噤口痢。

（3）《类聚方广义》：治胃反心胸郁热，心下痞硬，或嘈杂者，骨蒸劳热，心胸烦闷，咳嗽干呕，或下利者，宜此方。

2. 现代应用

（1）急慢性肠炎、痢疾等：王氏报道，常用本方加减治疗急、慢性肠炎、痢疾等，属于中虚夹热，或寒热夹杂者，多可获效。（王占玺. 伤寒论临床研究. 北京：科学技术文献出版社，1983：147）

（2）胃脘痛：聂氏认为用此方治疗胃脘痛伴有呕逆、下利者，效果较好。其加减法是：呕逆重者，加竹茹、陈皮；下利重者，加茯苓、白术等。（聂惠民. 伤寒论与临证. 广州：广东科学技术出版社，1993：624）

白头翁汤

【方歌】 三两黄连柏与秦，白头二两妙通神，

病缘热利时思水，下重难通此方珍。

【白话解】 白头翁汤由黄连、黄柏、秦皮各三两，白头翁二两组成。凡见有热性下利，伴有口渴，里急后重之症，用本方治疗最为适宜，妙用通神。

【药物组成】 白头翁二两　黄柏三两　黄连三两　秦皮三两

上四味，以水七升，煮取二升，去滓。温服一升，不愈，更服一升。

【临证用法】

1. 药物用量　白头翁6g　黄柏9g　黄连9g　秦皮9g

2. 煎服方法　上4味，以水1400ml，煮取400ml，去滓。温服200ml，不愈，再服200ml。

【方药分析】 白头翁汤是一首治疗厥阴热利的方剂。条文371、373条指出："热利下重者，白头翁汤主之。""下利欲饮水者，以有热故也，白头翁汤主之。"由于邪入厥阴，疏泄不利，湿热内蕴，下迫于肠，而见下利。湿热内蕴，气机不畅，因而厥阴下利伴有里急后重。后重既是厥阴热利的一个重要特征，也是厥阴热利的辨证要点。湿热壅滞阻碍疏泄，血被热腐，故便脓血，也是厥阴热利的又一特征。从下重、便脓血两证来看，厥阴热利实际包括了现代医

学所说的痢疾。治用白头翁汤清热燥湿，凉肝止痢。

方中白头翁为主要药，善凉肝解毒，清肠热以止痢。黄连、黄柏苦寒，燥湿清热，坚阴厚肠止利；秦皮苦寒，清肝胆及大肠湿热，并可助白头翁凉血清肝。

【方剂功效】 凉肝解毒，清热燥湿。

【适应证候】 热痢，里急后重，便脓血，渴欲饮水。（371，373）

【临床应用】

1. 古代应用

（1）《三因极一病证方论》：用白头翁汤治热痢滞下下血，连月不差。

（2）《类聚方广义》：热痢下重，渴欲饮水，心悸，腹痛者，白头翁治也，又治眼目郁热赤肿，疼痛，风泪不止者，又为洗煎剂也效。

（3）《经方实验录》：米右，高年七十有八，而体气壮实，热利下重，两脉大，苔黄，夜不安寐，宜白头翁汤为主方。白头翁、秦皮、黄柏、生军（后下）、桃仁泥各三钱，川连五分，枳实一钱，芒硝二钱（另冲）。

（4）《证治要诀》：内人，挟热自利，脐下必热，大便赤白色，及下肠间津液垢腻，名曰利肠，宜白头翁汤。

（5）《临证指南医案》：陈氏，温邪经旬不解，发热自利，神识有时不清，此邪伏厥阴，恐致变径，治宜白头翁、黄连、黄芩、秦皮、黄柏、生芍药。

2. 现代应用

（1）痢疾：骆氏等报道，杭州市传染病医院用中药治疗本病249例，不论用白头翁汤或组成本方的各单味药（白头翁、黄连、黄柏、秦皮）均可收效。和西药组对比，不但症状和体征消失得很快，而且便培养痢疾杆菌转阴期限也不亚于或胜于西药。白头翁汤及其单味药5个组的治愈率均达90%以上，平均疗程为1周左右。[骆龙江，等. 应用白头翁汤及其各组成药治疗菌痢249例的综合报道. 浙江中医杂志，1957（6）：242] 杨氏报道，用白头翁汤加减治疗阿米巴痢疾25例，效果满意。[杨玉润. 河南赤脚医生杂志，1981（4）：21]

（2）非特异性溃疡性结肠炎：乔氏报道，用中药治疗1363例非特异性溃疡性结肠炎，总有效率达94.7%，其中属于湿热壅滞者以白头翁汤加减治疗收到良效。[乔丽华，等. 国内1363例非特异性溃疡性结肠炎临床分析. 中西医结合杂志，1987（5）：308]

（3）妇科疾病：汤氏用本方加败酱草、生薏米、鸡冠花治疗 1 例赤带病人，连服 5 剂后赤带减至七八成，继续调治而愈。另治 1 例死胎产后，乳房胀硬热痛，乳汁黄稠不畅之患者，以本方去黄柏，加香附、全栝蒌、郁金，2 剂后热退，乳房见软，后与四逆散加味服 5 剂而回乳病愈。[汤淑良. 白头翁汤加减运用浅识. 中医杂志，1985（7）：58]

霍 乱 方

本卷霍乱方论述了 3 首方剂。是赵本《伤寒论·辨霍乱病脉证并治》所载之方。有吐利后，阳衰阴竭的四逆加人参汤证；有治霍乱病呕吐泄利，寒多不欲饮水的理中丸证；有治霍乱病，吐泻止，手足厥冷，脉微欲绝的通脉四逆加猪胆汁汤证。

四逆加人参汤

【方歌】 四逆原方主救阳，加参一两救阴方，
　　　　　　利虽已止知亡血，须取中焦变化乡。

【白话解】 四逆加人参汤即用四逆汤原方以回阳救逆，再加一两人参以补益阴液。主治下利虽止，但实为亡失津液而利无可利之证。必须加用人参补益中焦，固后天之本以强生化之源。

【药物组成】 甘草二两，炙　附子一枚，生，去皮，破八片　干姜一两半　人参一两

上四味，以水三升，煮取一升二合，去滓。分温再服。

【临证用法】

1. 药物用量　甘草 6g　附子 1 枚　干姜 4.5g　人参 9g

2. 煎服方法　上 4 味，以水 600ml，煮取 220ml，去滓，分 2 次温服。

【方药分析】 四逆加人参汤主治霍乱吐利后，致阳气虚衰，阴液内竭之证。吐利后出现恶寒，脉微下利是气随液泄，阳气虚弱之证，阳气虚衰不得温化，气虚不得固脱，证见恶寒，下利不止。此后，下利虽止，但仍恶寒，脉微弱，说明霍乱吐利后，出现了阳气衰亡，阴液内竭的危候，利止是津液内竭，利无可利之候，此处亡血，指亡失津液。治疗既要四阳救逆，同时也要补益阴液。方中用

附子、干姜、炙甘草即四逆汤原方以回阳救逆，加人参益气固脱，助四逆汤以复阳，又补益阴液，而气阴双补。正如张路玉云："亡血本不宜用姜附以损阴……此以利后恶寒不止，阳气下脱已甚，故用四逆以复阳为急也，其所以用人参者，不特护持津液，兼阳药得之，愈加得力耳。"

【方剂功效】 回阳救逆，气阴双补。

【适应证候】 恶寒，脉微，四肢厥逆，下利，利自止伴无热恶寒。（385）

【临床应用】

1. 古代应用

（1）《伤寒蕴要》：治挟阴伤寒，先因欲事，后感寒邪，阳衰阴盛，六脉沉伏，小腹绞痛，四肢逆冷，呕吐清水，不假此药无以回阳，即本方去甘草顿服。脉出身温即愈。

（2）《景岳全书》：四味回阳饮（即本方），治元阳虚脱，危在顷刻者。

（3）《卫生宝鉴拾遗》：四逆加人参汤治伤寒阴证，身凉而额上手背有冷汗者。

2. 现代应用

（1）心动过缓：某些心动过缓者，西医检查原因不明，而中医辨证却是阳虚气亏所致，证见四肢欠温，身寒欲衣被，胸中满闷，动则短气乏力，脉沉迟而微弱，舌淡苔白等，用本方加桂枝、丹参，疗效较为满意。（聂惠民.伤寒论与临证.广州：广东科学技术出版社，1993：695）

（2）慢性肠炎、结肠炎：症见面色白而少华，形寒肢冷、饮食减退、多食腹胀、大便溏泄，甚则胃脘冷痛、大便泄泻夹有不消化食物，舌淡苔白腻、脉沉微，属脾肾虚寒者，用四逆加人参汤化裁，疗效满意。若泄泻不止者，干姜易炮姜，并加五味子；恶心泛清水者，加姜半夏、煅牡蛎；腹胀满不适者，加木香、陈皮；大便完谷不化者，加鸡内金，炒白术；胃脘冷痛、喜温喜按者，可加高良姜、制香附。（聂惠民.伤寒论与临证.广州：广东科学技术出版社，1993：695）

（3）休克、低血压、心衰：杨氏报道人参四逆针剂，每毫升含人参、熟附子、干姜各0.2g，麦冬0.312g，治疗各种类型休克、低血压、心衰等共17例取得满意效果。[杨福义.人参四逆针剂治疗休克及心衰的疗效观察.福建中医药杂志，1980（4）：15]

理中丸

【方歌】 吐利腹疼用理中，丸汤分量各三同，

　　　　　术姜参草刚柔济，服后还余啜粥功。

加减歌曰：脐上筑者白术忌，去术加桂四两治，吐多白术亦须除，再加生姜三两试，若还下多术仍留，输转之功君须记，悸者心下水气凌，茯苓二两堪为使，渴欲饮水术多加，共投四两五钱饵，腹中痛者加人参，四两半兮足前备，寒者方内加干姜，其数亦与加参类，腹满应将白术删，加附一枚无剩义。服如食顷热粥尝，戒勿贪凉衣被实。

【白话解】 霍乱病证见呕吐、泄利、腹中疼痛，当用理中丸，理中丸或理中汤药物分量相同，各药均为三两。白术、生姜人参甘草相配，刚柔相济。服药后需啜热粥，以助药力。

加减法曰：若证见脐上悸动，因术燥肾闭气故去掉，加桂枝四两以通阳气。若呕吐较甚，去白术加生姜三两和胃止呕；若泄泻较重还要加上白术健脾燥湿；若见心下悸，为水气凌心，加茯苓淡渗利水；若见口渴，为湿郁气机，气不布津，加大白术剂量合前四两半；若见腹痛，为脾虚气机不畅，加大人参剂量合前四两半益气。腹中寒甚加干姜，药量与加人参数量相同。若腹中胀满，为脾肾阳虚，去白术加附子1枚。服药后一顿饭的时间，喝热粥以保温，切不要贪凉而减衣被。

【药物组成】 人参　干姜　甘草炙　白术各三两

上四味，捣筛，蜜和为丸，如鸡子黄许大。以沸汤数合，和一丸，研碎，温服之，日三四，夜二服。腹中未热，益至三四丸，然不及汤。汤法：以四物依两数切，用水八升，煮取三升，去滓，温服一升，日三服。若脐上筑者，肾气动也，去术加桂四两；吐多者，去术加生姜三两；下多者还用术；悸者，加茯苓二两；渴欲得水者，加术，足前成四两半；腹中痛者，加人参，足前成四两半；寒者，加干姜，足前成四两半；腹满者，去术，加附子一枚。服汤后，如食顷，饮热粥一升许，微自温，勿发揭衣被。

【临证用法】

1. 药物用量　人参　干姜　甘草　炙白术各9g

2. 煎服方法　上4味，捣筛，蜜和为丸，如鸡子黄许大。用开水数合，和1丸，研碎，温服，白天日3~4次，夜间2次。若腹

中未热，可加至三四丸，但药效仍不如汤。汤法：用四物依照分量切，用水1600ml，煮取600ml，去滓，温服200ml，日3服。

3. 加减剂量　若脐上筑者，肾气动也，去术加桂枝12g；吐多者，去术加生姜9g；下利甚还须用白术；心悸，加茯苓6g；渴欲得水者，加白术，合前为13.5g；腹中痛者，加人参，合前成13.5g；寒者，加干姜，合前成13.5g；腹满者，去白术，加附子1枚。

4. 服汤后饮粥　服汤后，一顿饭时间，饮热粥200ml，要保持一定温度。

5. 药后保持温度　饮热粥后，要保持一定温度，不能过早揭去衣被。

【方药分析】　理中丸主治霍乱病，证见上吐下泻，吐泻交作，若属太阴脾虚有寒，寒湿内盛，证见不欲饮水，舌苔白腻，可用理中丸。古人云：霍乱病当责之于脾。若脾胃虚寒，寒湿中阻，清阳不升，浊阴不降，所以证见呕吐下利，以下利为主。方中人参甘草，补益中气，干姜辛温守中，祛中焦之寒，白术苦温以燥湿，白术、干姜辛以和阳，人参甘草甘以和阴，4药相配，辛甘相转，刚柔相济，阴阳和顺。理中丸还治大病差后，喜唾之证。

【方剂功效】　温中祛寒，补益脾胃。

【适应证候】

1. 霍乱病，吐利，中寒甚，不欲饮水。（386）

2. 大病差后，喜唾，久不了了，胸上有寒。（396）

【临床应用】

1. 古代应用

（1）《妇人良方》：产后阳气虚弱，小腹作痛或脾胃虚弱，或呕吐腹痛，或饮食难化，胸膈不利者。

（2）《景岳全书》：太阴病自利不渴，阴寒腹痛、短气咳嗽，霍乱呕吐、饮食不化、胸膈噎塞、中气虚损久不能愈或中虚生痰等证。

（3）《备急千金要方》：治中汤（即理中汤），治霍乱吐下、胀满、食不消化、心腹痛，若转筋者，加石膏三两。

（4）《直指方》：理中丸，补肺止寒咳，本方加阿胶、五味子。

（5）《阴证略例》：寒证不能食，理中建中各半，为二中汤。

（6）《明医杂著》：以本方加半夏、茯苓名"理中化痰丸"治脾胃阳虚，痰湿内聚或呕吐清水。

（7）《张氏医通》：连理汤加黄连、茯苓，治内伤生冷，外感暑热，上热下寒，口见呕吐酸苦，下有自利清稀者。

2. 现代应用

（1）消化系统疾病：胃溃疡、慢性胃炎属虚寒性，运用本方，疗效满意。此类病证，临床常见胃脘隐痛、口淡乏味，喜温喜按，遇寒加剧，得温则减，苔薄白或白腻，脉沉细或沉迟等。此类病的病机与理中汤颇为符合，故近年来以本方治疗虚寒型胃溃疡、胃炎取得满意疗效。如某空军医院内科，以本方加减治疗慢性胃炎（低酸性）40例，痊愈21例，显效16例。慢性肠炎，多见泄泻反复发作，大便溏薄，饮食量少增或稍有疲劳则泄泻又作，并可兼有腹隐痛、喜温喜按，食后腹胀，形体消瘦，面色萎黄，脉细弱。苔白滑或白腻等。周氏报道以本方加黄连治疗慢性肠炎14例，结果临床痊愈11例，显效2例，无效1例。（聂惠民. 伤寒论与临证. 广州：广东科学技术出版社，1993：699）

（2）呼吸及心血管疾病：①褚氏认为慢性气管炎、肺心病属肺脾两虚者，用理中化痰丸或理中降痰丸加减论治，当病到脾肾两虚的阶段或肺气欲脱，心阳垂绝时，则应选用附子理中汤增减论治。[褚玄仁. 理中汤的加减应用. 江苏医药（中医分册），1979（1）：39]。②刘氏用理中汤随证加减，治疗6例风湿性心肌炎，结果4例恢复出院，1例死亡，1例无效出院。[刘明达. 中医治疗风湿热95例临床分析. 上海中医药杂志，1963（4）：12]

通脉四逆加猪胆汁汤

【方歌】　生附一枚三两姜，炙甘二两玉函方，

　　　　　　脉微内竭资真汁，猪胆还加四合襄。

【白话解】　通脉四逆汤是由生附子一枚，三两干姜，炙甘草二两组成。炙甘草剂量从宋本《金匮玉函经》。主治脉微，阴津枯竭。本方可资真阴益津液。方中还须加上猪胆汁四合。

【药物组成】　甘草二两, 炙　　干姜三两, 强人可四两　　附子大者一枚, 生, 去皮, 破八片　　猪胆汁半合

上四味，以水三升，煮取一升二合，去滓，纳猪胆汁。分温再服，其脉即来。无猪胆，以羊胆代之。

【临证用法】

1. 药物用量　甘草6g　干姜9g（强人可12g）　附子大者1枚　猪胆汁10ml

2. 煎服方法　上4味，以水600ml，煮取240ml，去滓，放入猪胆汁，分2次温服，脉可以返还。无猪胆，以羊胆代之。

【方药分析】 本方主治霍乱病，见有呕吐下利，现呕吐、下利虽已俱停，但手足厥逆，四肢拘急不伸，脉极微极弱。由于呕利，阳气随津外泄，阳气不足，不能温养四肢，故手足厥逆，呕、利后，阴津枯竭，无津以外泄，故吐利俱停。阳气衰微不能温养，阴津枯竭不能濡润筋脉，故四肢拘急不伸。方用通脉四逆汤加猪胆汁破阴回阳，益阴和阳。方中附子大辛大热，走十二经，驱逐阴寒之邪，干姜辛热，温脾守中散寒，守而不走，固守阳气，炙甘草补中益气，又监制附子、干姜辛燥之性，以防伤阴动液。猪胆汁苦寒，一则增液益阴，一则苦寒反佐，避免寒甚而出现格药之证。

【方剂功效】 回阳救逆，益阴和阳。

【适应证候】 霍乱病，吐利俱停，汗出，手足厥冷，四肢拘急不解，脉微欲绝。（390）

【临床应用】 古今临床单纯用通脉四逆加猪胆汁汤者较为罕见。据许氏介绍病案，周某，年届弱冠。大吐大泻之后，汗出如珠，厥冷转筋，干呕频频，面如土色，肌肉削弱，眼眶凹陷，气息奄奄，脉象将绝，此败相毕露，许为不治矣！选而病家苦苦哀求，姑尽最后手段。着其即觅大猪胆两个，处方用炮附子三两，干姜五两，炙甘草九钱。一边煎药一边灌猪胆汁，幸胆汁纳入不久，干呕渐止，药水频投，徐徐入胃。是晚再诊，手足略温，汗止，惟险证尚在。再处方：炮附子二两，以干姜一两五钱，炙甘草六钱，高丽参三钱，即煎继续投服。翌日巳时过后，其家人来说："昨晚服药后呻吟辗转，渴饮，请先生为之清热。"观其意嫌昨日姜附太多也。迨至则见病人虽有烦躁，但能诉出所苦，神志渐佳，诊其脉亦渐显露。凡此皆阳气复振机转，其人口渴，心烦不耐，腓肌硬痛等证出现，原系大吐大泻之后，阴液耗伤太甚，无以濡养脏腑肌肉所致。阴病见阳证者生，且云今早有小便一次，俱佳兆也。照上方加茯苓五钱，并以好酒用力擦其硬痛处，如是两剂而烦躁去，诸证悉减，再两剂而神清气爽，能起床矣。后用健运脾胃、阴阳两补法，佐以食物调养。[许大彭.许子逊先生医案.广东

医学（祖国医学报），1963（2）：35﹈

阴阳易差后劳复方

本篇论述4首方剂，系赵本《伤寒论·辨阴阳易差后劳复病脉证并治》所载之方。其中有治疗阴阳易的烧裈散；有治疗劳复食复的枳实栀子豉汤；有治大病差后水停下焦的牡蛎泽泻散；有治疗病后阴虚内热气逆欲呕的竹叶石膏汤。

烧裈散

【方歌】 近阴裆裤剪来烧，研末还须用水调，
同气相求疗二易，长沙无法不翘翘。

【白话解】 烧裈散即剪取近阴处的内裤烧灰，研为细末，用水调服。其组方意义在于取同气相求，使由阴中所入之邪复从阴中而去，以治疗阴阳易病。由此方可见，张仲景的每一治法皆有独特之处。

【药物组成】 妇人中裈，近隐处，取烧作灰。

上一味，水服方寸匕，日三服，小便即利，阴头微肿，此为愈矣。妇人病取男子裈烧服。

【临证用法】

1. 药物用量 剪取妇人内裤之近阴处一片。如妇人病则取男人之内裤近阴处一片。

2. 煎服方法 将妇人近阴处之内裤一片烧灰，取3～5g，用水调服，每日3次。

3. 疗效表现 服药后见有小便通利，阴头微肿者，为药已取效，病将向愈的标志。

【方药分析】 烧裈散为《伤寒论》治疗阴阳易病的主方。《伤寒论》对阴阳易病的症状表现作了明确的描述，其主要症状为"身体重，少气，少腹里急，或引阴中拘挛，热上冲胸，头重不欲举，眼中生花，膝胫拘急"。对于阴阳易病的发病原因，历代医家争论较大，主要有两种见解。一种认为是病后交媾，男病传女，女病传男，易作为交易解释；另一种认为是房劳复，即病后因交接而复发，但因精气虚损，症状与原病不同，易作为变易解。然而无论是

哪一种观点，其对病机的认识则相同，即因气精两虚，毒热上攻而致病。由于房劳耗精动气，气精两伤，故发病即见"身体重，少气"；精气有柔润筋脉之功，因精气两伤，筋脉失养，故"少腹里急，或引阴中拘挛"；邪毒因交感而入或复发，下虚不胜邪，毒热必上奔迫胸，故"热上冲胸，头重不欲举，眼中生花"。因本证由交感之时，邪气自下而入，或因交感而复发，故治当引邪下行，故方用烧裈散。对于烧裈散的方义，《医宗金鉴》云："男女裈裆浊败之物也，烧灰用者，取其通散，亦同气相求之义耳。服后或汗出，或小便利则愈。阴头微肿者，是所易之毒从阴窍而出也，故肿也。"此说可供参考。

【方剂功效】 导邪下出。

【适应证候】 阴阳易病，有伤寒热病初愈后性交史，或与伤寒热病初愈之人性交史，症见身体重，少气，少腹里急，或引阴中拘挛，头重不欲举，眼中生花，膝胫拘急者。（392）

【临床应用】

1. 古代应用

（1）《伤寒辨证》：男病新差，女与之交，曰阳易。女病新差，男与之交，曰阴易。细考之，即女劳复也。有谓男病愈后，因交而女病；女病愈后，因交而男病，于理未然，古今未尝见此病也。其证头重不举，目中生花，有时阴火上冲，头面烘热，胸中烦闷，甚者手足挛拳，百节解散，男子阳缩入腹，妇女痛引阴中，皆不可治，必舌吐出而死，可治者，通用烧裈散。

（2）《太白阴经》：金疮伤重，被惊者，以女人中衣旧者，炙裆熨之。

（3）《备急千金要方》：胞衣不下，以本妇裈覆井上，或以所着衣笼灶上。

（4）《三十六黄方》：房劳黄病，体重不眠，眼赤如朱，心下块起若瘕，十死一生，宜先烙上脘及心俞，次烙舌下，灸关元，下廉百壮，以妇人内衣烧灰，酒服二钱。

（5）《赵原阳真人济急方》：中鬼昏厥，四肢拳冷，口鼻出血，用久污溺衣烧灰，每服二钱，沸汤下，男用女，女用男。

2. 现代应用

（1）阴阳易、房劳复：据山西省中医研究所已故名医李翰卿先生经验，阴阳易确有其病，用烧裈散也确有疗效。（刘渡舟.伤寒论诠解.天津：天津科学技术出版社，1983：202）另有何氏报道用本方治疗新感劳复病人3例，年龄在28～34岁之间，2男1女，病起于新感初愈，强行房事后，其症见面色苍白，汗出多，肢体酸楚，少腹拘急，头昏项软，眼内生花等，专用烧裈散一方治疗，病情缓解。［何复东.烧裈散验案3例.陕西中医学院学报，1983，1：36］

（2）由于对阴阳易究属何病尚无一定结论，而且本方的报道也较为罕见，故存疑备考。

枳实栀子豉汤

【**方歌**】　一升香豉枳三枚，十四山栀复病该，

　　　　　浆水法煎微取汗，食停还藉大黄开。

【**白话解**】　枳实栀子豉汤由香豉一升，枳实三枚，栀子十四枚组成，主治伤寒热病后调养失宜的劳复病。本方以清浆水煎服，并温覆取汗，如兼有食滞者，还须加入适量大黄以消导食积。

【**药物组成**】　枳实三枚,炙　栀子十四枚,擘　豉一升,绵裹

上三味，以清浆水七升，内枳实、栀子，煮取二升，下豉，更煮五六沸，去滓，温分再服，覆令微似汗。若有宿食者，内大黄如博棋子五六枚，服之愈。

【**临证用法**】

1. 药物用量　枳实9g　栀子9g　豆豉30g　清浆水1400ml

2. 煎服方法　先以清浆水1400ml，煮枳实、栀子，用微火煮至400ml左右时，入豆豉，再煮五六沸，去药渣，分两次温服。

3. 温覆取微汗　服药后，盖被保温，取微汗。

4. 随证加减　若内有宿食不下，而见大便不爽，饮食不下者，可加入如围棋子大小的大黄五六块，同豆豉一道入煎。

5. 清浆水制作法　据吴仪洛《伤寒分经》载：清浆水，一名酸浆水。炊粟米熟，投冷水中浸五六日，生白花，色类浆，故名。若浸至败则害人。其性凉善走，能调中气，通关开胃，解烦热，化滞物。又有以淘米水久贮至酸作清浆水者，如徐灵胎《伤寒论类方》载：清浆水即淘米泔水，久贮味酸者为佳。

【**方药分析**】　枳实栀子汤为治疗伤寒热病差后劳复的主方。伤

寒热病新差，正气尚虚，阴阳未和，气血未复，余热未清，脾胃未和，必慎起居，调饮食，以防疾病复发，若妄动作劳，其病复发而又发热者，谓之劳复。在原文中，只言劳复之名，而未叙劳复之症，若以方测症，当有心烦或心中懊憹，发热，心下痞塞，或脘腹胀满等症。本方实为栀子豉汤加重豆豉用量，复加枳实而成。方中栀子泻热除烦，清宣郁热；重用豆豉宣散透邪。二者相伍，乃栀子豉汤之意，为清宣邪热，解郁除烦之专剂。再加枳实宽中行气而消痞，更取清浆水煎药，取其性凉善走，调中开胃，清热除烦而助消化，则具清热除烦，宽中行气之功。若兼有宿食积滞，则加大黄以荡涤肠胃，推陈致新，且有枳实、大黄相配，乃取半个小承气汤之意。

　　本方与栀子厚朴汤只一药之差，但主治证候则有所不同。彼方乃本方去豆豉之轻宣，取厚朴配枳实，重在行气宽中，消胀除满；本方豆豉用量大，重在清宣胸膈之郁热，并配枳实消满，更有清浆水煮药，取其调中和胃，更适于差后复热。

　　【方剂功效】　清热除烦，宽中行气。

　　【适应证候】　大病（指伤寒热病）差后，劳复，而见心烦或心中懊憹，发热，心下痞塞，或脘腹胀满等证者。（393）

　　【禁忌证候】　平素脾胃虚寒，而见大便溏泻者。（81）

　　【临床应用】

　　1. 古代应用

　　（1）《伤寒指掌》：伤寒差后，元气未复，余邪未清，稍加劳动，其热复作。即多语、梳头、洗面、更衣之类，皆能致复。既经复热，必有余火余邪结于中，所以仲景主以枳实栀子豉汤。凡治劳复，当以此方为主，如兼呕恶痞满，加半夏、竹茹，如见舌黄口渴，加黄芩、连翘，如兼饱闷夹食，加楂肉、麦芽，如兼头痛、恶寒，加苏叶、薄荷、葱白，如兼寒热，寒多加桂枝、紫苏，热多加柴、芩。一二剂后，必复汗出而解，此屡试屡验者，不可妄投补中，以致闭邪增病。

　　伤寒热退之后，胃气尚虚，余邪未尽，若纳谷太骤，则运化不及，余邪假食滞而复作也，仍发热头痛，烦闷不纳，宜枳实栀子豉汤，加楂肉、麦芽、连翘、莱菔子等凉疏之。

　　（2）《医学摘粹》：新愈之后，脏腑气血皆不足，营卫未通，肠胃未和，惟以白粥静养。若过食胃弱则难消，因复烦热，名曰食复。若过劳役，复生烦热，名曰劳复。劳复者，宜枳实栀子豉汤汗之。食复者，宜枳实栀子豉汤加大黄下之。凡复作之证，脉浮有表者，宜枳实栀子豉汤以汗解之。脉沉有里者，宜枳实栀子豉汤加大黄下之。

（3）《伤寒大白》：热病初愈，食谷太早，日暮微烦，夜不安卧，用此方，再加消导之药。懊热而无滞，止须原方（指栀子豉汤），若有食滞，当加枳实，此开消导之法，非止用枳实一味也。

2. 现代应用

（1）热病食复：张志民治一男性患者，18 岁，20 日前感副伤寒服氯霉素而差，热退净 9 日，患者不守医嘱，私食番茄、香蕉等，复发热。症见发热不恶寒，头晕、面红、口淡、腹微满，大便两日未行，舌红，苔薄边黄中白，脉弦数。病属食复，方用枳实栀子豉汤加厚朴，服 2 剂，两日后热退身凉而愈。［张志民. 伤寒论方运用法. 杭州：浙江科学技术出版社，1985：104］

（2）暑湿夹食：王庆国曾治一男性患者，发热 10 天，头昏、胸痛而闷，肢软，纳呆乏味，大便烂，小便黄，口渴不思饮，脉滑，舌淡红苔腻。诊为食积夹暑湿为患，用本方加藿香、佩兰、桑叶、人参叶、枇杷叶、厚朴，服 5 剂而痊。

牡蛎泽泻散

【方歌】 病瘥腰下水偏停，泽泻蒌根蜀漆葶，
　　　　牡蛎商陆同海藻，捣称等分饮调灵。

【白话解】 牡蛎泽泻散是治疗大病差后，腰以下水气壅聚的主方，本方由泽泻、瓜蒌根、蜀漆、葶苈子、牡蛎、商陆、海藻组成，上药各取等分分别捣为散，混合均匀，服时用白饮调服。

【药物组成】 牡蛎熬 　泽泻 　蜀漆暖水洗，去腥 　葶苈子熬 　商陆根熬 　海藻洗，去咸 　瓜蒌根各等分

上七味，异捣，下筛为散，更于白中治之。白饮和服方寸匕，日三服。小便利，止后服。

【临证用法】

1. 药物用量 牡蛎 泽泻 蜀漆 葶苈子 商陆根 海藻 瓜蒌根各等分

2. 煎服方法　上7味，分别捣碎，过筛，更在容器中混合均匀备用。用时以白米汤调服5~10g，1日3次。

3. 见效停药　服药后小便通利，是药已取效，应停药。

【方药分析】牡蛎泽泻散是《伤寒论》治疗大病差后，腰以下有水气，即身体下部水肿的主方。大病差后出现水肿者，以虚证为多。若气虚水肿，则头面皆肿；若脾虚不运为肿，多兼脘腹胀满。牡蛎泽泻散所治之水肿，属实而不属虚，乃系湿热壅滞，膀胱不泻，水蓄于下的水肿。腰以下有水气壅积，多见有腰以下及膝胫足跗皆肿，并可兼有大腹肿满，小便不利，脉沉实等，治宜逐水清热。本方用泽泻、商陆根泻水利小便以治水肿；蜀漆、葶苈子开结逐饮；牡蛎、海藻软坚以消痞；栝蒌根滋润津液而利血脉之滞。诸药合用有清热利水、软坚散结、养阴活血之功。方用散剂而不用煎剂，乃急药缓用，取其速达水所而不助水气。以白饮合服，意在保胃气、存津液而不伤正气。本方逐水之力较猛，过服恐有伤正之弊，故方后云："小便利，止后服。"此即中病即止之意也。

【方剂功效】逐水清热，软坚散结。

【适应证候】大病差后，湿热壅滞，水蓄于下，表现为腰以下水肿，小便不利，脉沉实之水肿证（395）。

【临床应用】

1. 古代应用

（1）《方极》：治身体水肿，腹中有动，渴而小便不利者。

（2）《类聚方广义》：后世称虚肿者，有宜此方者，宜审其证以用之。

2. 现代应用

（1）肝硬化腹水：临床用本方治疗肝硬化腹水有效。但其利水消肿的作用较十枣汤为弱。十枣汤泻下逐水，二便俱出，本方泻下作用则为缓。尽管如此，对脾肾气虚，气不化水而水湿内留者，仍应慎用。（刘渡舟. 伤寒论诠解. 天津：天津科学技术出版社，1983：204）

（2）差后水气内停：差后实证水气内停，以湿热内滞为多。因湿性黏腻，热邪虽去，而湿邪留恋，湿邪与余热郁阻于内，使三焦水道不利而成。临证以小便不利，或下肢浮肿，伴见口苦、纳差、胸脘痞满、尿黄、舌苔黄腻为主要症状，治疗可用牡蛎泽泻散。（聂惠民. 伤寒论与临证. 广州：广东科学技术出版社，1993：713）

（3）其他：本方可用于心脏病下肢水肿，肝硬化腹水，多囊肾下肢水肿。（陈亦人．伤寒论译释．上海：上海科学技术出版社，1992：1159）

（4）慢性肾炎：成氏报道：慢性肾炎见腰及腰以下膝踝皆肿，或阴囊肿大，小便短赤，手足烦热，舌红，苔白腻或黄腻，脉滑有力或滑数等症，属湿浊内停，郁久化热，湿热蕴结留恋于下焦，皆可用牡蛎泽泻散化裁治疗。［成秉林，牡蛎泽泻散加减治疗慢性肾炎，黑龙江中医药，2000（3）：23］

竹叶石膏汤

【方歌】 三参二草一斤膏，病后虚羸呕逆叨，

　　　　　梗夏半升叶二把，麦门还配一升熬。

【白话解】 竹叶石膏汤由人参三两（此系《金匮玉函经》用量，按宋本《伤寒论》当为二两），炙甘草二两，石膏一斤，粳米半升，半夏半升，竹叶两把，麦门冬一升组成，本方主治伤寒热病解后，虚羸少气，气逆欲吐之证。

【药物组成】 竹叶二把　石膏一斤　半夏半升，洗　麦门冬一升，去心　人参二两　甘草二两，炙　粳米半升

上七味，以水一斗，煮取六升，去滓，内粳米，煮米熟，汤成去米，温服一升，日三服。

【临证用法】

1. 药物用量　竹叶10g　石膏30g　半夏12g　麦门冬30g　人参6g　炙甘草6g　粳米15g

2. 煎服方法　上7味，用水2000ml，先煮诸药，取1200ml，去药渣，加入粳米再煮，至米熟汤成，去米。每次温服200ml，1日3次。

【方药分析】 在《伤寒论》中，竹叶石膏汤主治之证为"伤寒解后，虚羸少气，气逆欲吐"。此证由伤寒热病解后，气液两伤，余热未尽所致。由于气津两伤，不能滋养形骸，故见身体消瘦；因中气不足，所以短气不足以息；因气阴两伤，虚热内生，胃失和降，故气逆而欲呕吐，以方测证，当有余热未清，故除上症外，尚应伴见心烦口干、少寐、舌红少苔，脉虚数等。方中以竹叶清心除烦，石膏清余热之邪，半夏降胃气之逆，人参补病后之气虚，麦冬补病

后之阴虚，配甘草、粳米以和胃气、防止寒凉太过，且助中焦之运化。诸药相合，津液生而中气足，虚热解而呕吐平，实乃扶正祛邪，标本同治法。本方是病后调理之方，为治余热之缓剂，其功能专于滋养胃肺之阴，并任复津液之责，故可广泛应用于伤寒热病差后，或温热病后期气液两伤而又兼余热不尽者。

本方为白虎汤加人参汤化裁而成，即白虎汤加人参汤以知母易麦冬，加竹叶、半夏。白虎汤证为阳明气分大热，虽有气阴两伤，但以热盛为主，故在治法上以祛除邪热为要；竹叶石膏汤证为余热不清，气阴两伤，是以气阴两伤为主，故在治法上以补益为主。知母与麦冬虽均为生津养液之品，但知母偏于寒凉，清热之力胜于麦冬，故白虎加人参汤中用知母而不用麦冬；竹叶石膏汤证乃大病之后，虚羸少气，气液两伤，余热未清，故方中用麦冬而不用知母，以免更伤其气。方中又加入竹叶，半夏，更增强了本方的清热降逆之力。

【方剂功效】 清热和胃，益气生津。

【适应证候】 伤寒热病解后，气液两伤，余热未尽，症见体弱消瘦，气短，恶心欲吐者。（397）

【临床应用】

1. 古代应用

（1）《伤寒总病论》：本方治虚烦病，兼治中，渴吐而脉滑数者。

（2）《伤寒活人书》：伤寒差后吐者，有余热在胃脘，竹叶汤（即本方）加生姜主之。

（3）《直指方》：竹叶石膏汤治伏暑内外热炽，烦躁大渴。

（4）《兰台轨范》：竹叶石膏汤亦治伤暑，发渴脉虚。

（5）《温热经纬》：竹叶石膏汤治暑证极妙。

（6）《张氏医通》：本方加熟附片三五分，名为既济汤，治上热下寒。

（7）《勿误方函口诀》：此方证较麦门冬汤之热候甚，治烦闷少气，或吐渴咳嗽者。同为石膏剂，此方与竹皮大丸专治上焦；白虎汤专治中焦；麻杏甘石汤与越婢加半夏治肺，惟大青龙专解表热。又张路玉之经验宜用于病后虚渴，小便赤者。今用参胡芍药其热不解，小便色赤者，此方有效。又治麻疹，有时此方始终贯用，可谓临证之体验也。

（8）《餐英馆治疗杂话》：此方证以上部有热，烦渴，手摸肌表，如升阳散火汤之证，肌热甚，痰喘，热气聚于上部为目标。小儿急惊风，热气甚而烦渴，邪热聚于上，心下痞硬，或有痰喘等证，暂时用之有大效。镇降由腹上熏胸中逆气，此心得之用也。又伤寒阳明证汗多而渴者，又衄血而渴者宜用之。热气熏于上之候为目标。

（9）《腹证奇览翼》：胸满气逆发为咳喘，虚里动悸，少气，欲吐，腹中软弱，或如有物附着于背，动气亢进，脉虚数，午后日西潮热，五心烦热，渴欲饮水，虚羸肉脱，肌肤枯燥者，此为竹叶石膏之证也。

2. 现代应用

（1）夏季热病：本方用于夏季热病屡有报道，如张志民教授治疗一男性患儿，夏季发热1月余，体温39.0℃，口渴引饮，面色白嫩，身多汗，大便正常，小便数，纳呆，唇红若涂朱，苔薄黄腻，脉细数。辨证为小儿夏季热，暑伤津气，以本汤加焦二仙，服两剂热减，饮水亦减，后以原方加茯苓、白术，又服两剂，体温正常，各症均除。（张志民. 伤寒论方运用法. 杭州：浙江科学技术出版社，1985：147）

（2）热病后虚热不退：据聂惠民经验，热病解后，余热未清，元气未复，见有身热，烦渴，虚羸少气，疲倦，舌红少苔，脉细数，属气阴两虚者，以本方加炒栀子、豆豉、芦根、茅根等清退余热，效果良好。（聂惠民. 伤寒论与临证. 广州：广东科学技术出版社，1993：715）

（3）慢性结核病：结核病症见身有低热，形体消瘦，神倦乏力，咳嗽，脉细数无力，舌红少苔或薄而淡黄苔，属气阴两虚者，以本方加百部、地骨皮、秦艽、银柴胡等，效佳。

（4）外感后咳嗽：浅田宗伯治今井氏女，外感后实热数日不解，咳嗽吐痰，食欲大减，渐渐显著消瘦如患肺结核之状，服柴胡剂数百剂无效，诊为暑邪内伏不得解，与竹叶石膏汤加杏仁，5～6日热解咳嗽止，食欲增进，与人参当归散调理而愈。（矢数道明. 临床应用汉方处方解说. 北京：人民卫生出版社，1983：295）

（5）糖尿病：对糖尿病（消渴），症见多食易饥，形体消瘦，神疲乏力，口渴欲饮，脉数有力，苔淡黄乏津，属中消胃热津亏者，以本方去半夏，加知母、花粉、沙参、天冬等有效。

（6）口腔疾患：口腔溃疡、牙周炎、牙龈脓肿以及鹅口疮、口臭等，属胃阴虚胃火上炎者，以本方加莲心、升麻、知母、黄芩等效佳。如聂惠民教授治一女性患者，21岁，患口腔溃疡两周，牙周肿痛，口臭，溃疡呈多发性，口干且渴，经中西药治疗效果不显，大便干燥，数日未行，脉沉数，舌质红，苔淡黄少津。证属胃阴不足，蕴热上灼，治以竹叶石膏汤加炒山栀、连翘、银花、知母、莲心，服4剂，诸症大减，继服6剂而愈。（聂惠民．伤寒论与临证．广州：广东科学技术出版社，1993：715）

（7）急慢性咽炎、喉炎：急慢性咽炎、喉炎症见咽喉肿痛，口干舌红，少苔或黄苔，属胃热津伤，邪客于咽者，以本方去半夏加板蓝根、桔梗、牛蒡子等有良效。

（8）失眠不寐：失眠不寐属于胃阴不足，胃火扰心者，以本方加炒山栀、豆豉、生龙骨、生牡蛎等效佳。

（9）术后感染：刘渡舟教授曾治一乳腺炎术后感染患者，发热38～39.5℃之间，注射各种抗生素无效，症见呕吐而不欲食，心烦，口干，头晕，肢颤，脉数而有力，舌质嫩红，苔薄黄。用本方4剂，热退呕止，胃开能食。（刘渡舟．伤寒论诠解．天津：天津科学技术出版社，1983：205）

（10）麻疹合并肺炎：藤氏用本方治疗麻疹合并肺炎15例，以本方为基本方，咳重者加黄芩、枇杷叶，午后发热重者加银柴胡、青蒿，咽痛者加元参、赤芍，气虚自汗者加黄芪、牡蛎，在治疗中均未用抗生素，平均4天热退，7天音消失，平均住院10天，全部病例均治愈。［藤宣光．竹叶石膏汤加减治疗麻疹合并肺炎15例报告．辽宁中医杂志，1980（3）：22］

（11）流行性出血热：党氏应用本方加减治疗32例流行性出血热，无1例死亡，全部治愈。疗程最短者为7天，最长18天，且对有条件的18例病人进行了3个月至1年的随访，未见复发。［党继红．竹叶石膏汤治疗流行性出血热．河南中医，1983（3）：33］

方剂笔画索引